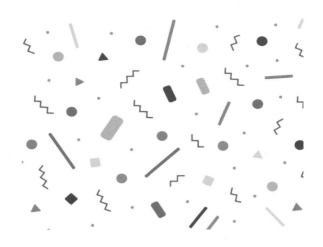

わかりません
経方医学

—みんなで謎解く症例検討会—

著者＝灰本 元・加藤 仁

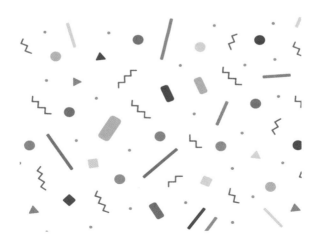

東洋学術出版社

序

　中国伝統医学は，人体に起こる諸現象がすべて具体的なものであるにもかかわらず，それらを陰陽五行を中心とした抽象的な理論で認識し，それに対応した抽象的な理論で治療を行う。

　中国古来のこの考え方は，室町時代末期に活躍した曲直瀬道三（1507-1594）によって日本全国に広められ，その後約200年にわたって日本の標準であり続けた。今でいう後世派医学である。

　そのような風潮のなか，江戸時代の名医・吉益東洞（1702-1773）は，「定準のない理を用いて定証のある疾病を論じることは無益である」（『医断』）と述べ，抽象的な理論で具体的な疾病の病証を論じることに意味はない，と言って，この考えを切り捨てた。しかし彼は，抽象的な理論の代わりに具体的な方法論を開発したのではなく，わからないものを根拠なく理論化することを拒み，腹証を主とし，症候を重視した方証相対システムを提唱した。

　江部洋一郎先生は，このアイディアが素晴らしいものであることを評価したが，東洞がその代わりの理論を打ち出すことなく，ただ症候を集約して「証」とすることに賛意を表さなかった。『傷寒論』の処方を生み出した古代の中国人が，そのような考えで処方を作ったはずはないと考えていたからである。

　日本の漢方医学はもちろん，中医学のみならず当時の老中医たちの考えを徹底的に研究した江部先生は，やがて，1つの方向性を見出す。手足の冷えが3系統の気の流れと関係していることを発見し，次いで，全身の気の流れを追及して，それに関連した気・血・津液の動きと，その異常によって起こる病態把握方法とその治療システムを構築したのである。

　本書の著者・灰本元先生がよく引用する「病気とはしょせん気が行き過ぎるか，行かないかだよ」と語った江部先生の言葉こそ，経方医学におけるあらゆる病態の本質であり，彼の畢生の名著『経方医学』全体の基調を成している。

　江部先生は，『経方医学』は，『傷寒論』『金匱要略』の各条文の内容を，条文そのものや，『素問』『霊枢』『神農本草経』，さらには後世の関連諸文献の内容を

検討しながら，1つの文脈のなかにまとめあげていった。それは，さながら古代の哲学者の思考を見るようで，灰本先生は，その思考の内容を古典物理学のようだと述懐している。

　灰本先生自身は，それに比すれば，自分の臨床は実験物理学のようだと述べているが，真に正鵠を射た表現であると思う。その言葉通り，灰本先生は，江部先生の理論を自らの臨床で確かめ，それらがどの程度臨床的に正しいのかを，1つひとつ根気よく明らかにしていった。それにより，そのままでは輪郭のあまり明瞭でなかった江部先生の理論が，臨床的に確実な形になっていった。

　本書に記載された症例検討の座談会はスリルに満ち，時に笑いを誘い，次第に本筋を掘り起こしながら，段階を経て次々に病態を明らかにしていく。その過程は推理小説の種明かしを見るようで，読者を飽きさせない。経方医学とは，実際の臨床ではこのようなものだったのか，と目からうろこの落ちる思いで読まれる方も多いであろう。回を重ねるにつれ，経方理論には未知であった若い薬剤師たちの理解の深まりと進歩がみられる。それこそが，この座談会で灰本先生が意図したものの1つに違いない。

　この成功の要因は，一にかかって灰本先生の基礎医学に対する真摯な態度と実績，これまでに積み重ねた臨床経験の集積とそれによって培われた総合的な力量にある。

　さらに，本書が，中医学的に見てもこれほどの充実度をもっているのは，中国での長期にわたる留学経験をもち，灰本クリニックで出される処方の調剤を多く引き受け，灰本先生の考えに深く通じたじん薬局の薬局長・加藤仁薬剤師の存在による。座談会においても，若い薬剤師たちの知識と経験の不足を補い，その能力の向上に尽力する彼の存在は大きい。

　この本のイラストの大半が，灰本先生の叱咤激励のもと，灰本クリニックとじん薬局のスタッフによって作成されたことを信じる人は少ないであろう。常にチームワークを重んじ，共に働くすべての人の向上心を促し，それによってチームみんなで向上していきたいと願う彼の意図が随所に強く現れている。この本はその先生の実験的な試みの過程の産物であり，その試みは今後も長く続けられる。東洋学術出版社の編集部のコンピューターの中には，これに続く続編の原稿が出番遅しと待ち構えている。

　しかし，今は，本書で経方医学の実践の方法論を学ぼう。臨床家であるならば，

どのような漢方医学を学んでこられた方であろうとも，臨床的に本書の内容は理解できるはずである．本書にはその力がある．

2024 年 10 月 28 日
安井廣迪

症例検討会参加者

灰本　元（はいもと・はじめ）（内科医）

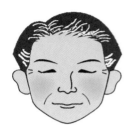

1953年山口県生まれ。1978年名古屋大学医学部卒。NTT東関東病院で内科研修。名大大学院，愛知県がんセンター研究所で病理学の基礎研究や臨床病理学に従事した後，一般病院内科勤務を経て1991年愛知県春日井市に開業。診療の特徴はがんの診断，高血圧の管理，糖尿病の栄養治療，心不全，漢方など。1992年医師・薬剤師と名古屋百合会を結成，症例検討と多変量解析によって舌診，五苓散などの特性などを明らかにした。1996年から江部先生主催の漢方シンポジウムに毎年参加。2009年から江部洋一郎先生の外来見学など経方医学に取り組む。漢方歴36年。

灰本　耕基（はいもと・こうき）（内科医）

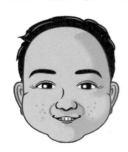

1980年愛知県生まれ。2006年北海道大学医学部卒。沖縄県中頭（なかがみ）病院で5年間の研修の後（消化器内科専攻），2011年から小牧市民病院消化器内科に勤務。2018年から灰本クリニックに着任。高血圧や糖尿病の管理，がん全般や消化器疾患の診断と治療に携わっている。漢方歴は数年。

加藤　仁（かとう・ひとし）（薬剤師）

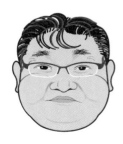

1975年愛知県生まれ，金沢大学薬学部在学中と卒後に6年間，北京中医薬大学，上海中医薬大学，黒竜江中医薬大学などへ留学。2005年に国際中医師免許，国際中医薬膳師免許取得。帰国後，薬局薬剤師を経て2011年に愛知県春日井市にじん薬局を開業。生薬の栽培や山野での採取も行っている。江部洋一郎先生の外来見学などは10年間に及ぶ。漢方歴は32年。

北澤　雄一（きたざわ・ゆういち）（薬剤師）

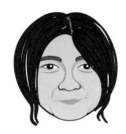

1976年愛知県生まれ，明治薬科大学薬学部卒業。医療法人社団緑成会横浜総合病院の内科および循環器科病棟にて病棟業務に4年間従事。薬局薬剤師を経て2011年のじん薬局の開局時から管理薬剤師として勤務。漢方歴は2021年4月に始まった「わかりません経方医学」の症例検討会から。

鈴村　麻友（すずむら・まゆ）（薬剤師）

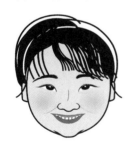

1986年愛知県生まれ，金城学院大学薬学部卒業。卒後，グループ調剤薬局に入社，2011年まで総合病院の門前薬局に勤務。2011年じん薬局開局時から勤務。漢方歴は2021年4月に始まった「わかりません経方医学」の症例検討会から。

松岡　武徳（まつおか・たけのり）（薬剤師）

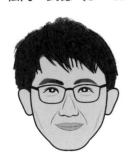

1986年愛知県生まれ。徳島文理大学香川薬学部卒業。卒後，グループ調剤薬局に入社，4年間，総合病院および開業医（循環器科，透析科）の門前薬局に勤務。2013年よりじん薬局に勤務。漢方歴は2021年4月に始まった「わかりません経方医学」の症例検討会から。

目　次

序（安井廣迪） ……………………………………………………………… i
症例検討会参加者 …………………………………………………………… iv

序章 │ 「わかりません経方医学」の成り立ち　　1

経方医学とは／江部洋一郎先生と私たち／名古屋百合会と経方医学／
「わかりません経方医学」から「超えていけ経方医学」へ／江部先生
と私たちの診療の違い／江部先生は「理論家」／「わかりません経方
医学」の担当と謝辞

第1章 │ 経方医学における気・陰の流れとその解剖・生理学　　9

わかりません経方医学 基礎解説❶❷ …………………………………… 9

経方医学の気と陰／臨床医と基礎医学研究者の気への反応の違い／日
常生活のなかの「気」／経方医学の解剖学と生理学／足の冷え，ほて
りと外殻の構造／胃気が皮・肌へ膈を通じて外出する／「足背の冷え」
と「足底のほてり」の仕組み／後通と前通の衛気を調整する生薬とエ
キス／臨床の目／『傷寒論』『金匱要略』が難しいワケ

灰本ポイント　気の流れとその調節 ……………………………… 32

症例検討会❶　両側足背の冷えとしびれと痛み …………………………… 33

それぞれの気のイメージ／気は温かく流れる水／後通の衛気不足とは／
後通の衛気不足に使う生薬と処方／陰虚内熱を防ぐには

灰本ポイント　麻黄附子細辛湯 ………………………………… 43

症例検討会❷　前胸部の冷え ………………………………………………… 44

脈診から病態を考える／左右の脈証が異なるとき／舌診と問診を加え
て総合的に考える／前通の衛気不足とは／前通の衛気不足に使う生薬

と処方／衛気不足の治療効果はそんなに甘くない
- 灰本ポイント　人参湯 ……………………………………………………… 52

第2章｜肌の気と陰を動かす　越婢加朮湯　53

わかりません経方医学 基礎解説❸ ……………………………………………… 53
西洋医学的な浮腫と漢方的な浮腫／気，陰，湿のおさらい／皮膚は皮と肌から構成／肌の気と陰液はどこから来て，どこに戻るのか？／病的な肌水（湿）が発症／肌水の治療法／ベクトル薬の使い方／ベクトル薬の課題

症例検討会❸　抗がん剤による著しい浮腫 …………………………………… 59
経方医学の浮腫のとらえ方／抗がん剤による胃気と胃陰への影響／この患者の浮腫はどこで起きているか／肌水の治療に使う処方／ベクトル薬を組み合わせて肌水を尿に流す／越婢加朮湯と防已黄耆湯の経方医学的な違い
- 灰本ポイント　越婢加朮湯 ………………………………………………… 68

第3章｜脈診と問診から気・陰の性状がわかる　滋陰降火湯　69

わかりません経方医学 基礎解説❹❺ ……………………………………………… 69
「病気とは気が行き過ぎるか，行かないか」／胃気が行き過ぎる／陰虚内熱，陰虚陽亢の病態／脈診の方法と脈からわかるいろいろな病態／陰虚内熱・陰虚陽亢の症状，脈証，舌証／気を降ろす生薬と滋陰薬の組み合わせ／臨床の目：脈診をどのように診療に組み込むか
- 灰本ポイント　気が上り過ぎる病態，脈診 ……………………………… 83

症例検討会❹　20年来繰り返す口内炎 ………………………………………… 84
脈証から病態を考える／反復性口内炎は気の不足か，陰の不足か？／気虚の処方を使うか，陰虚の処方を使うか？／陰虚内熱に使う3つの処方／反復性口内炎の漢方の有効率
- 灰本ポイント　滋陰降火湯 ………………………………………………… 91

症例検討会❺　長引く咳··· 92
　脈証から病態を考える／腹証，舌証，問診も加えて総合的に診断する／
　咳の治療に使うエキス剤／強い気が胃から昇ると熱風となる／膈不利
　の咳と陰虚内熱の咳は区別が難しい
　　灰本ポイント　滋陰降火湯 ·· 102

第4章 │ 桂皮と芍薬が気と陰を調える　桂枝湯　　　　　　　　　　103

わかりません経方医学 基礎解説❻ ··· 103
　桂枝湯の要点／営衛不和の仕組み：江部先生の「脈外の気」説／「営
　衛不和は肌で起こる」説／桂枝湯に含まれる生薬とその意義／まとめ
　と臨床の目
症例検討会❻　急性胆管炎の治癒過程に出現した異常なだるさと冷汗········ 108
　浮で軟脈，冷え，大量の発汗をどう考えるか／営衛不和の病理／営衛
　不和の治療に使う処方と生薬／もし，桂枝湯が思い浮かばなかったとき
　　灰本ポイント　桂枝湯 ·· 116

第5章 │ 桂皮と芍薬の足し算引き算　炙甘草湯　　　　　　　　　　117

わかりません経方医学 基礎解説❼ ··· 117
　気は膈より上に上りやすい／胃気が上らないときの症状，脈証と鑑別／
　気が上らない理由／経方医学の核心部，桂皮と芍薬／桂枝去芍薬湯，
　桂枝甘草湯と桂枝加芍薬湯／「病気はしょせん気が行き過ぎるか，気が
　行っていないかだ」／桂枝加桂湯と桂枝去桂加茯苓白朮湯／気が上ら
　ないときの生薬と処方／臨床の目：器質的疾患と機能的疾患
症例検討会❼　動悸，胸部不快感·· 128
　脈証と舌証から病態を考える／問診も加えて病態を総合的に考える／
　経方医学で動悸の処方／炙甘草湯と黄耆建中湯を鑑別する／桂皮と芍
　薬で胃気を上げ下げして処方ができる
　　灰本ポイント　炙甘草湯 ·· 136

第6章　寒邪に一撃，麻黄と桂皮の麻黄湯　　139

わかりません経方医学 基礎解説❽ ………………………………… 139
寒邪はいつも人を狙っている／寒邪が汗腺に張り付く／胃気がパワーアップして皮・肌を走る／気の一部は頭部へ向かう／寒邪を吹き飛ばす生薬と麻黄湯／麻黄湯の加減方／臨床の目

症例検討会❽　悪寒と発熱 ……………………………………………… 147
症例と経過の補足／寒邪はいつ皮に外束したか／寒邪を発汗によって吹き飛ばす／寒邪が外束したとき　杏仁と芍薬の違い／最適な服薬のタイミング／葛根湯や桂枝湯ではダメなのか／臨床の目

　灰本ポイント　麻黄湯 ……………………………………………… 156

第7章　胃気の時間差攻撃　小柴胡湯　　157

わかりません経方医学 基礎解説❾ ………………………………… 157
膈は気と陰の十字路／膈とは／膈の構造，気陰の流れと生薬／小柴胡湯証の本態は胃気の時間差攻撃／小柴胡湯の生薬構成と現在の課題／臨床の目

　灰本ポイント　膈における気の流れの病態 …………………… 166

症例検討会❾　頸から上の寝汗（頭汗）……………………………… 167
脈証と問診から症状を分析／寝汗と寒熱往来の病態／膈熱を冷ますには／胃気が行き過ぎ，行かないの時間差攻撃が小柴胡湯

　灰本ポイント　小柴胡湯 …………………………………………… 177

第8章　びっくりしやすい人と短脈　酸棗仁湯　　179

わかりません経方医学 基礎解説❿ ………………………………… 179
酸棗仁湯の意義／酸棗仁湯の使い方と有効率／経方医学の不眠／現実の不眠／臨床の目：私の酸棗仁湯エキスの使用体験

症例検討会❿　胸がザワザワする，頭重感，中途覚醒 …………… 185
脈証，舌証，問診から病態を考える／短脈と胆気不足／酸棗仁湯の有

ix

効率
　灰本ポイント　酸棗仁湯 ……………………………………………… 190

第9章 心下は軟らかいが痞える　半夏瀉心湯　193

わかりません経方医学 基礎解説⓫ ……………………………………… 193
腹部症状の見方／半夏瀉心湯の原典／構成生薬とその疑問／参考として大黄黄連瀉心湯（エキス剤では三黄瀉心湯）

症例検討会⓫　ゲップと嘔気 …………………………………………… 201
問診と腹証から病態を考える／もともと気陰両虚があった？／上腹部症状に対するエキス剤とその鑑別／さらに処方を鑑別していく／臨床の目：多変量解析からみた半夏瀉心湯
　灰本ポイント　半夏瀉心湯 …………………………………………… 210

第10章 実体験！　調胃承気湯の真髄　211

わかりません経方医学 基礎解説⓬ ……………………………………… 211
調胃承気湯の調胃とはどういう意味？／調胃承気湯の体験記／調胃承気湯の原典には何が書いてある？／調胃承気湯の使い方と生薬の作用点／大承気湯との鑑別／臨床の目

症例検討会⓬　上腹部〜心窩部の痛み ………………………………… 218
脈証と腹証から病態を考える／問診を加えて処方を鑑別する／さらに処方の鑑別を深める／調胃承気湯と大承気湯の違い／「調胃」の意味と臨床の目
　灰本ポイント　調胃承気湯 …………………………………………… 228

第11章 胃気を守る　人参湯　229

わかりません経方医学 基礎解説⓭ ……………………………………… 229
人参湯の一般的な知識／経方医学には２種類の人参湯がある／人参湯に含まれる生薬の役割／人参湯の原典には何が書いてある？／臨床の目

症例検討会⓭　大腸がん術後の下痢……………………………………236
　脈証と症状から病態を考える／気虚の下痢か，陽虚の下痢か／経方医学では下痢をどのように鑑別するか／人参湯と真武湯の違い／臨床の目
　　灰本ポイント　人参湯……………………………………………………244

第12章｜脱水が起こす胃症状　白虎加人参湯　　245

わかりません経方医学 基礎解説⓮……………………………………245
　使い方がわかりにくいこの処方，こんなとき原典に戻る／胃の気陰両虚が発生する病態／飲がある場合とない場合の鑑別／白虎加人参湯の条文からわかる発症の仕組み／白虎加人参湯の生薬構成と人参の意義／目からウロコの症例

症例検討会⓮　抗がん剤後の胃部不快感………………………………251
　舌証と問診から病態を考える／脈証を加えて病態の理解を深める／胃の虚熱に対する処方の鑑別／白虎加人参湯を正しく知る／江部先生もこの処方の解釈を変更した
　　灰本ポイント　白虎加人参湯……………………………………………260

第13章｜従来の使い方は間違っている　麦門冬湯　　261

わかりません経方医学 基礎解説⓯……………………………………261
　ほとんどの日本の医師は使い方を間違っている／原典には何と書いてある？／生薬の構成と意義／麦門冬湯の逆流性食道炎への有効性についての臨床研究／臨床の目

症例検討会⓯　食欲低下，上腹部〜胸部不快感………………………267
　問診と腹診から病態を考える／問診から病態を考える／経方医学で上腹部痛の処方を鑑別する／麦門冬湯の処方構成と正しい使い方／臨床の目
　　灰本ポイント　麦門冬湯…………………………………………………274

第14章 感冒の咳に効いてますか？　麻杏甘石湯　275

わかりません経方医学 基礎解説⓰ ……………………………………275
　麻杏甘石湯とは／麻杏甘石湯は喘息に使う／経方医学の麻杏甘石湯／
　宣散，粛降と麻杏甘石湯／『金匱要略』の麻杏甘石湯（杏子湯）は肌
　水を去る／臨床の目

症例検討会⓰　咳と喘鳴 …………………………………………………280
　脈証から病態を考える／舌診と問診を加えて処方を考える／無熱，有
　汗，喘がキーワード／麻杏甘石湯の生薬とその作用点／もう1つの麻
　杏甘石湯

　　灰本ポイント　麻杏甘石湯 …………………………………………289

　　付録　胃部不定愁訴における漢方治療の臨床疫学研究 ……………291

　索引［用語］…………………………………………………………………309
　　　［生薬・方剤］……………………………………………………………314

序章

「わかりません経方医学」の成り立ち

1　経方医学とは

　『傷寒論』『金匱要略』に記載された処方を使う漢方医を「経方家」といい，それに基づく医学は「経方医学」と呼ばれています。

　私たちは漢方史に疎いので詳しくは江部洋一郎先生の『経方医学』第1巻の緒論を読んでください。以下はそこからの抜粋です。

　「『傷寒論』『金匱要略』はADゼロ年前後に作られた処方をAD200年前後に張仲景がまとめたのであって彼が書いたわけではない。この2つの医学書に記載された処方は，たいへん整然と理論的に組み立てられている。したがって，ごく少数の医師たちが作ったのであって，たくさんの医師たちがあちこちから集めてきたという感じはしない。その少数の医師らは誰だったかわからないが，おそらく軍医と考えられる。この書は800年以上も門外不出の秘伝書として世に伏せられていたが，1066年の宋代に政府の命令で復刻されたのが宋版『傷寒論』。私たちは2千年前の『傷寒論』『金匱要略』を読むことはできない。宋の時代に復刻されたものを読んでいる。800年以上にわたる伝写で失われた部分はあるにせよ，かなり忠実に転写されてきたと思う」

　中国は亜寒帯から亜熱帯までの気候帯を有する広い国です。『傷寒論』『金匱要略』がどの地域で生まれたかはわかっていませんが，後漢末期からの地球規模の急激な寒冷化の真っ最中に発症した疫病を中心に書かれたことは間違いないと思われます。この時代に人口が急激に減少しているのをみても，この寒冷化が並大抵のものではなかったことを示しています。『傷寒論』に傷寒や寒邪という用語がたくさん登場します。それらが疫病の最も重要な病因だったと考えられます。

序章　「わかりません経方医学」の成り立ち

　私たちが実際に読んでみると，症状，脈診，腹部所見の記載の後にいきなり処方名とその生薬の構成（2種類から8種類）が記載されています。候補となる処方は複数あるのにどうしてそれを選んだのか，一つひとつの処方は何を根拠にそれぞれ異なった生薬の構成にしたのか，肝心な理論はまったく書いてありません。したがってワケがわかりません。紀元前の紙も印刷もなかった時代，口と耳による伝承，伝写が数百年も続く間に抜け落ちたものと思われます。しかし，『傷寒論』『金匱要略』の処方は組み合わされた生薬数が少ないのが特徴で，たくさんの生薬をあれもこれも適当に入れ込んだとは到底思えません。生薬の組み合わせに何らかの強い意図が隠れているに違いないと感じられます。ところが『傷寒論』『金匱要略』の解説本は宋代以降たくさん出版されたにもかかわらず，その理論を解明した医師は世界的にも歴史的にも誰もいませんでした。

　その理論，つまり，解剖学，生理学，病理学，薬理学を歴史上初めて解明したのが，ほかならぬ江部洋一郎先生なのです。私たちから見ると，その業績はアインシュタインの相対性理論に匹敵するほどすさまじい威力，底知れない魅力を湛えています。

2　江部洋一郎先生と私たち

　難解で意味不明な文章が並ぶ『傷寒論』『金匱要略』に隠された真理は2千年以上も解読不能でしたが，江部洋一郎先生がそれらを見事に解読し，現代に甦らせました。そして，経方医学理論は，彼独特の臨床や膨大な古典の知識に裏付けされ，原典よりもさらに豊富に味付けされています。そういう意味で経方医学ではなく「江部経方」なのです。

　しかし，彼の著作『経方医学』1〜6巻（『経方薬論』と『経方脈学』を合わせると8巻，いずれも東洋学術出版社刊）は甘くはありません。数十ページも読んでいくとあまりの難解さにほとんどの人は挫折します。日本漢方や中医学を学習した人たちはワケがわからないほど混乱します。それほど精緻を極め，複雑で難解な理論です。人体の仕組みを考えるとき，西洋医学の生化学・免疫学・遺伝子学などの進歩をみれば，人体がいかに複雑怪奇であるかわかるでしょう。日本漢方も中医学もあまりにこの人体を単純に見過ぎています。

　江部先生は希代の天才にして破天荒，付き合いやすい先生でも教え上手な先

生でも決してありませんでした。著者の灰本は1996年から20年間，加藤は2005年から10年間，さまざまな時期，場所，場面で江部先生から経方医学を直伝していただきました。とはいえ，多くを教えていただいてもまだまだ疑問はたくさん残っています。かなり専門的になりますが，たとえば『経方医学』第3巻に登場する小青竜湯には麻黄＋芍薬，麻黄＋半夏＋乾姜などいくつか重要な生薬の組み合わせが含まれており，確かに江部先生の教え通りの症例に出会います。そして五味子の納気。どうしてこんなに複雑な理論を考えついたのか，何度読んでも発見や感動を覚えます。しかし，「五味子を除いても効くのではないか」「咳が主症状にもかかわらず杏仁を使わずなぜ芍薬を使ったのか」など，私たちはその答えを求めて病態の再考と生薬の組み合わせの試行錯誤を繰り返しているのが現状です。

　私たちは経方医学の頂をめざして七曲がり八曲がりの険しい山道を行きつ戻りつ，時に立ち止まり今も登っています。齢65歳を過ぎた頃から，その苦労や試行錯誤を記録に残しておくべきと考えるようになりました（灰本）。初心者が経方医学に自力で挑むのは到底不可能だからです。そして江部先生が私たちに直接伝授してくれた名言や核心めいたものをどうすれば初心者に伝えられるか，いろいろ考えた末にたどり着いたのが，症例検討のやりとりを生の会話形式で記載し，出版する方法です。

3　名古屋百合会と経方医学

　私（灰本）は開業2年目の1992年，漢方の研究グループ名古屋百合会を結成しました。ワークショップ形式による毎月の症例検討や臨床研究は現在も続いています。名古屋百合会は中国の中医師も参加して中医学からスタートしました。1996年から江部先生が主催する京都漢方学術シンポジウムにも毎年参加しました。しかし，数年も経つと中医学は医学とは名ばかりで，人や患者の観察のうえに成り立っていないこと，人体の立位に基づく解剖，生理学，病理学がないこと，陰陽五行説という哲学に基盤を置いていることなどがわかってしまうと次第に失望へと変わっていきました。

　その後，名古屋百合会は多変量解析を駆使して処方の有効無効の要因を統計的に明らかにする方向へ舵を切りました。私がかつて大学院（病理学）や基礎医学

序章　「わかりません経方医学」の成り立ち

研究所に所属していた経歴が強くかかわっています。「五苓散（ごれいさん）は雨の前の頭痛に著効するがそれ以外の頭痛には無効」「膩苔（じたい）は喫煙との関係が強いが，湿証（しつしょう）とは関係がない」「半夏瀉心湯（はんげしゃしんとう）が効く患者の心下（しんか）は軟らかい」などは，私たちの多変量解析の結果から生まれました。この方法は西洋医学の医師には評判がよく，確かに臨床的に役立ちましたが，膨大な手間がかかること，漢方独特の理論に基づいたものではないことなどから，私たちは根本的な物足りなさを感じていました。

そんな頃，江部先生の執筆による『経方医学』の出版が始まりました。それを契機に名古屋百合会は経方医学の習得へ少しずつ方向転換したのですが，経方医学の本を読み，江部先生の講義を何度となく聞いても臨床への応用は不可能でした。あまりに難解なのと江部先生その人の敷居も高かったからです。とは言っても，どうしても経方医学を突破したかった私（灰本）は 2010 年から 2 年間，江部先生の外来見学を続け，それ以降，経方医学の臨床にのめり込んでいきました。そうならざるを得ないほど江部先生の経方医学に言い知れぬ魅力を覚えたのです。

2015 年，江部先生が病に倒れた後，私たちの経方医学へのエネルギーはさらに加速していきました。そして，出版を目的として症例を吟味し，その症例検討会を録音して会話を文章化する作業を始めたのは 2021 年 3 月からでした。2017 年に逝去した江部先生への追悼の意がそうさせたと思います。

4　「わかりません経方医学」から「超えていけ経方医学」へ

症例検討会の参加者 6 人の内訳は 4 人が漢方の初心者で 30〜40 代の薬剤師 3 人，内科医師 1 人，それに私（内科医）と加藤仁（薬剤師）です。加藤は中国留学 6 年間に国際中医師と国際中医薬膳師の免許を取得しています。

本書「わかりません経方医学」には 16 症例の症例検討会が含まれています。これには経方医学の脈診，腹診，問診と鑑別診断，エキス剤の基本的な選択方法，それに対する質問とその回答などが網羅されています。症例検討会①を除き，1 種類のエキス剤で治療しました。鑑別診断に少し慣れれば初心者でも一撃必殺となるでしょう。

患者の訴えは奇々怪々です。続く第 2 巻にあたる「わかってきたかも経方医学」では一撃必殺とはならなかった症例，鑑別すべきエキス剤が複数あって，とりあえず A 剤，ダメなら B 剤，あるいは A＋B 剤，時には C 剤へたどり着いてやっ

と解決した症例などが15例。中級者向きです。経方医学的な鑑別診断と縦横無尽なエキス剤の使い方を学習できます。

　さらに第3巻は「超えていけ経方医学」。江部先生は猿真似を嫌う人でした。「教科書はわかっていないヤツをわかった気にさせるツールだ」，ノーベル生理学賞を受賞した本所祐先生の言葉です。江部先生も「俺の書いた教科書にこだわらず，経方を発展させろ」きっとそう言うでしょう。

　「超えていけ経方医学」は今を生きる私たちの希望であり，亡き江部先生の期待でもあります。この「超えていけ」について少し説明します。

5　江部先生と私たちの診療の違い

　私と江部先生では日常診療における患者層や疾患の質が著しく異なります。灰本クリニックでは高血圧，糖尿病などを合わせて3,000人の定期患者を診ています。当然，心不全もパンデミックといえるほど多く発症していますし，がんも年間80人ほど発見しています。

　毎月のがん術後・化学療法中患者は300人も通院しています。ほとんどが市内や尾張北部の住民です。エコー技師も放射線技師もそれぞれ複数常勤で勤務していますし，CTも胃・大腸内視鏡も数多く手がけていますので救急搬送する患者も少なくありません。そのうち西洋医学では治らない疾患や症状に漢方を使っているので，当然，患者層は重症となります。

　ほとんどの患者は，私が漢方の使い手だとは知りませんし，「えー，かんぽー？」「苦い粉はだめだめ」「煎じって面倒そうだから粉にして」「漢方，臭いでしょ。普通の薬じゃだめですか」，初めから漢方を好きな患者はほとんどいません。このような環境ではプラセボ効果が生じにくいのがおわかりいただけるでしょう。

　幸いにしてほとんどの患者は徒歩，自転車，自動車で通院できる圏内に住んでいます。こじれた急性疾患にも煎じ薬を投薬できますし，刻々と変化する症状や病態にせいぜい5～7日分を処方，その後こまめに煎じ薬を修正できる環境です。

　一方，江部先生は名にし負う天下の名漢方医です。大阪・神戸など関西全域，時に名古屋や東京も含め遠くから患者が江部先生の治療を求めて来院していました。遠いところから来院できるわけですから重症患者はいませんし，1回の処方日数は1～2カ月分です。ほぼすべての患者が煎じ薬を投薬されます。プラセ

序章　「わかりません経方医学」の成り立ち

ボ効果が出やすい環境なのです。

　もうおわかりでしょうが，私の診療はプラセボ効果が少ない，格好よい言い方をすればガチンコ勝負となります。そして，数日に1回でも来院してもらうことができます。ガチガチの西洋医学の医院ですので，江部先生が診る機会がほとんどなかった致死的な重症疾患を私はたくさん診ています。

　2000年頃，私が138人の慢性胃炎患者に対して行った漢方4処方と西洋医薬の無作為化比較試験を発表したとき（巻末に掲載），京都の会場で江部先生がしみじみと語ったのは「灰本ちゃんのところのような慢性胃炎なんかうちには来ないなー。俺もオタクだし，患者のほうも漢方オタクばかりだからなー」。

　江部先生が診ていなかった分野なら超えられるかもしれません。「超えていけ経方医学」では16例すべてが煎じ薬を使った症例です。経方医学を継承しつつも，私たちが独自に発見した原理も数多く含まれています。

6　江部先生は「理論家」

　もう一つ，付け加えたいことがあります。江部先生より私のほうが1人当たりにかける時間は短いのですが，それでも私は患者と世間話をするのが大好きです。一方，江部先生が患者と世間話をしているのを見たことは2年間の見学で一度もありません。彼の臨床にはそんな雰囲気はまったくないのです。それに，江部先生の問診内容は2年間ほとんど変わらず，問診ではなく脈診に多くの診療時間を割いていました。脈診中に患者が話そうとしても「だまって」と江部先生はさえぎっていました。その長く感じられる静寂な時間は求道者そのものでした。脈診の性格上，残念ながらそれは私たちに伝授するのは困難でした。対照的に私の患者への問診方法は微に入り細にうがって刻々と修正しており，毎年相当に進化しています。そのような問診方法の進化は新しい治療法の発見につながっていきます。

　いま振り返ると，江部先生は患者との1対1の関係や会話は得意ではなかったと思います。江部先生は臨床家というより，古代から現代まで文献をなめ尽くすように自分の畑とし，ブルドーザーのような働きで人体の解剖，生理，病理，薬理までを一人で完成させた超人的な漢方理論家なのです。

　物理学で言えば，江部先生はアインシュタインの相対性理論に匹敵する理論物

理学，私たちはサイクロトロン装置を使った実験物理学と言い換えることができるでしょう。

7 「わかりません経方医学」の担当と謝辞

　全体に症例と解説を行き来しながら学習すると，より理解が深まるよう設計しました。これらすべての文章の行間に私たちの江部先生への深い感謝，尊敬，畏怖の念を抱きつつ，それに「臨床の目」に少しの批判も込められています。読んだ方々が経方医学に興味を持ち毎日の臨床に役立てていただけるなら私たちの本望ですし，きっと江部先生も草場の影から喜んでくれると思うのです。

　「わかりません経方医学 基礎解説」は，基礎解説⑭を除いてすべて灰本が，基礎解説⑭は加藤仁が草稿し灰本が修正，加筆しました。加藤は毎回の症例検討会を膨大な時間をかけてテープに起こして文章にまとめ，灰本がそれを編集しました。薬剤師の鈴村麻友さんは原稿を詳細にチェックしてくれました。

　苦労したのは「わかりません経方医学 基礎解説」に組み込まれた70枚余りの図です。それらはじん薬局薬剤師の北澤雄一君，松岡武徳君の2人が灰本とおびただしい数の会合を重ねて作成しました。寒邪が存在する臓腑はどこからどこまで，気が上がる下がる矢印の先端はどこまで，矢印の太さはなどなど無数の課題を議論する過程で，彼らの「経方医学力」は格段に進化しました。「症例検討会」のかわいいイラストは松岡武徳君が描きました。その指導や似顔絵に多くの時間を割いてくれた灰本クリニック放射線技師の柴山直樹君にも感謝です。

　灰本クリニックとじん薬局の職員の方々は毎日の多忙な合間に，経方医学に興味津々，熱心に耳を傾け，診療を支えてくれてありがとう。

　最後に，江部先生と同じ時代を生きた盟友，安井廣迪先生には陰に日向にご支援もいただき，出版の労を執っていただき，それに序文も書いていただきました。出版にかかわった一同，感謝の気持ちでいっぱいです。

（灰本 元・加藤 仁）

第1章

経方医学における気・陰の流れと
その解剖・生理学

わかりません経方医学 基礎解説 ――❶❷

1 経方医学の気と陰

　江部先生は「気は温かく流れる水，つまり温泉のようなものだ」「しょせん，病気は気が行き過ぎているか，気が行っていないかのどちらかだ」と言っておられました。

　まず，気と陰の解説から始めましょう。始めは何がなんだかわからないかもしれませんが，気も陰も私たちの身体の身近に存在するものですから，だんだん体感として理解できるようになります。

　気の流れは経方医学の基本中の基本で，気だけが単独で存在することはなく同時に必ず陰も気に併走します。正常な状態では気と陰液（液状の栄養成分）は一緒に流れるので，気＝温水となりますが，気だけ行って陰液が行かない病的な状態では「気は温かく流れる風＝温風や熱風」に変化します。

　一方，陰は目に見えるので比較的簡単に捉えることができます。陰あるいは陰液は液状の栄養成分で，西洋医学的にはリンパ液，組織間液，胃や小腸からの分泌液などと考えてください。肉眼的に明らかな液状成分である涙，鼻水，尿などは陰が変化して身体の外に排出されたものです。陰液が赤くなると血へと変化します。この変化については後に説明します。全身の皮膚，臓腑には気と陰がくまなく巡っています。血も広義に捉えると栄養を含む液体なので陰の範疇に入ります。

　気と陰は健常な状態では図1-①の左のように並走して走っており，病気は発症しません。ところが，気が行き過ぎるが，陰がついてこない病態は特に横隔膜から上の臓腑で頻繁に発症します。気と陰が並走するとき気は病的ではないのですが，気の本質は温風ですから気が行き過ぎると熱風となり（図1-① 中央），

9

第1章　経方医学における気・陰の流れとその解剖・生理学

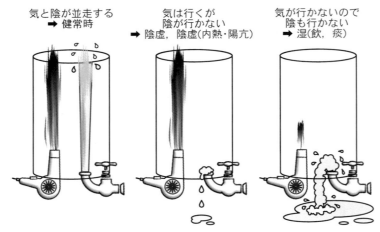

図1-①　気と陰液の並走とその異常

上半身にさまざまな熱と乾燥の症状が発症します。これを陰虚内熱や陰虚陽亢と呼びます。それに対して，気が行かず，陰も行かない状態では（**図1-①の右**），陰は過剰となり病的な水たまりが発生し，これが飲や痰に発展します。飲と痰の区別は後で説明します。

ここまで話してもなんのことだかわからないかもしれませんが，一つひとつ私たちの体感に置き換えつつ，話を進めます。

2　臨床医と基礎医学研究者の気への反応の違い

私が「気」と言った瞬間に西洋の臨床医学しか学習していない医師は怪訝な顔，胡散臭そうな顔をします。臨床医のほとんどは既存のガイドラインを頼りに生きており，その常識を覆すような発想はできません。ですから，わかっていないくせにわかっているかのような顔をするのです。私はそんなとき悲しくなります。

一方，私は基礎医学の研究者として生きた期間が長かったのですが，私が気の話を始めるとかつての研究仲間（病理学）は興味津々の表情に変わります。彼らは人体や病気が西洋医学で説明できないことが多いという真理をよく理解しており，「自然科学の研究とはガイドラインや教科書を書き換えること，常識を覆す

こと」が染みついているのです。ですから，自分の発想と異なっていて面白い発想や異文化にきわめて好意的です。経方医学の気は彼らにとってまさに異文化であると同時に研究のヒントになるのです。

3　日常生活のなかの「気」

　日本語には気を使った言葉が数限りなくあります。一度，国語辞典で「気」を引いてみてください。「いつも元気がいいね」「気がみなぎる」「やる気満々」「今朝から気分が悪い」「○○があって気落ちしている」「気合いで乗り切れた」「気力が足らない」「なんとなく気が合う」「勇気を持って前に進もう」などなど，人のエネルギーとしての気から心理的な気持ちまで幅広く日常的に使われています。気という言葉を1日中まったく使わない人はいないのではないでしょうか。

　気は肉眼では見えません。西洋医学でも神経の伝導は目に見えませんし，ペプチドホルモンは電子顕微鏡でも見えません。見えないからといってそこにないわけではありません。

　気の存在もその作用も日本人の誰もが感じたり話したりすることができます。日常の生活のなかに気はたくさん息づいており，体感として感じることはできます。たとえば，他者の手のひらが自分の肌に近づいてきて触れる前にぬくもりを感知することができます。これは気の温める作用を感じているからです。

　私が住んでいる春日井市は愛知県の西北にあって真冬の寒い日には最低気温0℃まで下がります。そんなとき，41℃の風呂に全身を沈めた瞬間，全身の皮膚に熱い痛みが走り，しばらく固まって動けないことは誰もが経験します。小春日和の最低気温が7℃前後まで上がったときは，41℃の入浴でもそのような熱い痛みは感じません。その差は誰でも感じることができます。前者では後者に比べて皮膚温が下がっているからで，この差から皮膚を温める人体の生理作用を体感することができます。温める作用，それが気の重要な作用の1つです。気温0℃では気は十分に皮膚の表面温を上げることができないのです。

　「最近，疲れ気味だったからコロナに感染してしまった」「そうだよねー，私にもそんな経験あるよ」という会話は，昨今の世間話にしばしば登場します。「疲れた」結果，感染を防御する力が落ちてしまったと暗に思っているときの会話です。この世間話には，人体には感染防御という機能が備わっていること，疲れが

溜まるとその機能が低下すること，これらは周知の事実として誰もがなんとなく理解しています。これも気の存在を体感できる言葉で，気のもう1つの重要な作用は感染防御なのです。

急激に生命が危うくなったとき（出血性や敗血症性ショック，心原性ショック，肺梗塞など），私たちは救急室で「脈が弱い，触れない」「血圧が測れない」と，大騒ぎとなって救急蘇生を始めます。その結果，「脈が触れるようになった」「血圧が測れるようになった」とき，「脈が少し元気になってきた，助かるかも」などと希望が湧いてきます。この元気も気の作用をよく表しています。脈診における脈の強さや血圧はまさに気そのもので，気は西洋医学的な心臓の駆出力や動脈の収縮と拡張を司っています。

このように日常生活のなかで，気は①温める作用（温煦作用と言います），②感染防御，③心臓や血管の駆動力の3つの働きがあることを，体感として知ることができます。いつも冷えている人，冷たいものを飲むと胃痛や下痢をする人，痩せていて元気がない人，すぐカゼを引く人，心臓や肺が弱くて疲れやすい人などは気が不足した人，つまり「気虚」と診断できます。気虚は気がうつろという意味です。いつも元気，運動しても疲れなくて，何を食べても腹を壊さない人では気虚はないといえます。

およそ体感的に気を理解できたでしょうか。

4 経方医学の解剖学と生理学

江部先生が従来の中医学に飽きたらず，一から学習し発展させた経方医学の特徴は以下の5点にまとめられます。いずれも日本漢方にも中医学にも存在しない特徴ばかりで，人体の全貌を漢方的に理解するにはこの方法しかないと私は思っています。
①原典主義（『傷寒論』『金匱要略』）
②立位に基づく解剖・生理・病理・薬理
③気の流れを最重視，その調整機関として胸・膈・心下の存在
④気と陰の流れを介して臓腑と外殻（皮・肌）を連結
⑤気と陰の流れ，気と血の流れを分離

これらの特徴に基づいて経方医学の解剖学と生理学を説明します。私が主宰す

る漢方の勉強会，名古屋百合会(びゃくごうかい)の症例検討会に初めて参加した初心者の医師らは心下を「しんか」，胸を「むね」と読んだのにちょっと驚きました。しかし，考えるまでもなくそれは当たり前のことなので，聞き慣れない漢字にはルビを振りました。

1 立位に基づく江部先生の経方医学の歴史的意義

1992年頃，発足したばかりの名古屋百合会は中国から留学してきた中医師，中国に留学した日本人の中医師らと中医学を熱心に勉強しました。中医学の問診は患者の臨床的観察が活かされたなかなかの優れものでしたが，その背景にある解剖学・生理学という基本中の基本がとりわけ曖昧で，人体を隅々まで観察，考察，検証したとは到底思えず，疑念を抱かざるを得ませんでした。『中国医学の歴史』（東洋学術出版社刊）を読むと，古代から現代に至るまで解剖学と生理学は常に曖昧模糊としており正確に語られた歴史は見当たらず，がっかりしました。

現代中医学の教科書には木(もく)，火(か)，土(ど)，金(きん)・金(こん)，水(すい)はそれぞれ肝(かん)，心，脾，肺(はい)，腎(じん)に対応し，訳のわからない平面図が記載してありました。それによると人体は立位の構造ではなく五角形の平面構造，それも陰陽五行説(いんようごぎょうせつ)という哲学に立脚したものでした。古代の経方医学が登場したときもこの陰陽五行説によって解剖学・生理学が説明されています。

私が一番いぶかしく感じたのは，立位の解剖・生理学に立脚していないことでした。考えてもみてください。四つ足動物では脳と心臓と胃・小腸が同じ重力の位置ありますから，血圧がほとんど存在しなくても西洋医学的な動脈血，経方医学では陰・血は心臓から脳へ流れていきますし，肛門から心臓へも静脈血は戻ってきます。ヒトの心臓が今の位置にあるからこそ，ATP（エネルギー）の2割（全骨格筋のエネルギー消費量と同じ）を消費する脳へ重力に逆らって陰・血を上げる必要が生じるのです。そこに西洋医学的な血圧が誕生し，それを経方医学で気と呼びます。気の働きの一部は強力な血圧なのです。もし，血圧がゼロならヒトの心血管障害や心不全はほとんど発症しません。

もし，心臓が膀胱の位置にあったならどうなるか考えてみてください。胴体の最も下の膀胱の位置から最も上の脳まで重力に逆らって陰・血を運ぶのなら，今の心臓の大きさ，血圧，気の強さも数倍が必要となります。心臓・肺，脳が今の位

第 1 章　経方医学における気・陰の流れとその解剖・生理学

置あるからこそ，食べものから気・陰を取り出す胃の存在が心臓の下にあるからこそ，陰も血も気というエネルギーを使って胃から上げざるを得ないのです。そんな立位の人体を無視すれば，洋の東西を問わずどんな医学体系も成り立つはずはないのです。

　私が江部先生の経方医学に虜になるほど魅せられたのは，立位の解剖学に基づいて胃気や胃陰が行ったり，行かなかったりの生理学が導かれ，それらに基づいて病理学・薬理学が発展した体系だったからです。

　度肝を抜かれたのは，西洋医学では完全に欠落している内臓と皮膚の直接的な関係です。後に詳細を解説しますが，これによって，寒けを伴うカゼ症候群のさまざまな症状や体表に冷えとほてりが同時に発症する仕組み，それらを治療するための生薬の組み合わせなどが体系化されました。この体系を持たない西洋医学ではこれらの症状をまったく説明も治療もできません。

　私は基礎医学の畑が長く英語論文も数多く発表してきました。他の西洋医学の臨床医よりとりわけ科学的思考をする医師です。その私から見ても，江部先生の経方医学は西洋的な医科学とはまったく別の体系に基づき，立位の人体の詳細な解剖・生理・病理・薬理までを含む医学体系というほかないのです。それを医科学に発展させるには，江部先生の意思を継いだ私たちが臨床的に試行錯誤を繰り返し，検証，修正，追加するしかないのです。

2　立位に基づく解剖学と生理学

　経方医学では皮膚，筋肉，骨を外殻（がいかく）と呼び，内臓を臓腑（ぞうふ）と呼びます。**図1-②**を見てください。胸・膈・心下の上には肺，心，頭部の感覚器が，下には胃，腎，小腸が存在します。

　中央には聞いたことも見たこともない構造が前から後ろ，左にも右にもドーンと居座っています。胸（きょう）・膈（かく）・心下（しんげ）です。西洋医学的に胸は前胸部の下方，心下は心下部（みぞおち）に位置しています。膈は横隔膜に相当する構造物で人体の全周囲の皮膚，筋肉に直接結合しています。

　胸・膈・心下は一体化した構造で，横隔膜から上の臓腑と下の臓腑の気や陰の流れ，臓腑から外殻（皮と肌，4節で解説）への気の流れ，外殻から臓腑へ戻っていく気の流れを連結し，調整する役割を果たしています。

基礎解説①②

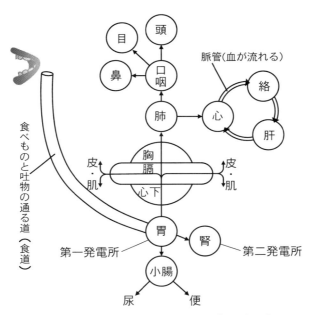

図1-②　立位に基づく経方の臓腑，気と陰の流れ

　気は前節で説明しました。「陰」をもう一度確認すると，陰は気と一緒に全身を巡っている栄養を含む液体ですから目に見えます。西洋医学的には組織間液，リンパ液などに相当します。この透明～薄黄白色の液体が赤く変化したときに血(けつ)と呼びます。

3 胃は人体の第一発電所，腎は第二発電所

　図1-②で食べもの，飲みものの通る円筒形の構造は食道で，口から直接，胃に入ります。胃では食べものや飲みものに含まれる栄養物（清穀(せいこく)と言います）を吸収して，人体の生理や代謝に役立つ気と陰を作り出します。そして黒い線のルートを伝って気と陰は胃から全身に流れていきます。気を生み出す胃は人体の第一発電所と江部先生は呼んでいました。ここで注意が必要なのは食べもの，飲みもの，吐物が通るのは図の円筒形の食道ですが，気と陰が通るのは黒い線であることです。黒い線に沿って食べものが入ってきたり，吐物が通るわけではありません。

15

第1章　経方医学における気・陰の流れとその解剖・生理学

　胃が第一発電所なら，腎は第二発電所だといえます。腎は胃から気をもらってそれを作り替えて腎気とし，腎気は後通の衛気（後で詳しく説明）として人体の背部のすべての皮へ気を流します。この役割はきわめて重大です。

　病原菌という概念がなかった古代ではウイルス・細菌感染の多くは病原菌などによるのではなく，寒さが体内に入ってくるためだと当時の医師は考えました。それを寒邪と呼びます（この場合の邪とは人体の外にあって人体に病気を発症させる害となるもの）。日常生活でもカゼの初期に背中や後頸部，足背，手背が冷える，それをなんの防御もせずに寒さに曝され続けるとかなりの確率で発熱します。つまり，人体の背部，後頸部などは寒邪の入り口となるので，その広範な領域を温める腎気は現代の一般の人にとっても，冬や寒さに弱くなった高齢者やがん，心不全，肺気腫などを抱えた患者にとっても，寒邪の侵入を防御するために重要な役割を果たしています。

4 皮・肌の2層構造と心下

　外殻のおもな構造は皮と肌です（図1-③）。西洋医学の表皮が「皮」，真皮が「肌」に対応しています。もちろん肉（筋肉）も重要なのですが，発汗して寒邪を取り除くという経方医学の感染防御の仕組みは肉ではなく皮と肌にあるので，経方医学では皮と肌をとても重視しています。胸・膈・心下と共に皮・肌の気と陰の流れは経方医学の中軸となります。しっかり理解しましょう。図1-③の腠理とは汗腺のことです。

　図1-④を見てください。胃で作り出された胃気は，心下・膈・胸を通過して皮・肌に出ていきます。温める作用，感染防御と同時に陰（液状栄養成分）を末梢ま

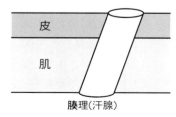

図1-③　皮・肌の2層構造

16

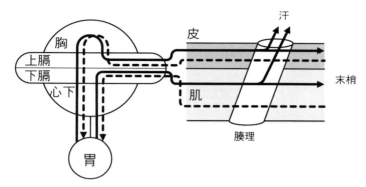

図1-④ 皮・肌における気の流れ

で届けるためです。もちろん肉（筋肉）へも栄養成分を届ける必要があるのですが、皮・肌と異なるのは肉は赤いことです。肉では陰よりも血の流れが栄養成分の運搬に重要な役割を果たしています（血は8節で解説）。

（胃）気と（胃）陰の流れは皮・肌において汗を出し体温維持や感染防御などを担い、少しずつ消耗しながら末梢まで到達して、余った気と陰は皮・肌を逆方向に戻り（皮気〈衛気〉だけは胸を経由する）、膈を通って心下、胃まで帰ってきます（図1-④, ⑤）。心下、胃まで戻ってきた気は消耗してわずかでしょうが、汗が少ない冬は相当な量の陰が心下へ戻ってきてここに溜まります。

汗は気と陰（胃気と胃陰）が外に出たもので、経方医学でも西洋医学と同じように生理学的には水分量の調整、体温調整を担います。経方医学独特の汗の機能は、寒邪を汗で吹き飛ばして寒邪が体内に入ってくるのを防ぐ、つまり感染防御を担っていることです。

心下と肌は直接つながっています。肌には相当量の液体を保持することができ、病的な浮腫では体重が5kg増えることも稀ではないので、5,000mlも貯水することができます。これだけ大量の水が肺や心臓に溜まったら生命が脅かされるので、肌に水を溜めることで胸水や心不全などを予防していると考えられます。肌の浮腫を肌水とも呼びます。心下は胃のすぐ上にあり、胃から食事や飲水のたびに大量の陰（津液）が心下に供給されています。人体の皮膚全体に広がっている肌、人体の上部にある目・鼻・口などの感覚器、下部の腎・小腸に至るまで陰の流れを制御しているのは心下なのです（図1-⑤）。

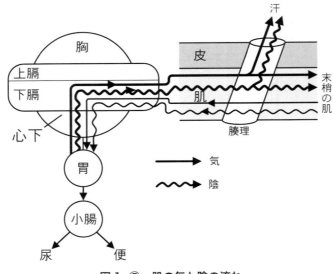

図 1- ⑤　肌の気と陰の流れ

5 小腸, 尿と便へ

　胃は食べもの，飲みもののなかに含まれる栄養成分のほとんどを取り出して，人体に必要な気と陰を作り出す臓器です。その下につながる小腸に流れる腸液にも栄養物は多少含まれているので胃と同じように栄養分を取り出して気と陰へ変換します（江部先生は小腸の第一分別と呼んでいました）。その残りカスには多くの有毒物質が含まれ，それを水溶性と非水溶性に分別するのも小腸の役割で，前者は尿へ，後者は便へ排出されます（小腸の第二分別）。

　尿の生成と流れは西洋医学では腎臓の役割ですが，経方医学では小腸の役割となります。小腸の第一，第二分別について，「わかってきたかも経方医学」で症例検討と詳しく解説します。

6 陰, 津, 飲, 痰
　　　しん いん たん

　経方医学では中医学と同じように，水分，栄養を含む液状成分にいろいろな呼

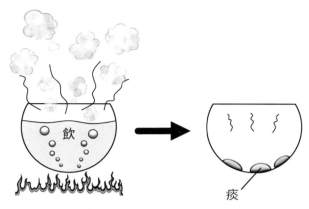

図 1-⑥　飲と痰のイメージ

び方があります。陰は陰液とも呼び，生理的，病理的な栄養を含む液体の全体的な呼び名です。そのうち，生理的な陰や陰液を「津」あるいは「津液」と呼ぶこともあります。涙・唾液・尿などは津液が変化して人体の外に分泌されたものです。

　一方，病的な陰や陰液を「湿」と呼び，湿には飲や痰の2種類があります。ここで飲と陰は発音が同じなのでどちらを指しているのか，発言者に確かめてください。飲は「サラサラした病的な液状成分」，痰は体内の熱によって次第に煮詰められ「ドロっとした，ネバっとした病的な液状成分」です（図1-⑥）。

　西洋医学的な痰は肺→気管支を通って口から出てくる目に見える喀痰ですが，経方医学では見えない痰があることも想定しています。目には見えないけれど，患者は喉や胸に何か詰まっていると訴えることがしばしばあります。経方医学ではそれを「無形の痰」と呼んでいます。無形の痰では目に見える痰は出てきません。「粘ったかたまり」「痰のようなもの」がそこにあるようだと感じられるだけです。そして漢方薬の痰を取り去る生薬（半夏や栝楼仁）がよく効く病態です。

7　胸

　経方医学では胸を「むね」とは呼びません。「きょう」と呼びます。前通の衛気（皮を流れる気のこと。第7節で解説 p.26）は胃→心下・膈・胸を通って再び膈

に戻り，外殻の腹側の皮の末梢まで出ていき，逆のルートをたどって胸・膈・心下，胃まで戻ってきます（**図1-④**）。胸はどのような生理的役割があるのか不明な点が多いのですが，胸における衛気の流れが睡眠に果たす役割ははっきりとしています。

　江部先生は不眠の1つの原因は胸における衛気の流れの異常だと書いています。昼間に外出した前通や後通の衛気（第7節で説明）が夜になって皮から膈を通じて胸に戻ってくることによって安らかに寝られます。前通と後通の衛気は心下や胃よりもまず胸に戻ってくるのです。衛気がしっかりと皮から胸へ戻ってくると十分に寝ることができますが，戻ってこないと不眠になります。これを衛気の運行障害と江部先生は呼んでいます。

　不眠の原因には，①衛気の運行障害，②胸に無形の熱，痰熱が存在，③胸に寒が存在，④寝る前までに食べ過ぎで胃気と胃陰が過剰になってそれが胸に及ぶ，の4種類です。私は，海外から帰国した後に2週間も続いた頑固な時差ぼけを①の衛気の運行障害と診断し，たった一服でしとめた経験があります。不眠については**基礎解説⓾**で詳しく解説します。

　胸の症状は外来患者で頻繁に経験します。『傷寒論』の結胸，もう1つは『金匱要略』の胸痺です。これらは経方医学独特の治療法がきわめて有効です。

　結胸は寒邪が皮から膈を通じて胸へ侵入して（内陥と言います），その寒邪を退治するために胃気が昇って胸の部位で戦闘が始まり，これを邪正闘争と呼びます（正は胃気，邪は寒邪のことで，正と邪が戦うという意味）。それによって前胸部不快感，前胸部痛，槍で胸を突かれるような痛みなどが発症するのです。漢方薬が抜群に効きます。

　一方，胸痺は急性でも慢性的にも発症する前胸部痛のことで，西洋医学的には狭心症や心筋梗塞が該当します。当然ですが，胸痺は結胸のような外にある寒邪が内臓に侵入（内陥）して起こるのではなく，臓腑に発生する内邪（多くは各臓器の気や陰の不足が原因で，体内で自然に発症する邪という意味）が原因です。特に胸には痰，陰の不足による熱（内熱），気と陰の両方が不足（気陰両虚）などが発生しやすく，それらが胸痺を引き起こします。

　胸の解説は少し難しいかもしれませんが，結胸や胸痺については「わかってきたかも経方医学」や「超えていけ経方医学」の症例検討会で詳しく解説します。

8 肺と心

　肺は膈と共同して吸期（宣散）に宗気（空気中の酸素に相当）を取り込み，呼期（粛降）に吐き出します。ここで宣散と粛降について簡単に説明します。詳しくは**基礎解説⑯**で説明します。西洋医学の呼期と吸期は肺の運動を中心にした定義ですが，経方医学の宣散・粛降は膈を中心にした定義です。肺は自分自身の力で動くことはできません。膈の動きに支配されています。膈が弛緩した状態（死亡したときと同じ）では膈はドーム状にせり上がり，肺は呼期となります。これを粛降と定義します。一方，膈が収縮するとドーム状から平坦な形となり，肺は膨らみ吸気となります。これを宣散と定義します。膈の弛緩は肺の呼期（肺は収縮）に，膈の収縮は肺の吸期（肺は拡張）に一致します。この膈と肺の動きを間違わないでください（**図1-⑦**）。

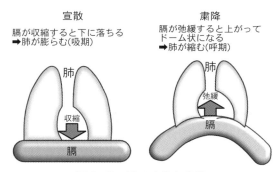

図1-⑦　肺の宣散と粛降

　取り込んだ宗気は酸素と考えてよいと思います。これは西洋医学とほぼ同じです。気と陰は胃から心下・膈・胸を通じて肺に到達します。そこで宗気をもらった陰は赤い血に変換され，さらに心へ運ばれます（**図1-⑧**）。**図1-⑧**でわかるように，心から先の血の流れは気の流れから完全に分離されています。これは江部先生が提唱した経方医学の大きな特徴です。どこまでが気，陰，どこからが血なのか，中医学では解剖も生理も曖昧なのですが，経方医学の解剖学と生理学では，気・陰の流れと血の流れは完全に分離されています。それによって私たちの頭は整理され，ずいぶんすっきりとしたデザインとなりました。

　肺の宗気を受けて赤くなった血は，気と一緒に心の推動作用（西洋医学的な心

第 1 章　経方医学における気・陰の流れとその解剖・生理学

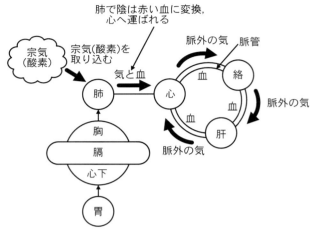

図 1-⑧　脈外の気と血の流れ

臓の駆出力）によって心から絡（大血管から毛細血管まで幅広い血管を示す用語）と名付けられた脈管を流れ、その途中に存在する肝を通って心に戻ってきます。心の推動作用はすなわち血管を拍動させ、血を運ぶ気の機能そのものです。経方医学ではこれを一般の気と区別して脈外の気と呼びます。胃気が肺→心へ向かうときに脈外の気へ変化するのです（図 1-⑧）。経方医学では肝は血を貯める、血の流れを調整する役割で、この点は西洋医学と大きく異なっています。

　古くなった血中の気や栄養を含む液状成分は（広義の血には赤い血＝血球と赤くない陰＝血清、それに気も含まれています）、肺を通じて心下、さらに小腸まで運ばれ、尿と便に排出されます。心・絡・肝の閉鎖循環系は心と肺の連携を通じて、気陰が流れる図 1-⑧のルートと結合しているのです。

　経方医学において血が病態に大きく関与する臓腑は古代の医師らが目に見えて赤いあるいは赤黒い臓器、すなわち、絡（動脈・静脈・毛細血管）、肝、心、肉（横紋筋・平滑筋・心筋）です。

9 咽喉頭，口，鼻，目，耳

　（胃）気と（胃）陰は心下・膈・胸，肺を経て頭部に到達します。そこには口・

咽喉頭など食事の消化や空気の出入り口や鼻，目，耳などの感覚器が存在しています。これらに気や陰が十分に到達しないと，食事も呼吸も，視聴覚，嗅覚もままならなくなって生活は破壊され，場合によっては食事も空気も取れずに亡くなる場合もあります。唾液，鼻汁，涙は心下の陰（津液）が気と一緒に上に昇り，それが変化したものです。

　胃より上にも下にも重要な臓腑はありますが，下より上のほうが圧倒的に気と陰を必要としているので，胃気や胃陰は常に上に昇りやすい性質を持っています。言い換えれば，顔面や頭部の器官へは胃気が行き過ぎることも多く（そのわりに陰は行かない，陰は重力があるので重いのです），気は熱エネルギーですから膈の上，特に顔面や頭部に熱や乾燥症状が多くなります。まるで，横隔膜の下にあるドライヤー（胃気に相当）から熱風を上に向けてスイッチを入れたのと同じ状況になるのです（**図1-⑨**）。

　胃気が上昇するときに心下の陰も胃気に沿って口へ昇れば，それが生理的なら唾液，目に昇れば涙となります。もし，病的な胃気が発作的，爆発的に上り，心下の飲もそれに引きずられて上ればアレルギー性鼻炎・結膜炎となります（**図1-⑨**）。これら気が上がり過ぎて起こる症状はこの本の**解説基礎④⑤**で詳しく説明

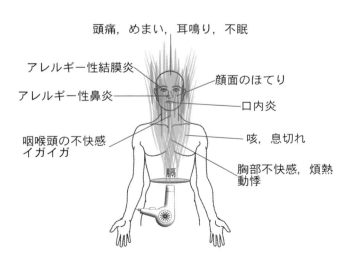

図1-⑨　気が行き過ぎる病態と症状

第1章　経方医学における気・陰の流れとその解剖・生理学

します。

　人は感動したとき，誰もが「涙が込み上がってきた」と体感通りの言葉を使いますが，頭頂部から涙が下がってきたとは決して言いません。西洋医学的に涙が目の位置に存在する涙腺から出てくるのは間違いないのですが，感動が強い場合，体感的にそう感じられません。「込み上がってくる」のです。胃気が心下の陰液を引きずりながら上がってくるという経方医学の生理学は西洋医学よりも私たちの体感に近い，私はそう思っています。

5　足の冷え，ほてりと外殻の構造

　経方医学における気の機能は，温める，感染防御，推動（心臓や血管の駆出力），気化（代謝）などですが，気の流れとその調整システムは中医学とは大きく異なっています。それが経方医学の真骨頂です。気の流れは本章の第4節 p.12の経方医学の特徴②③④⑤の全体を理解する必要があります。まず江部先生が気の流れを考えるきっかけとなった「冷え」と「ほてり」から考えてみましょう。

　江部先生と私は安井廣迪先生が主催していた「医学生のための漢方講座」でしばしば同日に講義する機会に恵まれました。この難解な経方医学を何も知らない医学生にどのように教えているのか，私は興味津々でした。そして，何度か江部先生の学生講義を聴講しました。彼は決まって「足背の冷え」と「足底のほてり」が一人の患者に同時に発症する，その謎解きから開始したものです。

　足が冷える患者に詳しく問診をとると，足底が冷える，足背が冷える，趾先が冷える，足首が冷えるの4種類とその組み合わせがあります。2000〜2005年頃の灰本クリニックの調査では足底の冷えと足背の冷えはほぼ半々でした。驚いたのは「足背が冷える」と同時に「足底がほてる」人も少なからずいたことです。私もその傾向があります。秋も深まると布団の中で足首を立てて足背は布団のなか，足底だけ布団の外に出すのです。これをどう考えるか，日本漢方も中医学もお手上げです。

　足背の冷えと足底のほてりは同時に起こっているのであって時間差はありません。となれば，冷えとほてりを感じるのは皮膚の構造が重層化しているためと考えるしかありません。江部先生は外殻において皮と肌の2層構造を考案し（**図1-③** p.16），冷えは皮で感じ，ほてりは肌で感じると考えました（**図1-⑩**）。

24

基礎解説①②

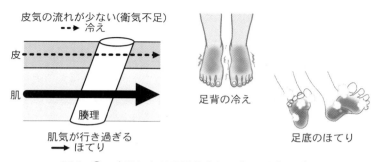

図1-⑩　皮肌における冷えとほてりのメカニズム

西洋医学的に皮は表皮，肌は真皮に該当します。

　冷えは皮を流れる気が少ないから起こります。一方，ほてりは肌の気が行き過ぎる，末梢まで行った気が戻ってこないなどで起こりますが，圧倒的に多いのは気が行き過ぎる場合です。

6　胃気が皮・肌へ腸を通じて外出する

　経方医学では気は胃が作り出すので胃は第一発電所だといわれています。胃は経方医学で最も重要な臓腑です。人は胃において食べものから人体に必要な栄養成分（清穀と言います）を吸収し，気と陰液を作り出します。食べものには気（目に見えない）と陰液（目に見える，栄養を含む）のもとになる栄養が含まれており，胃で食べものからその2つを取り出して人体の各臓器へ配布しています。その臓器と気の流れが**図1-②**です。黒線が気と陰液の流れを示します。

　冷えとほてりからみると，気が行き過ぎればほてり，気が行かないなら冷えるのですから，気は熱エネルギーと言い換えることができます。電熱器のニクロム線を走る電気は経方医学の気によく似ています。電気と名付けた明治時代の学者はたいしたものです。経方医学では胃が気を作り出します。もし，口から水も食べものもまったく入らないなら急激に胃気の産生は衰え，2週間以内に人は亡くなるでしょう。

　胃で作り出された気＝胃気は皮・肌に出て，そこを走りつつ温める作用や感染防御などの作用を担っています。胃気や胃陰は貴重です。やみくもに胃から外殻

25

(皮・肌)に気が出ていけば無駄にエネルギーと液状栄養成分を消耗するだけです。胃という発電所と外殻との間に気や陰の流れを調整する機関があって,それが胸・膈・心下,特に膈です(図1-④,⑤)。

身体のど真ん中に胸・膈・心下が一塊となった気と陰の調整システムがどーんと存在する,そういう設計図を描いたのは2千年以上前の古代漢方医ですが,複数の生薬がそのどこに,どのように作用するかを明らかにすることによって江部先生の経方医学は古代経方医学を現代にも通用するように甦らせたのです。

7　「足背の冷え」と「足底のほてり」の仕組み

本来,経方医学では膈は上膈(じょうかく),中膈(ちゅうかく),下膈(げかく)の3層構造となっており,中膈は発汗を主(つかさど)ると『経方医学』に記載されていますが,臨床的に中膈の異常が具体的な生薬を使って治療された江部先生の症例を見たことがありません。それに中膈の存在を確認できるほどの確かな根拠もありませんので,この本では膈を2層構造とします。

膈は2層構造となっており上膈から胃気が皮へ出ていき,その後に全身の皮の末梢まで到達しますが,それには2種類のルートがあります。ここで膈は横隔膜にほぼ相当し,楕円形を呈しており全周で皮肌(ひき)と接しています。胃気は心下→膈→胸→上膈に達し,上膈から皮へ出ていき,前通(ぜんつう)と後通(こうつう)の衛気(えき)に分かれます(皮を走る気を衛気と呼びます)(図1-⑪)。

前通の衛気は,体幹の上半身では腹部〜前胸部〜前頸部〜顔面の頬まで,上肢へは前胸部〜上腕内側〜手掌,下半身へは腹部〜下肢の腹側・内側面〜足底まで流れます(図1-⑫)。

後通の衛気は,体幹の上半身では背部〜後頸部〜頭部〜前額部まで,上肢では上腕の背側・外側〜手背まで,下半身では腰部〜下肢の背側・外側面〜足背部まで流れます(図1-⑫)。

前通も後通の衛気もその途中で熱や汗を発散して減弱しつつ末端まで行き,同じルートを心下まで帰ってきます。

重要な点は,後通の衛気が出ていくためには腎気のバックアップが必要なことです(図1-⑪)。一方,前通の衛気は胃気だけでOKです。その意味で江部先生は腎を第二発電所と呼んでいました。もちろん,腎は腎だけで気を生むわけで

基礎解説①②

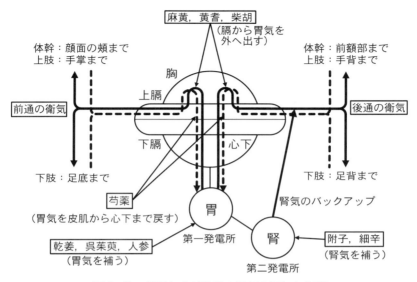

図1-⑪ 前通および後通の衛気の流れと生薬

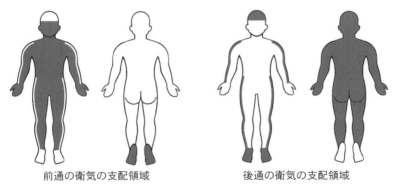

図1-⑫ 前通・後通の衛気の支配領域（アミ部分）

はなく胃から腎へ常に気が供給されています。

足背へは後通の衛気が到達していますから，足背が冷えるのは後通の衛気不足によって起こります。臨床的には胃気不足よりも腎気の不足（腎の陰虚や気陰両虚が背景にある）で多くみられます（**図1-⑪**）。もし，胃気そのものの不足が

27

第1章　経方医学における気・陰の流れとその解剖・生理学

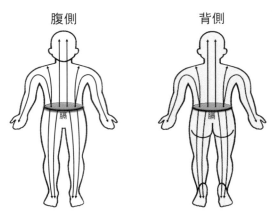

胃気と胃陰は膈から肌へびまん性に出て行く

図1-⑬　胃気と胃陰の肌への流れ

あれば前通の衛気の領域，特に足底が冷えます。足底も足背も冷えれば胃気も腎気も不足していることになります。

　一方，足底のほてりはどういう仕組みでしょうか。胃気は膈の2層構造の下膈から全身の肌へ出ていきます（図1-④，⑤）。経方医学によると末梢の肌への拡散には前通や後通といった領域や概念はなく，全身にびまん性に広がっていきます（図1-⑬）。腎気の支援も受けません。したがって，足底のほてりは胃気が多過ぎる，つまり主に胃熱によって起こります（図1-⑩）。それだけでなく胃気が末梢の肌まで円滑に行っても戻ってくるのが障害された場合，膈で胃気の出入りが障害された場合（膈不利と言います）にも起こります。足底のほてりの原因は，臨床的に胃熱と膈不利が圧倒的に多く，胃熱では実熱より虚熱，つまり胃の陰虚内熱がほとんどを占めます。

　膈熱，膈不利，陰虚内熱については今後詳しく解説します。

8　後通と前通の衛気を調整する生薬とエキス

　後通の衛気不足，すなわち足背や手背の冷えの治療には，胃気を膈から外へ出す生薬の麻黄，黄耆，柴胡，腎気を補う附子や細辛，腎陰を補う地黄などを使いま

す。エキス剤なら八味丸，麻黄附子細辛湯，附子末などです（**図1-⑪**）。

前通の衛気不足，つまり足底や手掌の冷えの治療には上記の黄耆，麻黄，柴胡に加えて胃気を補い温める生薬の乾姜，呉茱萸，人参などを使います。エキス剤なら人参湯や呉茱萸湯です（**図1-⑪**）。

足底や手掌のほてりは主に胃虚熱や䐜熱によって起こるので，胃の陰を補う生薬（滋陰と言います）の知母，地黄，麦門冬や胃の熱を冷ます（清熱と言います）石膏，黄連を加えます。エキス剤では白虎加人参湯，麦門冬湯，滋陰降火湯，黄連解毒湯を組み合わせます。䐜熱なら小柴胡湯を使います。

9 臨床の目

エキス剤を使って治療した場合，前通，後通の衛気不足による冷えにどのくらい有効かを灰本クリニックの症例で調べてみましたが，有効率はせいぜい2割でした。一方，煎じ薬を使ってもせいぜい5割の有効率です。その理由は，胃気が䐜から外出するためには胃から心下を通って䐜まで胃気が円滑に進む必要があるのですが，心下に飲や痰があると胃気はうまく䐜に到達できないからです。心下の飲や痰を半夏＋栝楼仁で取り除く作業が同時に必要だと江部先生は考えていました。

この理論は整然としているのですが，実際に理論通りに生薬を組み合わせても有効率は意外に高くないのです。ましてやエキス剤では有効率はかなり低いのが現状です。

さらに䐜から気が出ていく障害＝䐜不利・䐜熱の症例も少なからずあって，それらには複雑な生薬構成が必要となりますので，エキス剤では対応できない症例のほうが多くなります。「超えていけ経方医学」ではこのような複雑な病態における生薬の使い方について症例を示して解説します。

江部先生によると指趾末端の冷えは脈外の気（絡の血を推動する気）の不足あるいは䐜不利（䐜から気が皮肌に出ていかない）に原因があるとされており，前者では桂皮，後者では四逆散を使う手はずとなっていますが，経験的に有効率は低いのが現状です。

また，足首の冷えは湿によると江部先生は考えていたようですが，治療法は確立されていません。

10 『傷寒論』『金匱要略』が難しいワケ

　少し脱線しますが，序章で私が書いた「難解で意味不明な文章が並ぶ『傷寒論』『金匱要略』に隠された真理は2千年以上も解読不能でしたが，江部洋一郎先生がそれらを見事に解読し現代に甦らせました」について，原典の条文を挙げて説明します。経方医学と江部先生のすごみの一端を知ることができるでしょう。

　私が江部先生の解釈に最も衝撃を受けた忘れがたい『傷寒論』太陽病篇第131条を紹介します。傷寒とは寒さに身体がやられていろいろな症状を発症する病態のことで，現代的にはカゼ，肺炎，その他の急性〜亜急性感染症が中心です。

「病発於陽，而反下之，熱入因作結胸。病発於陰，而反下之，因作痞也」

　訳すと「病が陽において発症したとき，間違えて下剤を使うと熱が入って結胸を作る。病が陰において発病したとき，間違えて下すと痞を作る」。

　昔はどんな病気でも下剤を使って，病邪を追い出すという間違った短絡的な治療がはやっていたことがよくわかります。ここで一番の問題は陽と陰とは何かです。太陽と月，太陽が出る昼間と月が出る夜という時間を示しているのでしょうか。夏と冬という季節を示しているのでしょうか。それとも人体の部位を示しているのでしょうか。いかようにも解釈できます。ちなみに，結胸とは胸部不快，胸が詰まる・痛いなどの症状です。痞とは痞えるという意味ですが，いったいどこが詰まっているのでしょうか。胸でしょうか，心下でしょうか？

　このように『傷寒論』『金匱要略』の単純な条文には解剖・生理・病理・薬理の解説がまったく抜け落ちているので，何を言っているのかさっぱりわかりません。これは現代中国の中医師も同じ条件で，私に中医学を教えてくれた劉捷先生（北京中医薬大学卒業）も『傷寒論』は意味不明なので使えないと話していましたし，北京中医薬大学教授，劉渡舟先生の『中国傷寒論解説』（東洋学術出版社・1983年刊）を読んでも訳がわからず嫌になってしまった経験があります。これは著者が傷寒・金匱の真髄を理解できていなかったからです。

　江部先生は2000年頃，高雄病院の会議室に集まった約80人の漢方専門医を前にして次のような解釈を自信満々に語って，私たちをたいそう驚かせました。

「陽と陰の二元論はいかようにも解釈できる。たとえば脈では前が陽で後ろが陰，ここでは陽脈とは寸脈（脈診で触れる一番先端の脈），陰脈とは一番後ろの

尺脈を示している。

　131条は熱が臓腑に入った結果（熱入），結胸と痞が発症した。結胸は胸に邪が入ったということ。一方，『傷寒論』で痞という用語はほぼすべて心下痞を示しており，他の部位を示す条文はない。つまり，痞とはみぞおちが痞えるという自覚症状を示している。この条文の陰と陽は病が発症した身体の部位と考えれば全貌がみえる。陽は外殻の最も外側の皮（西洋医学の解剖学的には表皮），陰は肌を意味する（同じく真皮）。皮に入ってきた寒邪は（胃気とぶつかって発熱しつつ）臓腑に伝搬して胸に到達する。一方，肌に入った寒邪は（胃気とぶつかって発熱しつつ）心下に到達する。つまり，皮から胸へ，肌から心下へ，それぞれ寒邪が入ってくる別々のルートが存在する。皮と胸，肌と心下は直接的に密接につながっているのだ。治療は結胸ならば大陥胸湯や小陥胸湯を使うし，痞ならば瀉心湯類を使う（代表格は半夏瀉心湯）」

　恐ろしいほど明快です。ただの思いつきではこんな解釈はできません。いったい江部先生はどれほど多くの古典を読み込んでいるのか。私たちは呆然としました。中国でも日本でも歴史的に『傷寒論』『金匱要略』は難しくてチンプンカンプンでしたが，2千年の時を超えて江部先生がほぼすべての条文と全体の構造を明らかにした，その一端をわかっていただけたでしょうか。なお，ここに出てきた処方の詳細については今後，症例検討会で改めて解説します。

　読者の皆さんもお気づきのように，『傷寒論』『金匱要略』が難しいのは症状・症候と処方の記載があるだけで，それらを連結する解剖・生理・病理・薬理学がバッサリと脱落しているからです。その空白を埋めたのが江部先生なのです。

　江部先生の天才ぶりは際立っています。私は彼と同じ時代の空気を吸って共に生きられたこと，名古屋と京都はほどよい距離だったことは奇跡的と思えるほど運がよかった，そう感謝するばかりです。

（灰本 元）

第1章　経方医学における気・陰の流れとその解剖・生理学

経方医学の解剖・生理・病理

灰本ポイント　気の流れとその調節

❶立位の人体に基づいている。
❷気はエネルギー（体温維持，感染防御，動力），陰は液状の栄養物質（組織間液，リンパ液など）。
❸狭義の気は「温かく流れる風」，広義の気（気と陰の併走）は「温かく流れる温水」。
❹胃で（食べ物から栄養を吸収して）気が作られる。気の第一発電所は胃，第二発電所は腎。
❺胃，心下，膈，胸と外殻（皮・肌）は気・陰の流れを通じて連結。
❻胸・膈・心下，特に膈は気・陰の上下方向の動きと外殻（皮・肌）へ出る，戻るの4方向を調整。
❼外殻は皮と肌の2層構造。皮で冷えを感じ，肌で熱・ほてりを感じる。
❽気を膈から上・下方向。外・内方向に走らせる生薬（ベクトル薬）の組み合わせが経方医学の神髄。

芍薬

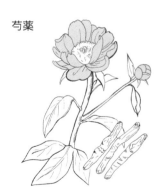

桂皮

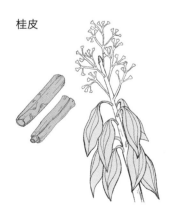

症例検討会 ❶ 両側足背の冷えとしびれと痛み

患者：60代，男性，会社員。
基礎疾患：逆流性食道炎
現病歴：X年から逆流性食道炎で通院中。ファモチジンと麦門冬湯を服薬して（一方だけにすると悪化する），症状は安定していた。

X＋2年2月12日の定期受診日に「毎年12月頃から寒くなると右足背〜足首ぐらいまでしびれ（ジンジン）と痛みを感じる」という訴えがあった。筋肉痛や関節痛はなく歩行には支障はなかった。痛みとしびれは冷えて悪化し，風呂で温めると楽になった。

身体所見：血圧128/81mmHg，脈拍72/分，身長175cm，体重78.5kg，BMI 25.6。
漢方問診：口渇あり，温かいものを好む，顔のほてりはない，冷たいものも嫌いではない（特に夏場は飲む），胸やけはあるが上記の服薬で安定，咳や痰は出ない，不眠・便秘・仕事のストレスはない，腹痛はない，夜間尿1回。
脈証：両側の寸・関・尺ともに沈，細，按じて弱。
舌証：淡，やや乾燥，白苔，膩苔なし。
腹証：取っていない。
治療経過：処方Aとその副作用を予防するための処方Bを使い，1週間程度で痛みとしびれは改善した。翌年も冬に来院して同じ処方で改善した。

それぞれの気のイメージ

灰本（院長）：さて，この患者さんの足背の冷えは何がどうなって起きているのだろうか？　鈴村さん。

鈴村（中堅薬剤師，漢方初心者）：足背……，後通の衛気の不足とかですか？

灰本：確かに後通の衛気の不足と江部先生の教科書には書いてありますね（**図1-⑪，⑫** p.27）。
　衛気という言葉は，防衛の「衛」と「気」だよね。これはどのようなものなんだろう？

全員：…………

灰本：ちょっと難しいかな？　そしたら，その前に「気」はどんなイメージ？　鈴村さんどうですか？

鈴村：私の気のイメージですか？　答えが合っているか不安なんですが，私が考えている「気」は，結局，身体を良くも悪くもするもので，イメージカラーはクリーム色です。

灰本：クリーム色？

鈴村：気が通っていないとクリーム色は白色から青色に近くなっていき，気が多過ぎるとオレンジ色に近くなっていくイメージです。

灰本：なるほど，鈴村さんのイメージは独特だね。気が行き過ぎるとどうなる？

鈴村：気が行かないと，白，そして青くなっていき，気が行き過ぎると「ボー！」となってクリーム色からだんだんオレンジ色から赤色に近くなっていくイメージです。

灰本：なるほど，青色，白色からオレンジ色，赤い色まで動くイメージなんだね。幅が広いね。そして白も赤も悪い感じで，クリーム色あたりが良い状態で，その色の液体が身体全体を動いているイメージかな？

鈴村：そうです，そうです。

灰本：なるほど，じゃあ，松岡君の考える「気」ってどんな感じ？

松岡（中堅薬剤師，漢方初心者）：私の考えるイメージはちょっと鈴村さんとは違う感じなのですが，TVゲームなどによくある生命エネルギーです。

灰本：どんなゲームをイメージしている？

松岡：ドラクエとか格闘ゲームでHP（ヒットポイント）100％なら満ち足りているから元気だし，それが毒攻撃などでやられるとどんどん減って病気の状態になる感じで，その時の身体の状態を表しているというイメージです。

灰本：なるほど，では，北澤君のイメージは？

北澤（ベテラン薬剤師，漢方初心者）：私のイメージは，なんか電気的な感じで，身体の外を囲んで，身体のなかも走っているイメージです。

灰本：電気ってしびれるよね？

北澤：しびれたりはしないですが……，あっ！　アニメのドラゴンボールです！悟空の気とベジータやフリーザの気は違うみたいに種類がいろいろあって，生命エネルギーなので消耗したり，気がなくなるとやられてしまうみたいな感じです。

灰本：おもしろいね〜。じゃあ，次に耕基先生はどう？

耕基（中堅内科医，漢方初心者）：私も北澤君と同じで真っ先にドラゴンボールが思い浮かぶのですが，流れるもので，集めたり操ったりできるものをイメージしています。

灰本：それは悟空の「かめはめ波」のことを言っているのかな？

耕基：そうですね，「元気玉」とか「ドドン波」もですね。

灰本：あはははは！　すごいね，ドラゴンボールとかは君たち世代にすごい影響を与えているね〜。それじゃ，加藤君は？

加藤（薬局長）：私は基本的に気というものは，身体の内側を流れている電気信号みたいなものではないかと思います。正常な状態ではその電気信号がきれいに流れ循環して身体の細胞はきちんと働くし，何かの加減で至るところにある関所に不具合が出るときちんと身体を動かす指令が届かなくなり，病的な現象を起こす，そんな電波のようなものだと思います。

気は温かく流れる水

灰本：なるほど，気のイメージは皆さんそれぞれ少しずつ違うね。ではその気はどこから湧いて，流れてくるのだろうか？　鈴村さんどう思う？

鈴村：「胃」ですか？

灰本：うん，そうだね。たとえば1週間くらい何も食べないと気なんか出てこな

いよね。食べればまたパワーが出るように気が出てくるよね。では，胃から出てくる「気」は何をしているのだろう。北澤君どう？

北澤：そうですね，何かから身体を守っているのだと思います。たとえば外部から侵入してくる感染症だとか……。

灰本：それ，感染防御だね。他には？

北澤：それに冷えなどもそうですね。

灰本：そうだね，守るのは感染防御や体温だね。他には？

加藤：う〜ん，その他では水や血を流しているとかですかね。

灰本：そう，重力がある液状成分の陰液，津液や血を流すためには，動力が必要だね。加藤君，そこを江部先生はどう説明している？

加藤：はい，少し長くなりますが。栄養豊かな，赤くない液体を陰液あるいは津液と言います。西洋医学的に言うならリンパ液や細胞間液みたいなもので，それを全身に行き渡らせるための動力が気です。それに対して，気と陰液・津液の一部は赤い血へ変化して脈管（血管）内も流れています。その時も動力エネルギーが必要で，それを「脈外の気」と江部先生は呼んでいます（**図1-⑧ p.22**）

鈴村：あのー，さっきから陰液，津液という用語が出てきますが，この2つはどう違うんですか？

灰本：そうだね，2つの区別は必要だね。南京中医薬大学へ留学した友人の薬剤師さんから教えてもらったんだけど，津液はほどほどに流れている生理的な液状成分。陰液は津液だけでなく，病的な粘っこい半分液状の「痰」，それに病的なサラサラした液状成分を「飲」（**図1-⑥ p.19**），それら全部を含んだ幅広い概念，そんな感じです。加藤君，北京中医薬大学ではどう習った？

加藤：北京では津液と陰液の区別は曖昧でしたね。先生のようにはっきりと区別していなかったです。

灰本：へー，そうなんだ。鈴村さん，それでよいですか？

鈴村：はい，なんとなくわかりました。

灰本：それでは話を戻しましょう。先ほど，脈外の気という耳慣れない言葉が出てきたね。経方医学の特徴の1つは気と陰の流れ，気と血の流れを完全に分離させたことで，気・陰・血の流れがずいぶんすっきりしたデザインとなりました。

　加藤君，脈外の気が出てきたついでに，経方医学の気と陰の流れと脈外の気と血について説明してみてください。

加藤：はい，胃で食べものから作られた胃気と陰液は一緒に肺に昇り，肺で宗気（空気・酸素）をもらって赤く変化して血となります。その後，血は心に運ばれ脈管（血管）という閉鎖された空間の中を流れて全身に行き渡って，途中で肝を経由して心に帰ってきます。この脈管内を血が流れるためには動力エネルギー（推進力）が必要になりますね。これを脈外の気と言います。もちろん脈外の気は胃気が変化したものです（**図1-⑧**）。

　それとは別に，全身の臓腑を潤すために陰液は胃気の力を借りてびまん性に拡がっていきます（**図1-⑬** p.28）。こちらは脈管の中ではなくて臓腑間（西洋医学的には組織間，中医学的には三焦）を流れます。全身を巡っているリンパ液や細胞間液と考えるとわかりやすいと思います。

灰本：少し補足します。江部先生の経方医学では，胃気が変化した脈外の気は心包につながって，そこから脈管の壁すぐ外側を走って脈管を動かす動力となる，とされています。でも，西洋医学に慣れ親しんだ私たちは解剖学的にも生理学的にも心包に，心外膜とも言いますけど，それにエネルギーが満タンに宿っているとは到底思えません。だから，この本では心包という用語は使わず，心包は心に含まれることにしました。

鈴村：あのー，またまた素朴な疑問なんですけど，赤くなった陰液と赤くない陰液が一緒にあるということですか？

加藤：たとえば，西洋医学的に血液を考えるとわかりやすいかも。血液は見た目上は全部が赤く見えるけど，実際には遠心分離すると2層に分かれます。血球成分でこれが赤い陰液で，血漿成分は赤くない陰液といえると思います。この2つの成分は混じりあって脈外の気の力を借りて脈管内を流れていると考えられます。赤くない陰液は単独で存在して気の力を借りて全身の組織間（中医学の三焦）を巡っていることになります。

鈴村：なるほど，何となくイメージできます。

加藤：ところで鈴村さんは陰液のイメージカラーはどんな色かな？

鈴村：カスタードクリームと生クリームを混ぜたような色かな〜。

加藤：へぇ〜，おもしろい表現だね，今後使わせてもらうね。

灰本：3人ともありがとう。江部先生は，気と陰液をひっくるめて「温かく流れる水，つまり温泉のことを気」と言っているね。温泉よりも流れているので温水というほうが正確だね。それを「広義の気」と言っている。だから，かめはめ波

や電気よりも鈴村さんの青〜白〜クリーム色〜オレンジの液体が流れているというのが一番近いかな。

後通の衛気不足とは

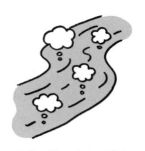

広義の気のイメージは温く流れる水（温水）

灰本：ついでに，広い意味では気と陰は一緒に流れるから温水だけど，狭い意味での気は動かす力だけだから，温泉というより37℃の温かい風と考えたほうがよいと思います。この風は強過ぎれば鈴村流のオレンジ色や赤色の熱風になるし，行かなくなれば，つまり弱くなると白色から青色になるんだろうね（**図1-①** p.10）。では，この患者の気だけど，鈴村さん，最初にあなたが言った後通の気とは胃から出てどこを走っているの？

鈴村：えっと，背中の全部（背中を指でさすしぐさ）……。

灰本：背中からどう動く？　この症例は足が冷えているから，足のほうを考えてみて。

鈴村：下肢の背面側……。

灰本：後ろ側だけ？　前はどうだろう？

鈴村：前は違うと思います。前通です。

灰本：では，下肢の後ろ側で，内側，外側？

鈴村：内側ですか？

灰本：そうかな？　後通の衛気は外側だよ。胃から背中に出て腰を通り，下肢の背側と外側を通って足背から趾先まで行くルートを後通と言いますね（**図1-⑫** p.27）。

　松岡君，前通と言われているけどどこを指す？

松岡：身体の前，お腹側から頬のあたりまで，下のほうはお腹側から下肢の腹側と内側から足底にかけてですかね（**図1-⑫**）。

灰本：そうだね。しっかり前通・後通がわからないと話が進まないから**図1-⑫**はしっかり覚えておいてくださいね。皮も肌も後ろも前も気は身体全体に出ていきます。ところが，実際の患者さんではそう単純ではなくて，冷えとほてりが同時に起こる場合があります。これをどう考える？　松岡君。

松岡：うーん……（一同沈黙）
耕基：それは，足背は冷えるけど，同時に足底はほてるってことですよね。これが同じ部位で同時には起こるはずはないんで，冷えは皮，ほてりは肌で起こるということですか？ 確か江部先生の教科書にはそう書いてありましたけど（図1-⑩ p.25）。
灰本：そうだね，私も初めてこれを20年以上前に江部先生から聞いたときは，そんなことがあるのかと疑問に思ったけど，ちょうどその頃，リウマチで関節を触れると確かに熱いんだけど，冷たい風に当たると痛みが悪化する患者さんをたくさんまとめて論文にしたことがあるんだ。この病態を説明するため，私もいろいろ考えはしたんだが，最終的に江部先生の考え方，皮と肌から肉・関節にかけて2層〜3層構造を考えるしか正解はなかったね。皮で冷えを，肌や肉・関節でほてりを感じるんだ。

後通の衛気不足に使う生薬と処方

灰本：この患者さんは，鈴村さんが言ったように後通の衛気が不足しているようだけれども，どうやって後通の衛気を出すのだろう？ 北澤君どう？
北澤：そうですね，胃から気を出すということですよね？
灰本：間違ってはいないけどちょっと違うな。胃の気だけでは後通の衛気は出ていかないんだな，経方医学では。教科書に書いてあるんだけど，誰か知っている人はいるかい？
加藤：後通の衛気は出ていくときに「腎気」のバックアップが必要と書いてあります。江部先生は胃が第一発電所，腎が第二発電所となって2つ揃って後通の衛気が出ていくと書いています（図1-⑪ p.27）。
灰本：その通り，よく読み込んでいるね。実際，後通の衛気が足らないときの治療は胃気よりも腎気を出す生薬が中心になります。

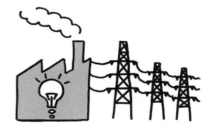

胃は第一発電所，腎が第二発電所

じゃあ，どのような生薬を使えばよいのだろうか？　北澤君。
北澤：（図1-⑪を見ながら）黄耆，麻黄，附子，細辛……。
灰本：そう！　正解。附子，細辛は腎気を温めて，黄耆，麻黄は腎気を走らせる作用があり，それぞれを単独で使うよりも組み合わせて使います。そうすると，処方としては何を使いますか？　北澤君。
北澤：麻黄附子細辛湯ですか？
灰本：その通り！　その生薬構成は？
北澤：麻黄，附子，細辛の3種類，処方名のままです。
灰本：そう，麻黄附子細辛湯がいいですね。ところが，麻黄附子細辛湯を使うときに1つ問題があります。副作用とも言えますが，この患者さんは腎気が衰えて足背の冷えもあって，口渇もあるので，陰虚内熱があってもおかしくないです。陰虚内熱は口では起こっているけど，足背では冷えが起きている。だからそれぞれの症状はそれぞれ局所で起きているのであって，身体全体が同じように熱だったり冷えたりしているわけではないという考え方が大切です。

中医学では身体全体が陰虚内熱や身体全体が冷えている（陽虚）と考えるけど，それは間違いです。その副作用は何だと思いますか？　耕基先生。
耕基：この症例の方だと，全部が気を走らせる，身体を温める生薬ばかりですから，口渇がさらに悪くなる可能性があります。
灰本：なるほど，かなり口渇が悪化すると思うな。鈴村さん，麻黄附子細辛湯を投与したらあなたのイメージカラーはどんな色になるだろう？
鈴村：そうですね……，黄色からオレンジ色になると思います。
灰本：そうなりそうだよね，主にどこの部位が変化してくると思う？
鈴村：この処方は温める力が強そうだから，身体の上のほうまで黄色からオレンジ色になると思います。
灰本：そう，気は放っておいても勝手に上のほうに行ってしまう性質があります。この症例もそうだけど，下に行きにくいから足背が冷えているんだよね。狙った部位にだけ気を送り込める生薬が存在すればいいのだけど，そうは簡単にはいかない。だから麻黄附子細辛湯を使うと耕基先生が言ったように口渇が悪化したり，上半身のほてりも出てくるだろうね（図1-⑨ p.23, ⑪）。

じゃあ，どうする？　鈴村さん。
鈴村：何か気を下に落とす生薬を使う？

灰本：うーん，確かにその方法もあるけど，気を下に落とすということは気が尿や便や汗で出ていって逆に不足することにでもなったら，今度は下肢の背側が冷えちゃうよ。
鈴村：うーん，困ったな，どうしよう？
灰本：副作用の口の渇きはなんで起きているの？
鈴村：気が過剰に上に行ってしまい，口で起きている陰虚内熱の内熱がさらに強くなるということですか？

陰虚内熱を防ぐには

灰本：その通りだけど，先ほどからよく出てくる「陰虚内熱（いんきょないねつ）」，初めての人にはわからないから説明してあげてください。
鈴村：この患者さんのように，人間ある程度年齢を取ると，当然，腎の気の減少が起きて腎は気虚になっています。そして皮膚もシワシワになり，全身の陰液が不足して干からびる，つまり陰虚の状態となります。干からびてくると身体はあちこちがほてってきます。
灰本：どうして陰虚になると身体がほてるの？　さっきから黙って聞いている松岡君どう思う？
松岡：うーん，難しいです。気と津液（陰液）のバランスが悪い？
灰本：わかったようでわかっていない答えだね，誰か具体的に説明できる人は？
加藤：たぶん中年以降の患者さんは，多かれ少なかれ干からびて陰液が少なくなっているけれど，それに比べて気はそこそこ走っているので，陰液をなんとか身体の上のほうに行かせようとして，胃気や腎気ががんばるから気は白からオレンジや赤になって，ほてったり乾いたりするんだと思います。
灰本：そう，横隔膜の下にドライヤーを入れて上の方へ向かって熱風を送り込むイメージになるよね（図1-⑨）。確かに気を落としたり体内へ気を戻す生薬の芍薬を用いてもいいけど（図1-⑪），足背の冷えは悪化するかもしれないからね。じゃ，どうしよう？
鈴村：優しさですね！
灰本：そう優しさが生薬を組み合わせるときに必要なの，生薬としては？

鈴村：優しい……，マイルドにしたいですよね。

灰本：そうマイルド！　確かに麻黄，附子，細辛はみんな強くて唐辛子みたいにピリピリする生薬だからね。耕基先生どう？

耕基：そうですね〜，やっぱり滋陰（陰液を補う）するしかないですかね。

灰本：滋陰するとなると何を使う？

耕基：地黄とか麦門冬とかを使いたくなります。

灰本：それらを使うと何が良くなる？

耕基：口の渇きは良くなると思います。たぶん，内熱も悪化しないと思います。

灰本：確かに，陰を補う生薬，たとえば地黄，麦門冬，知母などを使えば，少し涼やかになるからね。気と陰が平行してうまく走るようになり，口の渇きは良くなるだろうね。それとマイルドに気を戻すことにつながるからね。では，この症例にはどんな処方を使おう，耕基先生。

耕基：麻黄附子細辛湯と……。

灰本：麻黄附子細辛湯ともう1つ，エキス剤の候補としては2つあるよ。

耕基：うーん，八味丸とか，滋陰降火湯でしょうか？　でも滋陰降火湯には冷ます生薬が入っているから……。

灰本：エキス剤なら大丈夫だよ，せいぜい冷ます生薬として入っているのは，少量の黄柏くらいだからね。耕基先生は正解！　麻黄附子細辛湯と滋陰降火湯，もしくは麻黄附子細辛湯と八味丸だね。

　実際この症例には麻黄附子細辛湯エキス（三和，4.5 g／日分3）と八味丸（ウチダ，40丸／日分2）を使用して1週間程度ですべての症状が改善したよ。2月頃に来院して1カ月程度の服用で改善し，さらに翌年も1月過ぎに来て同じように服用して良くなっている。非常によく効いた症例だね。

　今日は冷えを感じる場所には前通と後通の領域があること，麻黄附子細辛湯の副作用に対して滋陰する生薬を使うことなどを勉強しました。前通の衛気の症例も近々，検討しましょうね。

　それでは今日はこれで終了します。皆さん，お疲れさまでした。

症例検討会①

灰本ポイント　麻黄附子細辛湯（図1-⑪，⑫）

❶狭義の気は「温かく流れる風」。広義の気は「温かく流れる水（温水）」。
❷衛気（皮気）の不足は冷えや寒け，肌の気の過剰はほてりや発熱。
❸衛気には前通と後通の領域あり。
❹後通の衛気は腎気のバックアップが必要（麻黄，附子，細辛）。

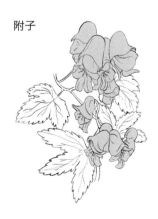

附子

症例検討会 ❷　前胸部の冷え

患者：70代，女性，無職。
基礎疾患：甲状腺機能低下症，高コレステロール。
現病歴：X－5年から慢性甲状腺炎＋甲状腺機能低下症と高コレステロールで通院中，レボチロキシン25μg，アトルバスタチン5mgを服薬して，甲状腺ホルモンもLDL-コレステロールも正常化していた。その他に軽症の非結核性抗酸菌症がみられたが治療の適応はなかった。
　X年2月の定期受診日に「胸の前（前胸部）が冷える，冬に悪化するがクーラーでは悪化しない，寝ているときも冷えて夜間に目が覚める，自転車に乗っているときはなお冷える」という訴えがあった。それは20年前から続いていた。冷えは胸骨上の中央，径約20cmの範囲であった。
身体所見：血圧146/79mmHg，脈拍74/分，身長155cm，体重46.8kg，BMI 19.1。
漢方問診：ほてりなし，口渇はない，温かい飲みものが好き，冷水を飲んでも下痢や腹痛はない，不安が強い，夜間中途覚醒（前胸部の冷えもあって），足底が冷えるが足背・すね・ふくらはぎは冷えない，腰はやや冷える，痰が多い（コップ1/3，水様性），胃腸は異常なし，耳鳴りがある，排便は1回/日，夜間尿は1回，気分の落ち込みはない，ビックリしやすいほうだと思う。
脈証：右：寸関は浮弦，按じて渋，尺は沈弦，按じて渋。
　　　　左：寸関は沈弦，按じて渋，尺は右と同じ。
　　　　左に短脈あり。
腹証：心下および両側胸脇：H（1＋），T（－）。
舌証：紅，乾燥，薄い白苔。
治療経過：1種類のエキス剤を投薬すると，約10日後から前胸部の冷えは消えた。

症例検討②

脈診から病態を考える

灰本（院長）：それではこの症例を考えていきましょう。この患者さんは慢性甲状腺炎，甲状腺機能低下症，高コレステロール血症などで通院中です。服薬して症状は落ち着いていました。普段は定期処方を取りに来るだけなので，耕基先生が診ていましたが，久しぶりに私が診察したときに「胸の前が冷える，冬に悪化する。寝ているときも冷えて夜間に目が覚める，自転車に乗っているときはなお冷える」という訴えがあり，漢方を試してみることになりました。

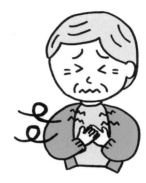

前胸部の冷え

　さて，まず皆さんが苦手な脈証から考えていきましょう。鈴村さん，この脈からどんなことが言えそうですか？

鈴村（中堅薬剤師，漢方初心者）：はい，えーと，まず右の寸関脈は浮だから，病状の主体が膈よりも上にあるか，気虚か陰虚があるかもしれません。

灰本：外邪の存在はどうかな？

鈴村：この問診からはないと思います。

灰本：そう，なさそうだね。この渋脈はどうかな？

鈴村：うーーん，なんだろう？　血瘀（けつお）？

灰本：その通り，血瘀がありそうですね。しかし，実はこの渋脈，この症例を考えるうえではあまり役に立っていないんだよね。渋脈は主に血瘀の存在を表す脈なんだけど，血瘀の冷えならレイノー症候群のように皮膚の色が変わるし，痛みも出ることが多いので，この症例のように胸の一部だけ冷える，指趾の皮膚の色に異常はないのは血瘀とは違うね。江部先生も症状に当てはまらない脈はしばしば無視していたね。

　それじゃ，右の寸脈は「浮弦」となっているね。これから言えることは何だと思う？　鈴村さん。

鈴村：肝腎不足（かんじんぶそく）？（小声）……。

灰本：自信を持って大きい声で！

鈴村：肝腎不足（肝腎陰虚）。
灰本：そう，肝腎陰虚の脈ですね。この患者は70代の後半でやや痩せ気味ですから，年齢だけでなく体格からも背景に肝腎陰虚は間違いなくあります（陰虚や陰虚陽亢については**基礎解説④**，**⑤**で詳しく説明します）。もう1つ鑑別があるんだけど。
鈴村：……あのー，陰虚陽亢ですか。
灰本：その通り。じゃあ，肝腎不足と陰虚陽亢はどのように見分けますか？
鈴村：うーん，ちょっと難しいです。
灰本：それじゃ，この患者に気が上に行き過ぎる症状はありますか？
鈴村：ほてりとか口渇はないようなので，陰虚陽亢はないかなー……（**図1-⑨** p.23）。
灰本：加藤君，どう鑑別する？
加藤（薬局長）：この患者では陰虚陽亢の上に気が昇り過ぎて起こるほてりや口渇はありませんね。肝腎陰虚でも気虚でも脈は浮くことがありますが，その場合，按じて（脈を押してせり上がってくる脈の力をみること〈**図3-⑥** p.75〉）力がないけど，陰虚陽亢の場合は按じても力はあります。この患者では記載がないんですが，どうでしたか？
灰本：カルテに記載がないということは，たぶん強くも弱くもなかったと思います。陰虚陽亢の診断は，上半身に気が上がり過ぎて起こる症状があるのが大前提だけど，この患者は膈から上が冷えているわけだから，とても陰虚陽亢とは言えません。

それ以外で「浮弦」になる病態はあるかな？
加藤：そうですね，たとえばこの症例に外感病（カゼなどの急性疾患）の徴候があれば，脈が浮いてくるとは思いますが，外感病はなさそうですので，この浮弦脈は按じて弱くはありませんが，肝腎陰虚と言ってよいと思います。弦脈はストレスなどによる膈不利や湿に阻まれても出ます。弦脈はよく見かける脈ですね。

左右の脈証が異なるとき

鈴村：あのー，右の寸関脈は浮弦ですけど，左の寸関は沈弦なんですが，この違

いはどうなんでしょう？　それに尺脈はどちらも沈弦ですし……。

灰本：なかなか鋭い質問ですね。まだ２症例目なのでわかりやすい浮弦を話題にしたんだけど。加藤君，江部先生の外来を見ていた経験から，この左の寸関脈の沈弦をどう思う？

加藤：ちょっと長くなりますが。この患者のように左右の脈証が違うことはよくあります。これが脈診の難しいところです。浮脈と沈脈は病態の中心が，膈より上，膈より下と限局しているわけではありません。上下にまたがっていることもよくあります。その時々で病理変化の大きいほうを反映して脈に表れるからでしょう。弦脈は緊張したとき，ストレスなどによる膈不利のとき，痛みがあるときや湿に阻まれていても現れる脈です。同じ弦脈でも原因は違います。尺脈沈は腎虚を表すので，この年齢では当然です。

　ここだけの話，左右で違ったとき，江部先生はまずどちらか一方の脈証から処方を考え，うまくいかなかった場合はもう片方の脈証を参考にして処方を組み立てるというふうにしていました。私が左右の脈が違う場合はどうするかと尋ねたら，患者の訴えに近い脈を優先すると言っていましたね。江部先生は問診より脈診を重視していました。

灰本：私も江部先生の外来を見学してみて，加藤君と同じような感想です。私が脈証をどう扱っているかを補足します。問診，舌診，腹診から鑑別診断を数種，頭に浮かべておいて，脈診からも数種類，診断候補を浮かべておいて，問診や舌診の診断と脈診の診断とが矛盾しないときは心の中でやったー，と小躍りします。左右や寸関の間で一致しないとき，問診や舌診からの診断と脈診の診断が一致しない場合もたくさんあって，そんなときは患者からの情報をすべて集めて頭脳をフル回転させて優先順位を決めます。時に脈証を捨てることもあります。

　生薬の選択とそれを組み合わせるときは，もっと脳漿を絞ることになるんですが，いろいろな矛盾があっても，脈証は生薬の選択にかなり影響しています。脈証は**基礎解説③**で詳しく解説します。

　では，症例に戻って，短脈(たんみゃく)はどうですか，北澤君。

北澤（ベテラン薬剤師，漢方初心者）：はい，えー，短脈は胆気不足(たんきぶそく)と江部先生の本には書いてあります（図8-①p.180）。

灰本：そう，短脈や胆気不足がいきなり出てきましたが，この症例の症状には関係ないのと，難しい領域なので別の症例検討会で詳しく取り上げる予定です。

第1章　経方医学における気・陰の流れとその解剖・生理学

舌診と問診を加えて総合的に考える

灰本：脈の話題が続きましたが，脈診は難しいけど症例検討会のたびに出てくるので，そのたびに覚えていきましょう。話を戻して舌診はどうだろう，松岡君。
松岡（中堅薬剤師，漢方初心者）：まず，乾燥しています。
灰本：色は？
松岡：紅です。
灰本：では，このことからわかることは何？
松岡：陰虚内熱があると思います。
灰本：内熱とまで言えないなー。症状からみて，ほてりはないし，冷たいものを飲みたがることもないし，主訴は胸が冷えているんだから，内熱まではないねー。あっても「陰虚」ということだろうね。
　漢方問診からわかることをまとめるとどうなりますか？　耕基先生。
耕基（中堅内科医，漢方初心者）：漢方問診からは，陰虚があり，性格的にビックリしやすいので短脈が出ていて，冷えの場所が前胸部で，足底が冷えるとあるので前通の衛気の領域がやられていることがわかると思います。腰はやや冷えるとありますが，足背・すね・ふくらはぎは冷えていないから，後通の衛気は少し減っている程度です。
灰本：ありがとう。さらに脈をまとめると？
耕基：脈証からまず肝腎陰虚がベースにあり，渋脈があるので血瘀があり，短脈があるので胆気不足，性格的にキモが据わっていない状態だといえます。

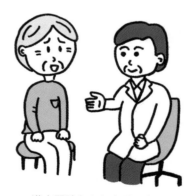

漢方問診からわかること

前通の衛気不足とは

灰本：そうなるね。それでは本題の冷えによる痛み・しびれに行きましょう。前

通の衛気の領域がやられているということだけど，前通の衛気はどのようなルートを巡っているのかをわかりやすく説明してあげてください。加藤君。

加藤：はい，まず前通の衛気は胃から出て，膈を貫いて胸に行き，前膈（両方の季肋部のあたり）から出て，1つは上方に向かって昇り胸を通り，顎・頬に行くルート。もう1つは途中で肩から手の内側を通って手掌に行くルート，さらにもう1つは前膈から下方向に腹を通って足の内側を走り，足底に行くルートがあり，これらが前通の衛気の領域だといわれています（**図1-⑫** p.27）。

ついでに後通の衛気の領域についても説明します。まず後通の衛気は胃で作られますが，これが身体を巡るためには腎気のバックアップが必要です。江部先生は前通の発電所は胃，後通の発電所は腎であり，『黄帝内経』や『傷寒論』では「胃気がなければ死ぬ」と言うように胃のほうを重視しているので，胃を第一発電所，腎を第二発電所と表現しています（**図1-⑪** p.27）。

後通の衛気は，まず身体の背中側に沿って上の方向へ向かって昇って行き，後膈（ツボでいう背中の膈兪から肝兪）あたりから肺の宣散作用を受けて外に出て，1つは上方に昇って，首の後ろを通って頭に行き，額を通って鼻の下まで行きます。この途中で衛気の一部は肩から腕の外側を走り手の甲に至るのがもう1つのルート。さらに背中から腰の皮を通って足のほうへ走り，足の後側と外側を走って足の甲に行くルートがあり，これらが後通の衛気の領域となります（**図1-⑫**）。

前通の衛気不足に使う生薬と処方

灰本：ありがとう。言葉だけだと難しいから図をよく見て覚えるようにしてください。さて，この症例の治すべき症状は「冷えによる痛みとしびれ」で，場所は前胸部だから前通の衛気の領域が問題になるね。では，前通の衛気を出すために必要な生薬は何だろう。鈴村さん。

鈴村：はい，前通の衛気を出す働きがある生薬は，麻黄，黄耆，柴胡で，戻す生薬は芍薬です（**図1-⑪**）。

灰本：その通りです。芍薬は衛気を体内に戻すベクトル薬だし，身体を冷ますほうにも働くからね（中医学の清熱涼血）。この場合は使えないね。

では，処方としては何を使いますか？　鈴村さん。

鈴村：人参湯がいいと思います。

灰本：なるほど，人参湯にはどんな生薬が入っていますか？

鈴村：（教科書を見ながら）人参，乾姜，白朮，炙甘草です。

灰本：ありがとう，乾姜で温めながら前通の衛気を出し，人参で胃気を守り，胃気も増やすからちょうどいいよね。他に使えそうな処方はあるかな？　松岡君。

松岡：そうですね，麻黄と黄耆が入っている処方があればいいのですが……。麻黄附子細辛湯だと後通の衛気を出すのに使うから……。

灰本：麻黄と黄耆が一緒に入っている処方はエキス剤にはないね。でも麻黄附子細辛湯は悪くないよ。基本的には後通の衛気を張り出させる処方だけど，この患者の場合，後通の衛気の領域も多少やられているからね。全体的に温まるからいいと思います。

　実際に私がこの患者さんに処方したのは人参湯エキス（クラシエ，6.0 g／日分2）です。前通の衛気の領域の冷えといえば，第一選択は人参湯になります。ただ，人参は血圧を上げる作用もあるので，高血圧症の方に出す場合には注意が必要になります。

衛気不足の治療効果はそんなに甘くない

灰本：実際の臨床の現場で，前通だけ冷えている，後通だけ冷えているという症例はそんなに多くないように思いますが，加藤君，どう思う？

加藤：そうですね，前通も後通も冷えている方が6割くらいで，それぞれ単独で冷えている方が2割ずつではないかと思います。ただ，前通が冷えているより後通が冷えている場合のほうが多い印象ですね。

灰本：なるほど，私が約25年前に江部先生に触発されて，灰本クリニックの患者を調査したことがありますが，その時は「前通の冷え：後通の冷え＝6：4」ほどだったね。私も後通の冷えのほうが多いだろうと予想していたから前通がやや多いのビックリしたね。でも今は圧倒的に後通の冷えのほうが多いね。灰本クリニックに通っている患者さんも，あれから25年も経って腎気が減少して後通の衛気が出にくくなったのかもしれないね。

鈴村：前通の冷えに対する人参湯，後通の冷えに対する麻黄附子細辛湯，八味丸

のそれぞれの有効率はどうなっているんでしょうか？

加藤：しっかりとした統計を取ったわけではないので印象になりますが，人参湯は4～5割，麻黄附子細辛湯は3～4割ほど有効で，八味丸は正直，腹が立つくらい効いていないです。八味丸＋麻黄附子細辛湯であれば半分くらい効いているかもしれませんが。

灰本：そんなところだろうね。前通の冷えには人参湯がよく効くのでなんとか治せそうだけど，煎じ薬を使っても後通の冷えは難しいんだ。胃気が皮肌へ出ていくのを調整している膈に作用する生薬を組み合わせて煎じ薬で使ってもうまく行かないことが多いからね。後通の冷えは難しいよ。

耕基：さきほどから聞いていると，エキス剤ならまだしも，煎じ薬まで使っても治療がイマイチ効かないみたいですが，それはどういうわけなんでしょうか？

灰本：それは的をついた質問だね。つい最近も加藤君とそれについて議論したんだけど，加藤君，どう思いますか？

加藤：確かに江部先生の教科書では後通と前通の領域をきっちり区別していますが，現実はそんなにきれいに区別できないんだ

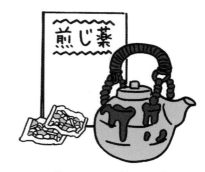

煎じを巧みに使えれば

ろうなと思いますし，もう1つは，皮に別のルートがあるのではないかということです。灰本先生もそう考えてるんじゃないですか？

灰本：まあ，そんなところかなー。

私の足背（後通）は夏のクーラーでも冬になっても冷えているけど，後通のふくらはぎは全然冷えません。でも，脛（前通）は足背と同時に冷えているんだ。前通，後通の領域を考え直す必要があるねー。

とはいっても，江部先生の経方医学の真骨頂は単純な冷えやほてりじゃなくて，顔面のほてり（上熱）も手足の裏表の冷え（下寒）も合併している患者さんを治療できるところにあります。既存の漢方の考え方ではそれは無理でした。煎じ薬を巧みに使って膈を調整すると成功します。このあたりの話は「超えていけ経方医学」でしっかり症例検討しましょう。

皆さん，今日はありがとうございました。

第1章　経方医学における気・陰の流れとその解剖・生理学

症例検討会②

灰本ポイント　　人参湯（図1-⑪, ⑫）

❶気は胃で作られる。
❷前通領域の冷えは胃気の不足。
❸胃気のバックアップは人参，乾姜，甘草。

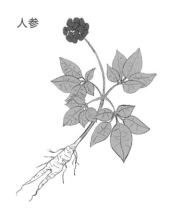

人参

第2章

肌の気と陰を動かす　越婢加朮湯

わかりません経方医学 基礎解説 ③

1　西洋医学的な浮腫と漢方的な浮腫

　気と陰液の流れを考えるのに，肉眼で見える浮腫は最適です。西洋医学では浮腫にはフロセミドなどの利尿剤を使います。確かに心不全には有効ですが，心不全の下腿浮腫には発赤や熱（炎症）はありません。一方，関節リウマチの手背や足背の強い浮腫，痛風性関節炎に伴う足背の浮腫，蜂窩織炎などは炎症性なので熱があります。このような炎症性浮腫にはフロセミドは無効です。

　一方，経方医学では原因疾患を問わず，肌に溜まった湿（病的な陰液あるいは飲と言う）や湿熱を取り去ることができます。湿熱とは湿に熱が加わった浮腫，つまり上記の赤く腫れて痛い炎症性浮腫です。蜂窩織炎は抗生剤で対応できますが，それ以外の炎症性浮腫は西洋医学ではお手上げです。それに対して，経方医学はきわめて有効です。

2　気，陰，湿のおさらい

　基礎解説①②で学習したように，狭義の気は「温かく流れる風」です。陰は栄養成分を含む液体です。陰，陰液，津液という言葉はほぼ同じ意味で使います。摂取した水分や食べものなどに含まれる栄養成分は胃から吸収され，人体に役立つように栄養豊かな液状成分に転換されます。それが陰液です。涙，尿，汗などは陰液が変化して体外へ排出されたものです。

　気と陰は健常な場合には体中のどこでも一緒に走っています。したがって，広義の気は皮・肌においても「温かく流れる水（温水）」となります（図1-① 左

p.10）。**図1-①**の中央では気は行くが陰は（不足しているので）行かない病態です。気は温風ですから，身体のあちこち，特に上半身に熱（慢性も急性疾患もあり得る）が発生します。これが，陰虚内熱の病態です。さらに，気が上半身に強く上昇すれば，膈から上，特に顔面にさまざまな症状を発症し，これを陰虚陽亢と言います（**図1-①** 中央）。更年期の突然襲ってくる顔面のほてりや汗は典型的な陰虚陽亢です。その場合，温風どころではなく熱風となります。これは別の機会に症例検討します。

図1-① 右では気が行かないので，局所的に陰（陰液，津液）も溜まった状態，言い換えれば「水たまり状態」です。これを大まかに湿と言います。湿のなかでも，たとえば蜂窩織炎，関節リウマチ，痛風性関節炎など熱を伴う浮腫が湿熱です。一方，寒と湿が結合した病態を寒湿と言い，真武湯の適応となりますが，患者数は湿熱よりも圧倒的に少ないです。

3　皮膚は皮と肌から構成

　経方医学では皮膚の解剖は皮と肌の2層構造となっています（**図1-③** p.16）。**基礎解説①②**で説明したように皮で冷えを感じ，肌で熱＝ほてりを感じるので，足背が冷えると同時に足底がほてるという一見，不思議な症状が発生します（**図1-⑩** p.25）。組織解剖学的に皮は表皮，肌は真皮に該当します。肌には比較的多くの陰液（津液）が流れています。全身の肌には相当な量の水を貯め込むことができ，臨床的には3〜5L（体重では3〜5kg）も陰液を貯め込んでいる著しい浮腫は，心不全，低タンパク血症，がんなどの患者でしばしば遭遇します。

4　肌の気と陰液はどこから来て，どこに戻るのか？

　気と陰液は肌の中を常に一緒に走っています。それらは胃→心下→下膈→肌→末梢の肌→下膈→心下まで環流しています。その途中で気と陰は汗として外出して少しずつ消耗しながら心下に戻ります（**図1-⑤** p.18）。心下は陰液，いわば水の中枢です。心下に戻った再利用されない陰液，つまり不要な陰液は小腸から尿あるいは便に排出されます（**図1-⑤**）。

　一方，皮（表皮）にも気と陰液が一緒に走っていますが，肌（真皮）と異なっ

基礎解説③

て容積が小さいので陰液は少ししか存在しません（図 1-④ p.17）。皮に湿（病的な陰を湿と呼ぶ）が溜まるのは，臨床では帯状疱疹など水疱性疾患としてときどき登場します。皮の気は胃→心下→胸→上膈→皮→末梢の皮→上膈→胸を経て心下に戻ります。

5　病的な肌水（湿）が発症

　心下，膈，肌のどこかで気や陰液の流れが滞ると，肌水（きすい）＝浮腫（湿）が発生します（図 2-①）。肌水と寒邪が結合したのが寒湿（かんしつ）という病態で，これは冷えた肌水のことです。冷えて悪化するのが特徴で，触っても熱くありません。寒湿では外から入ってくる外寒邪よりも，体内の気虚や陽虚から生まれる内寒邪と結合する場合が多いと思います。

　一方，熱を帯びると熱く腫れることになり（湿熱），蜂窩織炎などでみられます。触れると熱いのが特徴です。

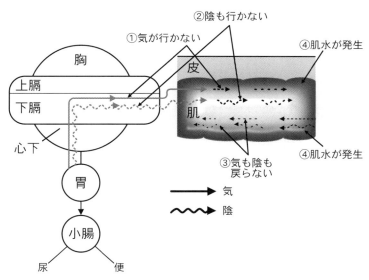

図 2-①　肌水の病態

第2章　肌の気と陰を動かす　越婢加朮湯

6　肌水の治療法

　経方医学の治療法はいずれも局所的に溜まった肌水を膈→心下まで戻す，心下まで戻った水（陰液）を小腸→尿まで落とします（図 2- ②）。

　原因は何であれ，気と陰液が動いていないことは事実ですから，まず気を肌内に走らせるのが第一で，麻黄を使います。麻黄は横走りベクトル，つまり皮膚に沿った方向へ肌内に気を走らせます。使い方によって麻黄は全方位のベクトルも持っています。江部先生は「麻黄はブースター」と言っていました。気が走れば，当然，陰液（病的な場合は湿，飲，痰と呼び方が異なる〈図 1- ⑥ p.19〉）も動きます。

　次に走り始めた気と湿を膈→心下まで戻す必要があり（肌から膈への外→内ベクトル），それに加えて下ベクトルの作用（膈→心下→小腸→尿）を持つ赤芍薬・石膏・杏仁を使います。ベクトルとは気と陰を動かす方向を意味しており，図 2- ②の太い矢印です。そのベクトルの強さは赤芍薬＞石膏＞杏仁です。熱を取る強さも赤芍薬＞石膏です。杏仁は熱を取りません。

　心下まで落としてきた湿を白朮によって心下→胃→小腸から膀胱→尿へ流し

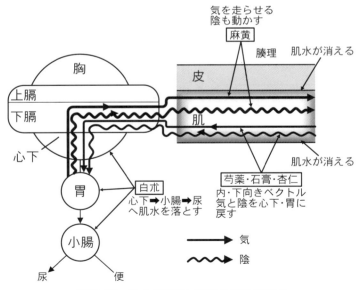

図 2- ②　肌水の治療に使う生薬の作用点

基礎解説③

表　肌水を取り去る処方とベクトル薬の組み合わせ

処方	横ベクトル薬	下ベクトル薬	去湿薬
越婢加朮湯	麻黄	石膏	白朮
麻杏甘石湯（杏子湯）	麻黄	杏仁・石膏	なし
小青竜湯	麻黄	芍薬	半夏
麻杏薏甘湯	麻黄	杏仁	薏苡仁
防已黄耆湯	黄耆	なし	白朮・防已

ます。処方では麻黄＋石膏＋白朮＝越婢加朮湯，麻黄＋杏仁・石膏＝麻杏甘石湯，麻黄＋赤芍薬＋半夏＝小青竜湯，麻黄＋杏仁＋薏苡仁＝麻杏薏甘湯，黄耆＋白朮・防已＝防已黄耆湯となります（**表**）。江部先生は「防已黄耆湯の黄耆を弱者（虚がある患者）に使う麻黄」と話していました。それぞれ，組み合わせは異なりますが，肌の湿を心下へ，そして心下から胃，小腸，尿へ落とすという意図は共通です。中医学的には異なる処方に見えますが，経方医学では兄弟のような処方となります。

7　ベクトル薬の使い方

　越婢加朮湯の応用範囲は広く，蜂窩織炎，関節リウマチ，痛風性関節炎だけでなく，湿潤性（ジクジクと汁が出る，落屑が多い）のアトピー性皮膚炎，内痔核（肌が表面に露出したのが粘膜なので粘膜の浮腫の一例が痔核），全身性の湿疹，多形滲出性紅斑などにもよく効きます。私は越婢加朮湯エキスの麻黄，石膏の力をより強力にするために麻杏甘石湯エキスもしくは五虎湯エキス（麻黄＋杏仁＋石膏）を併用することもよくあります。威力が倍増しますが，エキス剤では軽症〜中等症までが適応です。重症の患者は煎じ薬の適応です。

　石膏と赤芍薬は内＋下方向に気と陰液（湿）を動かし，それらを心下まで戻します。その力は石膏よりも赤芍薬のほうが強くなっています。私は煎じ薬では麻黄＋赤芍薬＋石膏の組み合わせを汎用しており，石膏は50g以上，赤芍薬も15gを使っています。

　これらの考え方は胸水や腹水にも応用できます。胸水には『金匱要略』に茯

第2章　肌の気と陰を動かす　越婢加朮湯

苓杏仁甘草湯という処方があります。この処方は杏仁＋茯苓によって下ベクトルに気と飲（病的な胸水）を心下まで落としますが，これに全方位ベクトル（ブースターの働き）の麻黄を入れるとさらに強力になります。膈から上の湿・飲には白朮ではなく茯苓を使います。

8　ベクトル薬の課題

　不思議なことに『傷寒論』『金匱要略』では赤芍薬と石膏を同時に含む処方は合方を除いて1つもありません。江部先生も私もそれにこだわらずに2つの生薬を頻繁に同時に使っていました。しかし，十分量の赤芍薬を使ったとき，石膏を除いてもほとんど変化がない症例に最近しばしば遭遇しています。「超えていけ経方医学」へ向けて古代の医師が考えた赤芍薬と石膏の鑑別はいかなるものか，結論を出したいと思います。

　一方，寒を伴う浮腫は真武湯（白朮＋茯苓＋附子＋赤芍薬）を使います。

　注意すべきは桂皮が入った処方です。桂皮は心下→膈→肌に気と陰液を外出させる外ベクトルの働きがあり，肌の浮腫を悪化させるので禁忌です。真武湯は桂枝湯の加減方に分類されます。原典では心下と肌の浮腫を取り去るのが主な効能なので桂皮が除かれています。真武湯は「わかってきたかも経方医学」で症例検討する予定です。

　このように，ベクトルを持った生薬とその組み合わせが，経方医学の薬理学の根幹となっているので，ベクトル薬についてとりわけ学習が必要です。エキス剤でも桂皮が入った処方を使うと浮腫が悪化する可能性が高いので注意しましょう。

（灰本　元）

麻黄

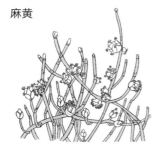

症例検討会 ❸　抗がん剤による著しい浮腫

患者：60代，女性，無職。
基礎疾患：
①肺がん（左S1 + 2，径32mm，肺門リンパ節と左主気管支周囲リンパ節に転移，脳転移，Stage 4B）
②高血圧，高コレステロール：降圧薬とスタチン服薬中
③睡眠時無呼吸症候群（交通事故の原因，CPAP治療中）
　喫煙30本/日×40年，飲酒なし。
現病歴：X年から基礎疾患の②，③で当院へ通院中，いずれもコントロール良好。
　X + 9年9月胸部X線検査で右上肺野肺門近くにすりガラス結節が見つかり，CTで①の診断。N病院呼吸器外科へ紹介，10月から抗がん剤，脳転移にサイバーナイフによる治療が開始となった。体重50.1kg。
　同年11月末から抗がん剤によるしびれ，下腿浮腫が出現した。
　12月21日，定期受診時に下肢の著しい浮腫が見られ，体重は浮腫によって約3.5kgも増加した。
身体所見：血圧120/58mmHg，脈拍85/分，身長143cm，体重53.8kg，BMI 26.7。
漢方問診：口渇あり，顔面のほてりなし，不眠あり，不安が強い，汗は出ない，冷えはない，どちらかといえば冷たい水を好む，皮膚乾燥，頭痛とめまいあり（脳転移），咳や痰はない（禁煙した），抗がん剤による食欲低下，嘔気や胸やけがある，下痢も便秘もない，排尿回数が減少，夜間尿なし，足背の冷えあり，足底のほてりあり。
脈証：左右の寸関尺：沈，軟，滑。
舌証：淡紅，白苔，乾燥なし。
腹証：心下：H（1 +），T（3 +），胸脇部：H（1 +），T（3 +）。
治療経過：12月21日からエキス剤1種類を処方した。
　翌年1月19日の来院時に下腿浮腫はほとんど消えたが，体重は変化なかった。
　2月15日，体重は46.2kgまで低下し，浮腫はまったく消えたためエキス剤を終了した。

経方医学の浮腫のとらえ方

灰本（院長）：この患者さんはまだ若いのに，やっぱり喫煙は危険だね〜。今一番困っているのは抗がん剤の副作用による靴が履けないほどの強い下腿浮腫で，この浮腫をどう漢方的に考え，治療するかが今日の課題です。

　それでは，経方医学的にこの浮腫をどう考えますか？　鈴村さんからどうぞ。

鈴村（中堅薬剤師，漢方初心者）：まず，疑問に思ったのは抗がん剤の副作用の浮腫とよく見る浮腫は何が違うんでしょうか？

灰本：よく見る浮腫とは？

鈴村：夕方になると主婦の方がよく足がむくんでと言いますが……。

灰本：それは心不全でも膝関節症でも起こる西洋医学的な浮腫のことかな？

鈴村：原因は心不全のものもあるし，単純に夕方までの重力による浮腫も入りますが……。

灰本：なるほど，この患者さんの場合，レントゲンから胸水がないこと，タンパク尿も出ていないことは確認しています。それに，がんだけれども腹水もありません。抗がん剤の副作用には浮腫があるので，この浮腫は抗がん剤によるものと考えられます。N病院の主治医も抗がん剤による副作用と診断しています。この患者の浮腫と西洋医学的に器質的疾

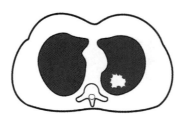

肺がんのCT像

患がはっきりした浮腫，たとえば心不全やがん性腹膜炎による浮腫と，それにまったく器質的な疾患がない浮腫で経方医学的に何か違いはあるだろうか。どう思いますか？

鈴村：西洋医学的な原因は違うと思うけど，やっぱり経方医学では一緒ではないでしょうか？

灰本：そう，経方医学では肌（皮下）に水が溜まるなら西洋医学的な違いにかかわらず治療は一緒だね。腹水も胸水も溜まる前にまず皮下に溜まっていくよね。皮下に溜まったほうが身体にとって安全だからね。その皮下が満杯になってどうしようもなくなったら胸水や腹水として溜まる。江部先生は一番安全なところ，

つまり肌に溜めるとよく言っていたね。治療はどうしようか？
北澤（ベテラン薬剤師，漢方初心者）：西洋医学的にはフロセミドなどの利尿剤を使いますが……。
灰本：フロセミドかー，最近来た全身がむくんでいる別の患者さんは大動脈弁下狭窄があって軽い心不全の患者さんだけど，フロセミドはほとんど効かなかったよ。ところがある漢方エキス剤を処方したらすごく効いた。経験的にフロセミドなどの利尿剤は漢方よりよく効くけど，場合によっては漢方のほうが優れているということもあるね。

抗がん剤による胃気と胃陰への影響

灰本：見方を変えてみようか。がんが脳にまで転移し，食欲もなくて体重も減り，抗がん剤治療を受けているこの患者さんは経方医学的にどんな状態なのかな？
鈴村：体力を消耗しています。
灰本：そうだね，当然，体力を消耗している。では，この体力が消耗している状態を漢方では何と言う？
耕基（中堅内科医，漢方初心者）：気虚と陰虚……。
北澤：気陰両虚ですか？
灰本：顔が青白かったり貧血があれば，気血両虚ともいえるけど，この患者さんはそんなに顔色は白くなく，貧血もないから血虚はないかな。この患者さんはベースに気陰両虚があることが重要な点。まずここを押さえておきましょう。

では，気陰両虚がベースにあることを念頭に置いて漢方問診を見ていこう。北澤君と耕基先生，どうですか？
北澤：まず口渇がありますね。
耕基：足背は冷え，足底がほてる，冷たい水を好むところをどう考えるんだろう？
灰本：以前の**症例検討会①**で足背が冷える症例が出てきたよね。松岡君，これを説明してみて。
松岡（中堅薬剤師，漢方初心者）：まず足背の冷えは皮で起こっていて，後通の衛気が不足している。後通の衛気不足は腎気が不足しているから起きると**症例検**

討会①で習いました．それと，ほてりは肌で起こっています（**図 1- ⑩ p.25**）．
灰本：そのほてりはどこらか来るの？ つまり肌の熱はどこから来るの？
松岡：うーん，わかりません．
灰本：誰かわかる人？
加藤（薬局長）：胃から気が出過ぎている．つまり胃に熱がある．胃気が肌に行き過ぎているためにほてりになる（**図 1- ⑩**）．胃から出ていっていることは間違いないと思います．ただ，胃から気が出過ぎている場合と，もう 1 つは行き過ぎた気が戻ってこない場合もほてりは起こると思います．それに，膵に問題があっても胃気の出入りがおかしくなります．
灰本：うーん，膵の働きは複雑だから別の機会に考えるとして，まず先に後通の衛気がどうして行かないのかを考えよう．**症例検討会①**を思い出しながら後通の衛気が行かない理由は何だろう？
耕基：腎気のバックアップが減少しているから．
灰本：そう，だから腎虚があることを示しているよね．さらに腎は胃気のバックアップを受けて腎気を張り出しているから（**図 1- ⑪ p.27**），胃気の減少もあるだろうね．腎の気陰両虚と胃気の減少があるね．足底のほてりの原因は胃に気陰両虚があって胃に虚熱が発生していると考えるのが自然だろうね．
耕基：胃に陰虚内熱があるということですか？
灰本：そうだね，陰虚内熱があるね．ただ身体の上部のほてりがないから，あったとしても陰虚内熱は軽いか，胃だけかもしれないね．
　ここでもう一度，陰虚内熱を復習しましょう．鈴村さん，お願いします．
鈴村：はい，たとえば植物は土から水を吸い上げ，太陽，二酸化炭素と水から光合成でエネルギーを生成していく．吸い上げた水を陰液，生成されたエネルギーを気と考えると，吸い上げた水は少なくなるけれども，相対的にエネルギーがそれほど不足していない，気はまだ十分にある状態で陰虚内熱が発症します．気が陰を置き去りにして行き過ぎると熱になる，そんな感じです（**図 1- ① 中央 p.10**）．
灰本：ありがとう，陰虚内熱については次の症例（**症例検討会④，⑤**）で詳しく検討するつもりですから，このくらいにしておきましょう．
　そうすると，この患者さんには口渇はあるが上半身のほてりはないので陰虚内熱はあっても軽い．陰虚内熱とこの浮腫に関係があるのかなー？
加藤：これだけ浮腫が強い患者さんだから，陰虚内熱と考えるよりは湿が原因と

症例検討会③

考えるほうが妥当だと思います。
灰本：その通りだね。次に抗がん剤による食欲低下，嘔気，胸やけはどうして起こっている？
耕基：胃の熱ですか……？
灰本：う〜ん，確かにそうだけど，胃の熱の前に何か起きていると思うけど。だって胸やけもあるよね。
北澤：あっ，麦門冬湯ですか？　灰本先生が高齢者の逆流性食道炎の胸やけによく使いますよね？
灰本：そう，麦門冬湯は胃の気陰両虚に使うね（図13-① p.262）。抗がん剤で胃が相当やられている。胃の気陰両虚も起きているに違いないね。

この患者の浮腫はどこで起きているか

灰本：次に脈はどうかな？　松岡君。
松岡：沈脈だから，外殻に寒邪などの邪がないことを表していて，病態の中心は横隔膜の下にあるのかな？
灰本：その通り。では軟脈，滑脈は？
松岡：水，湿を表します。
灰本：そうです，循環血液量が増えているため力強く脈打つから滑脈になる（図3-⑧ p.76）。軟も水の存在を表しますね。
灰本：鈴村さん，今まででわかったことをまとめてください。
鈴村：まず，外邪がないことと気陰両虚がベースにあって，どちらかというと陰虚内熱気味で，それに湿も溜まっている。
灰本：湿は経方医学的にはどこに溜まっているの？
鈴村：肌です。
灰本：経方的には肌水だね（図2-① p.55），帯状疱疹の水泡は皮水だね。では，肌水の取り方を考えましょう。その前に，肌水はどこへ戻る？　耕基先生。
耕基：膈ですか？
灰本：ちょっと違うね。
耕基：心下ですか？

第 2 章　肌の気と陰を動かす　越婢加朮湯

灰本：そう，心下ですね。水（陰液）の中枢は心下だと覚えてください。

肌水の治療に使う処方

灰本：それでは，肌水を心下までどうやって戻すか，肌水の鑑別診断ということで『金匱要略』の水気病篇を見てみよう。加藤君，どんな処方が並んでいますか？
加藤：防已黄耆湯，越婢湯，防已茯苓湯，越婢加朮湯，麻黄附子湯，杏子湯（麻杏甘石湯）です。
灰本：加藤君，このなかでエキス剤があって使えそうな処方は？
加藤：防已黄耆湯，越婢加朮湯ですかね。
灰本：そのあたりだね。ここで疑問が出るのだけど，なぜ五苓散は出てこない？
耕基：確かにそうですね。
灰本：それじゃ，五苓散の条文を読んでみてください。
耕基：『傷寒論』『金匱要略』にいくつか条文があるので代表的な 2 条文を読みます。

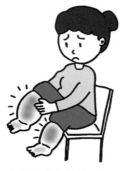

浮腫をどう治すか？

（傷寒・太陽病中 71）太陽病，発汗後，大汗出，胃中乾，煩躁不得眠，欲得飲水者，少少与飲之，令胃気和則愈。若脈浮，小便不利，微熱消渇者，五苓散主之。
（太陽病に罹り，発汗法で治療した後，大量に汗が出て，胃の中が乾き〈胃陰が不足〉，モヤモヤして寝られず，水を飲みたがる者には少しずつ水を飲ませると，胃気が落ち着き癒える。もし脈が浮で，微熱があり口が乾く者は五苓散で治療する）

（傷寒・霍乱病 386）霍乱，頭痛，発熱，身疼痛，熱多欲飲水者，五苓散主之。寒多不用水者，理中丸主之。
（霍乱病に罹り，頭痛，発熱し，全身が痛むとき，熱が多く〈全身が熱い〉水を飲みたがる者は五苓散で治療する。寒が多く〈全身が冷える〉水を欲しがらない者は理中丸で治療する）

灰本：どこにも浮腫は出てこないね〜。五苓散は胃の薬だね。他に水に関係する処方ってあるかな？
鈴村：猪苓湯(ちょれいとう)ですか？
灰本：猪苓湯の条文も読んでみて。
鈴村：はい，猪苓湯は『傷寒論』に2条文，『金匱要略』に1条文あります。

(傷寒・陽明病223) 若脈浮，発熱，渇欲飲水，小便不利者，猪苓湯主之。
(陽明病期にもし脈が浮で，発熱し，口が渇き水を飲みたがる者は猪苓湯で治療する)

(傷寒・少陰病319) 少陰病，下利六七日，咳而嘔渇，心煩不得眠者，猪苓湯主之。
(少陰病に罹り，下痢が六，七日続き，咳，嘔吐，口渇があり，胸のあたりがモヤモヤして眠ることができない者は猪苓湯で治療する)

(金匱・消渇小便利淋病第十三13) 脈浮発熱，渇欲飲水，小便不利者，猪苓湯主之。
(脈が浮き，発熱し，口渇のために水を飲みたがるが，逆に小便が出ない者は，猪苓湯で治療する)

灰本：猪苓湯も条文を見ると，どこにも浮腫はないね。下痢と脱水だね。

ベクトル薬を組み合わせて肌水を尿に流す

灰本：もとに戻って肌水の治療に使えそうなエキス剤は越婢加朮湯と防已黄耆湯だね。加藤君，越婢加朮湯の条文を読んでください。
加藤：はい，越婢加朮湯は『金匱要略』の中風歴節病篇と水気病篇に書かれています。今回は肌水がテーマですので水気病篇の条文を読みます。条文中に出てくる裏水とは肌水のことを表しています。

(金匱・水気病第十四5) 裏水者，一身面目黄腫，其脈沈，小便不利，故令病水。仮如小便自利，此亡津液，故令渇也。越婢加朮湯主之。
(裏水があり，目や顔を含めて全身が黄色に腫れ，脈は沈で，小便は出ない。これは病的な

第 2 章　肌の気と陰を動かす　越婢加朮湯

水が溜まっているからである。仮に小便がよく出るなら，これは津液を失うことだから，口が乾くはずである。越婢加朮湯で治療する）

(金匱・水気病第十四 25)　裏水，越婢加朮湯主之。甘草麻黄湯亦主之。
(裏水があるものは，越婢加朮湯で治療する。または甘草麻黄湯でも治療できる）

　　このように，肌水の治療について書かれています。
灰本：ありがとう。この処方を全身や顔面の浮腫に使っているね。この患者にピッタリだね。鈴村さん，越婢加朮湯の生薬を挙げてみて。
鈴村：(教科書を見ながら) えーと，麻黄，石膏，白朮，生姜，大棗，甘草です (**図 2-②** p.56)。
灰本：このなかの麻黄はどこに作用する？
鈴村：気を走らせる……。
灰本：どこの気を走らせるの？
松岡：皮・肌を流れる気です。
灰本：麻黄は気を走らせて，何をどこに持っていくの？　鈴村さん。
鈴村：肌の水，湿を心下まで持っていく？
灰本：麻黄だけで心下まで落ちるかなー。
松岡：石膏が必要ですか？
灰本：気や水を落とす生薬が必要。つまり下方向のベクトル薬は石膏，杏仁，芍薬と覚えてください。ついでに保険は効きませんが代赭石も下方向の生薬です (**図 3-⑫** p.80)。
鈴村：じゃ，白朮は何のためにあるんですか？
灰本：松岡君，五苓散で勉強したことを思い出して，教えてあげて。
松岡：はい，白朮は水をさばく。病的な水を心下から小腸へ，そして尿へ変換して排出すると考えたほうがわかりやすいと思います。
耕基：そう考えると白朮も茯苓も沢瀉も同じですか？
灰本：同じだね。重要なのは必ずベクトル薬と一緒に使って水を心下に戻し，それを尿や便に排出する役割分担です。越婢加朮湯をまとめると，麻黄で皮・肌の気を走らせて水を動かし，石膏で心下まで水を落とし，白朮でさらに水を尿に排出する処方だね (**図 2-①** p.55，**②** p.56)。ただし，白朮は膈から下の臓腑と肌，茯

苓は膈から上の病的な水（飲と言います）や腎の飲に使うという違いがあります。

越婢加朮湯と防已黄耆湯の経方医学的な違い

灰本：次に防已黄耆湯だけど，まず構成生薬は？　松岡君。
松岡：（教科書を見ながら）防已，黄耆，白朮，甘草です。
灰本：防已黄耆湯には麻黄が入っていないけど，麻黄に相当する生薬は何だと思う？
松岡：黄耆だと思います。
灰本：麻黄と黄耆は何が違う？
松岡：うーん……。
耕基：麻黄はなんとなく体力のある人に使い，黄耆は弱っている人に使うイメージがあります。
灰本：そう，江部先生は黄耆のことを「弱者に使う麻黄」だと言っていたね。
　ところで，防已黄耆湯には弱点があるけどわかる？
鈴村：下に落とす生薬が入っていないです。
灰本：その通り！　つまり，急いで水を取るための処方ではないということです。もし，この患者さんも浮腫がずっと長く続くなら，防已黄耆湯でゆっくり水をさばく方法もあります。だけど，この患者さんは肺がんが Stage 4 だから，ゆっくりしていられませんでした。
加藤：越婢加朮湯の麻黄と石膏で胃がやられやすいから，防已黄耆湯のほうが胃に優しいので使いやすいかも。
灰本：実際その通りで，この患者さんに越婢加朮湯エキス（コタロー，9.0g／日分3）を処方しました。ところが，浮腫は改善したけど飲みにくいために途中で中止しています。麻黄，石膏は胃に負担がかかるからね。
加藤：なるほど，だから越婢加朮湯と防已黄耆湯はよく似た処方ではあるけれど，その患者さんの状態に合わせて使い分けることができそうですね。
灰本：越婢加朮湯と防已黄耆湯が，経方医学的に似たような処方だということがわかったかな。麻杏甘石湯も気を走らせて水を落とす処方だけど，利水の生薬が入っていないからやや弱いね。

第2章 肌の気と陰を動かす 越婢加朮湯

　越婢加朮湯，麻杏甘石湯，小青竜湯，麻杏薏甘湯，防已黄耆湯，この5つの処方は中医学からみると関係が薄い処方だと思われているけど，経方医学では兄弟のような関係にある処方です（**表** p.57）。経方医学では構成生薬の組み合わせを比較しながら検討することが大切なんです。

　実際にこの患者さんには越婢加朮湯を処方し，数週間以内に下肢の浮腫を取ることができました。

　今回の症例検討会では肌の気と陰の流れと，そこに病的な飲が溜まったときの生薬，特にベクトル薬の使い方と処方について学習しました。

　今日はこれで終わります。皆さん，お疲れさまでした。

症例検討会③

灰本ポイント　　越婢加朮湯（図2-①，②）

❶皮膚（外殻）は皮・肌の2層構造。浮腫は肌で発症。
❷陰（水）は胃→心下を経て，気の力によって膈から肌へ向かう。
❸気が行かないと陰も行かないので肌に湿が発症。
❹麻黄で気を走らせ，石膏で湿（水）を心下へ戻し，白朮で小腸から尿へ排出（越婢加朮湯）。
❺越婢加朮湯，麻杏甘石湯，小青竜湯，麻杏薏甘湯，防已黄耆湯のベクトル薬の使い方は共通。

白朮

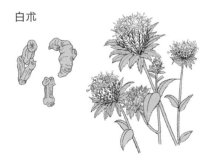

第3章

脈診と問診から気・陰の性状がわかる滋陰降火湯

わかりません経方医学 基礎解説 ❹❺

1 「病気とは気が行き過ぎるか,行かないか」

「しょせん,病気とは気が行き過ぎるか,行かないかだよ」これは,江部先生が亡くなる5年前に私に語った言葉で,経方医学におけるあらゆる病態の本質です。それに沿って**基礎解説①②**では後通の衛気が行かないことが原因で起こる足背が冷える仕組み,前通の衛気が行かないために胸部が冷える仕組み,**基礎解説③**では気が行かないために陰液が肌に滞った浮腫の治療を解説しました。

本章では「気が行き過ぎる」病態について解説します。

2 胃気が行き過ぎる

2005年頃,慢性胃炎に対して西洋医薬VS漢方エキス剤の無作為化比較試験を私たち名古屋百合会は実施しました(巻末の論文参照)。そのとき,驚いたのは慢性胃炎に人参湯(胃を温める処方)を処方したくなる患者はたった10人に1人だったことです。この結果は当時から日本人は胃が冷えている患者は稀で,胃に熱がこもっている患者(胃の虚熱,陰虚内熱)が多かったことを示しています。同じ頃,高雄病院の勉強会で江部先生は「現代の日本人は陰虚(内熱)だらけだ」と語っていました。それから随分年月が過ぎて,よりいっそう日本人は陰虚だらけとなっている昨今です。

10頁の**図1-①**を見てください。左の図は気と陰は健康な状態で常に併走しているので「気は温かく流れる水=温水」となります。ところが,中央の図は,気は行くが,陰液が不足して気に併走できない病態です。この病態では気だけが行

69

くので「気は温かく流れる風＝温風や熱風」となります。そして体のあちこちに熱（内熱）が発症します。気は胃→心下→膈から外殻の末梢には届きにくく，膈から上方には行きやすい性質があるので，主に上半身に気が上ることになります。特に強い熱風となった場合は陰虚陽亢（いんきょようこう）と言います。これらの内熱や熱風の源は胃気です。

3　陰虚内熱，陰虚陽亢の病態

　陰虚は腎，胃，肺，心などの臓腑で発症します。それぞれ腎陰虚，胃陰虚，肺陰虚，心陰虚と呼びます。共通の特徴は口渇，冷たいものを好む，細脈，舌がやや赤く少し乾燥していることです。干からびた身体を想像すると陰虚に近いと思います。

　腎は陰虚の中心となる臓腑です。しばしば腎の気虚と陰虚が同時に発症し，気陰両虚の形となります。腎陰虚とは全身の陰が不足した状態です。わかりやすい例を挙げると，乳幼児の肌は柔らかく瑞々しいのに比べて高齢者の皮膚はシワシワで乾燥した状態となります。目に見えなくても全身の臓器も皮膚と同じように潤いがなくなる，これが腎陰虚です。男女とも50～60歳を過ぎると，ほとんどの人は背景に腎陰虚あるいは腎の気陰両虚があると考えて診療に臨むべきです。

　腎陰虚では複雑な病状となります。上半身は陰虚内熱の症状が現れてほてりやのぼせが発症します。腎気の不足により後通の衛気不足も発症して，背部，下半身，特に足背の冷えが起こります。それらによって上半身はのぼせ，後通の衛気領域の背部と下半身は冷えとなります（**図3-①**）。

　陰虚あるいは腎陰虚は女性では閉経期以後，男性では60歳以上で誰でも起こりますが，それに比べて気虚も同時に起こるとは限りません。70歳を過ぎてもガツガツ働いて気虚とはいえない患者は数多くいます。したがって，気が行く（あるいは行き過ぎる）が陰は行かない病態が頻繁に発症します。つまり陰虚内熱や陰虚陽亢は中年期～高齢者では誰にでも起こり得るのです。

基礎解説④⑤

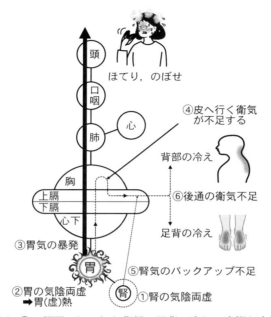

図3-① 顔面のほてりと背部・足背の冷えの病態と症状

4 脈診の方法と脈からわかるいろいろな病態

1 脈証は上ってきた胃気と胃陰の性状を示す

　江部先生は脈証を最重視していました。脈診から気と陰の強さや性状をある程度推測することができますが，脈診は問診のように簡単に教えられないためなかなかの難物で，脈診を簡略でわかりやすく解説した文章に出会うことはまずありません。ここでは，これだけ知っていれば脈診を十分に臨床で使うことができる，そんな解説をします。

　脈は上腕の尺骨部で取ります。ここを脈診することは胃気と胃陰が心下・膈・胸，肺を経由して心→血脈に伝わってきた脈外の気（胃気が変化して血管を拍動させるエネルギーのこと）と脈中の血（陰）を指の腹で直接感じているのです（**図**

第3章　脈診と問診から気・陰の性状がわかる　滋陰降火湯

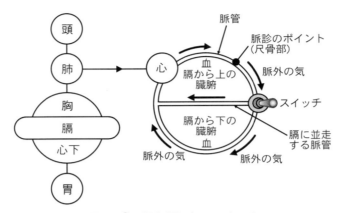

図3-②　胆と膈にあるスイッチ

3-②)。膈から上に向かう胃気の強さを推測することができます。強さと同時に脈管内を流れる血や陰の性状もある程度知ることができます。詳細は『経方脈学』(東洋学術出版社刊) をお読みください。

2 脈診の方法

　脈診は寸脈，関脈，尺脈を示指で1つずつ触れます (図3-③)。3つの脈を同時に触れては何もわかりませんから，必ず1脈ずつ触れてください。脈診では左右6カ所を触れることになります。そして，それぞれの脈を軽按，中按，重按で触れます (按じるとは下に押さえること)。軽按とは指を乗せるだけで，決して少しでも押してはいけません。重按は強く押さえていったん脈をつぶして，そこから少し緩めて脈が触れるようになったところ，中按は軽按と重按の中間点です (図3-④)。したがって6×3＝18の所見を記載することになります。

　それでは忙しい外来では少々面倒なので，私は軽按と重按を使っており12の所見を記載し，必要に応じて中按も記載します。たとえば両側の脈証の記載は次のようです。

基礎解説④⑤

	右			左		
	軽按	中按	重按	軽按	中按	重按
寸脈	浮		細, 滑, 弱	沈	弦, 平	平, 有力
関脈	浮		細, 滑, 弱	沈	弦, 滑	渋, 有力
尺脈	沈		細, 渋, 弱	沈	弦, 滑	渋, 有力

＊：平脈とは滑か渋か判断が難しい脈を示す。

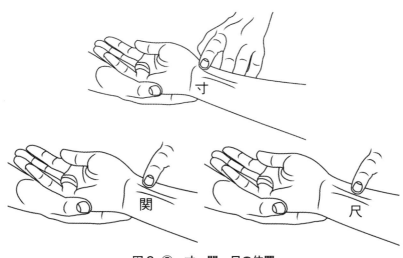

図3-③　寸・関・尺の位置

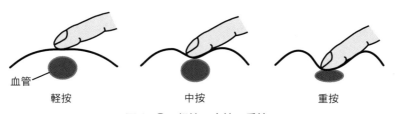

図3-④　軽按・中按・重按

この脈証で注意して欲しいのは，重按で右寸脈と関脈は滑ですが，尺脈は渋が現れています。さらに左関脈や尺脈の中按では滑ですが，重按では渋が現れています。後で述べますが，滑脈と渋脈は対照的な脈で，その病態もまったく対照的です。脈とはそういうもので解釈は難しいのですが，どれも真実なのでありのままに記載します。

軽按（指を乗せるだけで，決して押さえてはいけない）で脈が触れれば浮脈，触れなければ沈脈と診断できます。強く押さえて脈をつぶす直前で（重按），指の腹は脈管内を流れている血や陰の性状を感じ取ることができます。気虚，陰虚，湿証，血瘀などは重按や中按で（3）の2）・3）・4）に記載した特徴的な脈証が出現します。

3 脈からわかるいろいろな病態

1）浮と沈

まずは浮脈と沈脈から。浮脈は脈の上に指を乗せるだけで拍動が触れる脈です。指を乗せるだけでは拍動が触れない脈が沈脈です（**図3-⑤**）。浮と沈はたいそうわかりやすい脈証です。浮脈は胃気がパワーアップして肺，心へと伝わってきた脈外の気の状態を示します。外殻に寒邪が存在する場合，膈から上に病態の中心が存在する場合，胃気が上に行き過ぎている場合（陰虚陽亢）などで現れます。逆に沈脈は外殻に寒邪が存在しない場合，寒邪がすでに臓腑へ内陥した場合，病態の中心が膈より下に存在することを示しています。

浮脈と沈脈の仕組みはどうなっているのでしょうか。脈中の血・陰（血には陰も含まれる）は脈管という閉鎖空間のなかを，脈外の気の力によって心→脈管→肝を経て心へ循環しています。その上半身を走る脈管の一部を触れるのが脈診です。この閉鎖循環系にも膈（気と津の調整の膈と同じ位置）を巡る脈管があって，

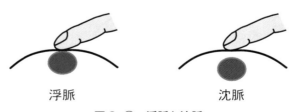

図3-⑤　浮脈と沈脈

そこにスイッチがあります。そのスイッチが脈外の気と脈中の血を膈から上あるいは膈から下へと振り分けています。脈外の気と脈中の血を上半身に優先的に流せば脈は浮になり，下半身に流せば沈になります（図3-②）。そのように江部先生は考えていました。

2）按じて気の強さがわかる

　気虚の脈診は脈を按じることによって診断できます。気は脈を垂直に押し上げる力を持っており，これは脈を押さえてつぶしたときに簡単につぶれる場合からつぶれない場合までさまざまな脈の強さがあります。前者は強い気虚と診断します。後者に気虚はありません。その間にさまざまな程度の気の強さがあります。連続病変ですから，多くの患者の脈に触れて押さえてみると次第に理解できるようになります（図3-⑥）。

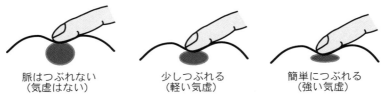

脈はつぶれない　　　少しつぶれる　　　簡単につぶれる
（気虚はない）　　　（軽い気虚）　　　（強い気虚）

図3-⑥　脈を按じて気虚のレベルを知る

3）陰虚は細い脈

　陰虚の脈も特徴的です。脈を按じると脈の幅が細く感じます。細脈（さいみゃく）と言います。循環血液量が細っているときに現れる脈です（図3-⑦）。それをさらに押さえると（完全に脈をつぶして少し緩めたところで感じる）渋脈（じゅうみゃく）が現れれば，つまり細で渋なら陰虚の脈と診断できます。血瘀でも渋脈は出現しますが，血瘀では細脈はありません。渋脈は陰虚でも血瘀でも血や陰（血には赤くない陰＝血清も含む）

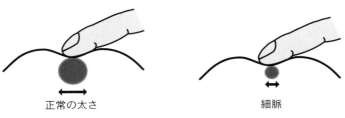

　　正常の太さ　　　　　　　　　細脈

図3-⑦　細脈

第3章　脈診と問診から気・陰の性状がわかる　滋陰降火湯

の流れが潤沢ではなく滞ったときに出るのです。もう1つ，寸・関・尺脈とも浮，弦で按じて弱い脈は肝腎陰虚の脈といわれており，これも陰虚の一種です。

4）滑脈と渋脈，それに弦脈

　湿証で陰液が過剰になったり，食積（食べ過ぎ，飲み過ぎ），発熱性疾患や強い陰虚内熱などで循環血液量が多くなって潤沢に流れているときに滑脈が出現します（図3-⑧）。渋脈と滑脈の違いを言葉で表すのはたいへん難しいのですが，潤沢な循環血液量を反映して滑脈は上へ向かって跳ね上がってくるので（スナップ），脈が指に触れた瞬間に指から離れる感触があります。この感覚はたくさん脈に触れているとだんだんわかるようになります。

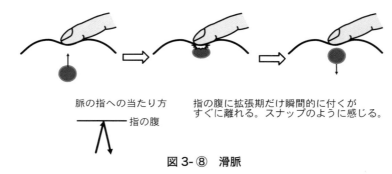

図3-⑧　滑脈

　一方，渋脈は緩やかにせり上がってくるので，指と脈の接触時間を長く感じ，指の腹から脈が離れません（図3-⑨）。この脈は滑脈と対照的な感覚を指に感じます。渋脈は血液がドロドロして流れが悪い血瘀や循環血液量が細っている陰虚や血虚でみられます。

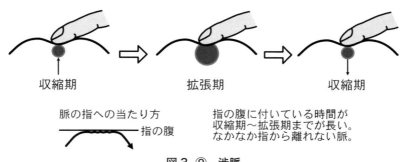

図3-⑨　渋脈

弦脈についても簡単に触れておきます。弦脈は実証ではストレス，痛み，寒証（冷え），湿などで，虚証では肝腎陰虚でみられる脈証です。中按で指の腹を転がしながら，たとえば寸脈の端から端まで触れると，強さ（あるいは弱さ），太さ（あるいは細さ）などの性状が一定している脈です（**図 3-⑩**）。言い換えれば均一の性状が長く触れる脈です。中按でよく弦脈を触れることができます。琴などの一直線の弦を触れるが如くなので弦脈と名付けられています。

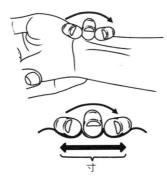

中按で指を上図のように転がすと，指の角度にかかわらず常に同じ太さ，同じ強さが均一に長く触れる脈。

図 3-⑩　弦脈

5）脈証は変化する

平常は渋脈でも飲酒した直後は間違いなく滑脈に変化しますし，食べ過ぎた直後も平脈から滑へ，ものすごく食べ過ぎたときは渋へ変化します。ですから，滑と渋は対立する脈証ではなく循環血液量が潤沢で活発に流れているか（湿証，熱証，外感病），流れにくくなっているか（陰虚，血瘀，食積＝食べ過ぎ），その程度はさまざまです。その端が滑で逆の端が渋なのですから，滑か渋かわからないときもしばしばあるのが当然なのです。そんなとき「滑か渋か不明」あるいは「平脈」と記載します。

脈拍も当然変化します。通常の脈拍が 60／分でも緊張や発熱によって 100／分以上になります。脈拍が遅ければ寒証，速ければ熱証を示します。寒熱がわかりにくい患者のとき，この分類が役立つこともあります。

まとめると，（A）浮か沈か，（B）按じて強いか弱いか，（C）脈が速いか遅い

か，(D) 按じて滑か渋か，(E) 弦脈があるか，この5つのポイントを理解できれば経方医学の臨床に十分対応できます。初心者は少なくとも (A)，(B)，(C) から始めましょう。

5　陰虚内熱・陰虚陽亢の症状，脈証，舌証

　15頁の**図1-②**は立位の解剖・生理・病理・薬理に基づいて胃気や陰が臓腑へ流れるルートです。これは経方医学の根幹です。胃気が皮と肌へ出ていくことは前回，解説しました。気と陰は各臓腑へ図の黒色矢印に沿って流れます。上半身では胃気は心下（陰液の中枢）→膈→胸を経て肺に達します。ここから胃気と陰液は2方向に分かれ，主要なルートは口腔，咽喉頭→鼻，目，頭部まで達します。もう1つのルートは胃気と陰は肺で宗気（酸素）を得て赤い血となり心から血脈（血管のこと）に入り，脈外の気の力によって全身の脈絡（血管，毛細血管）を巡ります（**図1-⑧** p.22）。

　ちなみに，胃と口をつなぐ円筒形のルートは食物や吐物が通るルート（食道）で，胃気や胃陰が通るルートではありません。混同しないでください。

　陰虚内熱の症状は次のように発症します。胃気が外殻へ向かうと肌の熱となり，発熱，足底や手掌のほてり，体表部のほてりなどの症状となります（**図3-⑪**）。胃気が過剰に上ると，胸・心では胸部不快感や煩熱（胸が熱くて不快感があること），動悸，肺では咳，息切れ，口腔では口内炎，咽喉頭では咽喉頭の不快感や熱感を伴うイガイガ感，鼻や目ではアレルギー性鼻炎や結膜炎の鼻汁とかゆみ・涙，頭部では頭痛，めまい，耳鳴り，不眠，顔面のほてりなど，実にさまざまな症状が発症します（**図3-⑪**）。

　一方，陰虚陽亢は陰虚内熱より強い熱風が上るので症状も陰虚内熱より強くなります。横隔膜の真下にドライヤーを入れて上に向かって熱風のスイッチを入れるとどうなるか，想像してみてください（**図1-⑨** p.23）。「目玉をくり抜いて氷水で洗いたいよ」と言ったアレルギー性鼻炎・結膜炎の患者がいました。患者の切実な体感を迫力ある言葉で表現しています。

　陰虚内熱はトロトロ，ユラユラと燃える。陰虚陽亢はカァッと熱風のようなものが突き上げてくる，そんな違いです。

　そして，肝に銘じておくべきは，気の上がる力が強いほど胃も腎も消耗するこ

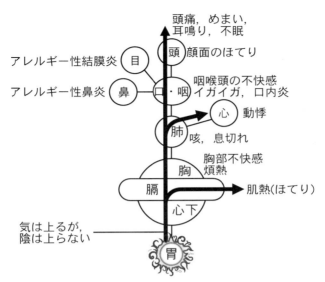

図3-⑪ 気が行き過ぎる病態と症状

とです。その結果，胃から皮へ出て行く衛気は減りますし，腎気のバックアップも減るので，後通の衛気不足による冷えが背部や下肢，足背に発症します。このように，上半身の熱証状と後通の衛気不足の冷えは深く関連しており，同時に発症する場合が多いのです（**図1-⑩** p.25，**図3-①**）。当然，治療も複雑になります。

　陰虚内熱と陰虚陽亢の共通の特徴は，口渇，冷たいものを好む，顔面がほてる，舌が紅く乾燥していることです。陰虚内熱の脈証は沈・細あるいは沈・細・渋ですが，陰虚陽亢の脈証は両側の寸・関・尺のどこかに必ず強い浮脈が出現します。これが陰虚内熱と陰虚陽亢の重要な鑑別点となります。

　ここで重要な点は，胃気が心下を通るときに少量の陰液を引きずって上ることです。それがアレルギー性鼻炎の鼻汁，結膜炎の涙となります。それらの症状の悪化と同時に，口渇が強く冷たい水をたくさん飲む，顔面のほてり，舌は紅く乾燥など熱症状と強い浮脈が出現します。小青竜湯（しょうせいりゅうとう）は身体を温める処方なので，このタイプのアレルギー性鼻炎・結膜炎には百害あっても一理ありません。

　ちなみに，空腹時に梅干しを見たときに出てくる唾液，感動したときに込み上がってくる涙も，気が上るときに心下の飲（津液）を道連れにするという同じ原

第3章 脈診と問診から気・陰の性状がわかる　滋陰降火湯

理となります。

6　気を降ろす生薬と滋陰薬の組み合わせ

　行き過ぎた気，上昇した気を落とす生薬は芍薬，杏仁，石膏，大黄，代赭石などです。それぞれ気や陰を落とす力やどこの臓腑まで落とすか，つまり特性は図のように異なっています（**図3-⑫**）。詳しくは「超えていけ経方医学」で解説します。

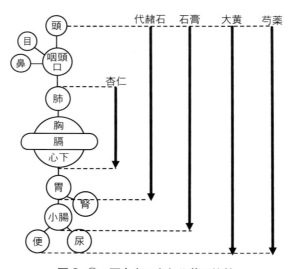

図3-⑫　下向きベクトル薬の比較

　日本のエキス剤の芍薬はほとんどが白芍薬です。滋陰作用はあっても下方向のベクトル作用はほとんどないと考えられています。もし，煎じ薬で生薬構成を作るとき，下ベクトルを意図するなら必ず赤芍薬を使います。

　陰虚内熱・陰虚陽亢の背景にあるのは陰液の不足ですから，滋陰剤の地黄，玄参，知母，麦門冬，天門冬などを組み合わせます。最終的に私がよく使う処方は，地黄12g，玄参8g，知母10g，赤芍薬15g，石膏40～50g，薄荷3g，甘草9gとなります（**図3-⑬**）。ほてりには代赭石10～15gも有効です。

　『傷寒論』『金匱要略』には赤芍薬と石膏を同時に使った処方がないので，この

基礎解説④⑤

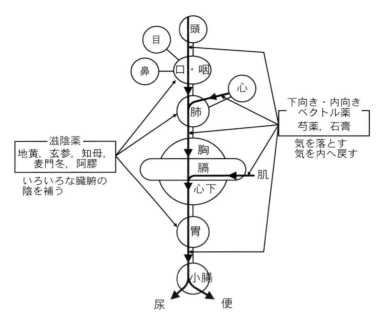

図 3-⑬　陰虚陽亢・内熱の治療に使う生薬の作用

2つの生薬の使い分けが大きな課題となっています。

陰を補いながら（滋陰）内熱や陽亢を治療する方法を滋陰清熱と言います。それを目的とした保険適応エキス剤がたいへん少ないのは残念なことです。エキス剤では滋陰降火湯（『万病回春』当帰，芍薬，地黄，天門冬，麦門冬，黄柏，陳皮，白朮あるいは蒼朮，知母），滋陰至宝湯（『万病回春』当帰，芍薬，白朮あるいは蒼朮，茯苓，陳皮，柴胡，知母，香附子，地骨皮，麦門冬，貝母，薄荷，甘草），辛夷清肺湯（『外科正宗』辛夷，知母，百合，黄芩，山梔子，麦門冬，石膏，升麻，枇杷葉），温清飲（『万病回春』当帰，地黄，芍薬，川芎，黄芩，山梔子，黄連，黄柏）などを使います。

注意して欲しいことは，上記の4種類のエキス剤は『傷寒論』『金匱要略』に掲載された処方ではないことです。しかし，経方医学の理論を応用して使うことができます。なかでも滋陰降火湯が最も幅広く使えます。灰本クリニックでは常時150人以上の患者が服薬しています。滋陰降火湯は滋陰薬と清熱薬のバラン

スが良いのが使いやすい理由です．辛夷清肺湯は清熱薬＞滋陰薬，滋陰至宝湯は滋陰薬＋安神薬なので陰虚に伴うイライラ，不眠などに使えます．

しかし，これらのエキス剤には赤芍薬・石膏・代赭石など強力な下方向のベクトル薬が含まれていないか，含まれていても量が少ないので，陰虚陽亢が強い患者に効果は期待できません．

7 臨床の目：脈診をどのように診療に組み込むか

1 江部先生の場合

ここでは江部先生がどのようにして脈証を使っていたか紹介しましょう．江部先生の外来を長年見学した薬剤師の加藤仁君の感想は以下のようです．

「実際の診療では左右の脈証が違うことはよくあります．これが脈診は難しいと感じるところなんだと思います．まず浮脈と沈脈は病気の主体（病理変化）が膈よりも上にあるのか下にあるのかを表していますが，必ずしも病理変化は膈より上，膈より下と限局しているわけではありません．上下にまたがっていることもよくあります．その時々で病理変化の大きいほうを反映して脈に現れるのだと思います．弦脈も同様に，緊張したとき，ストレスなどによる膈不利のとき，痛みがあるときや湿に阻まれても現れる脈です．同じ弦脈でも原因はいろいろです．

それぞれの脈がどのようなときに出やすいのかを覚えておき，患者の訴えがどの場合に近いのかを判断して，病態を考えていくしかありません．ここだけの話，私が江部先生の診療を見学に行っていたときも，左右の脈証が違う患者はたくさんいました．そんなとき江部先生は，まずどちらか一方の脈証から処方を考え，うまくいかなかった場合はもう片方の脈証を参考にして処方を組み立てていました．

私が左右の脈が違う場合はどうするのか尋ねたら，患者の訴えに近い脈を優先すると言っていました．脈診の達人だった江部先生でもそんな感じですから，脈診からすべてを読み取るなんてことは不可能なんだと思います．しかし脈診から治療の方向性を考えることができるので，脈診はとても大切です．江部先生は問診より脈診を重視していました」

2 私の場合

　私の脈診の具体的な使い方については，それぞれの症例検討会をご覧ください。脈証を重視する場合から無視するまで，いろいろな症例があります。
　ここでは，江部先生ほど脈証に造詣が深くない私が脈診をどのように扱っているかをお示しします。およそ以下の通りです。
　まず問診，舌診，腹診から数種類の鑑別診断を頭に浮かべます。そして，それらとは切り離して脈診だけから数種類の鑑別診断を頭に浮かべます。問診や舌診・腹診からの診断と脈診からの診断が矛盾しないときは心の中でやったー，と小躍りします。左右や寸関尺脈の間で脈証が一致しないとき，問診や舌診・腹診からの診断と脈証の診断が一致しない場合もたくさんあります。むしろそのほうが多いと思います。そんなとき，脳みそをフル回転させ，集めたすべての情報についてあれこれ考えを巡らせ，苦しみながら優先順位を１から３〜４番目まで決めます。時に脈証を捨てることもあります。私は脈診より問診を重視する立場です。
　煎じ薬を作るとき，つまり生薬の選択とそれを組み合わせるとき，もっと脳漿を絞ることになります。１つの生薬は少なくとも３種類以上の効能を持っていますから。たとえ脈証と問診などとの間にいろいろな矛盾があっても，生薬はその多元性によってたった１味（１種類のこと）でその矛盾を解決してくれる場合もあって，そんなとき得意満面となるのです。　　　　　　　　　　　（灰本　元）

経方医学の解剖・生理・病理

灰本ポイント　気が上り過ぎる病態，脈診（図3-⑪）

❶病は気が行き過ぎるか，行かないか。
❷健常では気と陰は併走。
❸気が行き過ぎるが陰は行かないとき，膈から上に熱と乾燥症状が発症。
❹陰の中枢は心下。
❺脈証から気と陰の性状を知ることができる。
❻初心者の脈診は浮か沈か，按じて強いか弱いか，速いか遅いか，から始める。

症例検討会 ❹　20年来繰り返す口内炎

患者：50代，男性，教師。
基礎疾患：特記すべきことなし。
現病歴：X年8月初診。20年来，口唇～口腔内・舌にかなりひどい口内炎が月に4回ほど出現し，前回のものが治る前に次が発症しており，口内炎を複数かかえている毎日だった。医療機関への通院歴はなく，定期的な服薬もなかった。定期健診（健康診断）はきちんと受けていた。喫煙なし，飲酒は週2回，缶ビール350ml。
身体所見：血圧126/68mmHg，脈拍76/分，身長170cm，体重69.5kg，BMI 24.0。
漢方問診：身熱はない，顔面のほてりなし，口渇はない，冷水を好む（熱い食べものはしみる），どちらかといえば暑がり，汗をかく，冷えはない，咳や痰は出ない，排便は1回/日，下痢はない，夜間排尿なし，耳鳴りなし，不眠なし。口内炎は疲れると出やすい（特に4月に多い）。
脈証：両側とも沈，細，按じて右は弱，左は無力。
舌証：淡，舌尖のみ赤い，やや胖大，歯痕あり，舌の辺縁に1個のびらん。
腹証：取っていない。
治療経過：1種類のエキス剤を服薬後，1カ月後には疲れたときやストレスが溜まるとまだ出現するものの，口内炎の頻度は2/10に改善した。

症例検討会④

脈証から病態を考える

灰本（院長）：それではこの症例について考えていきましょう。この患者さんは 30 代から 20 年も続く，ひどい口内炎に悩まされ続けています。持病があるわけではなく，定期健診を受けに来るだけの患者さんです。たまたま胃カメラを受けたほうがよいか相談に来たときに，20 年も続く口内炎を相談されたので治療を開始しました。学校の先生なので年度替わり（4 月）の時期は悪化しやすいようです。まあ，ストレスがかかる時期だからね。

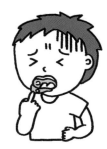

反復性口内炎

漢方問診を見てみると，特にこれといった症状がないのが困った点です。ただ脈証は特徴的な脈です。鈴村さん，この脈証はどんな状態を表していると思いますか？

鈴村（中堅薬剤師，漢方初心者）：えーと，まず脈沈なので病態の原因が横隔膜よりも下にありそうで，外邪の存在はないと思います。次に細脈なので陰虚かなぁと。

灰本：今回はばっちりだね。月経年齢の女性ではないから，血虚というよりは陰虚と考えたほうがいいね。それから？

鈴村：按じて左が無力なので，気陰両虚かなぁ？

灰本：うーん，まず脈を按じる（脈を押さえること）のは何を診ていると思う？ちょっと難しそうだからヒント，気と陰のどちらだと思う？

鈴村：……気？

灰本：そうだね，按じるというのは脈管（血管）を輪切りにして見たときに，垂直に上に向かってくる（拍動）力を診ているのだから，気の強弱を診ていることになります（図 3-⑥ p.75）。だから按じて無力は気虚を表しています。

ついでに陰虚の有無は脈の幅，つまり脈が細いか，そうでないかで判断します（図 3-⑦ p.75）。そうすると，この患者さんの脈証からどんな状態だと診断しますか？

鈴村：細脈から陰虚，按じて無力から気虚，合わせて気陰両虚です。

灰本：そう，気陰両虚ですね。

じゃ，北澤君，気陰両虚の原因となる臓腑はどこだろう？

第3章 脈診と問診から気・陰の性状がわかる　滋陰降火湯

北澤（ベテラン薬剤師，漢方初心者）：うーん，えーと胃ですか？
灰本：胃かぁ，でもこの患者さん，胃の症状は何もないよねー。胃が原因の中心だとは思えないねー。他に原因になりそうな場所はないかな？
北澤：……。
灰本：年齢を考えると想像できると思うけどなー。
北澤：年齢……50代ですよねー。あっ腎ですか？
灰本：そう，50歳を過ぎると男も女もある程度，腎が弱ってくるものだから。

　横隔膜より下で問題になりそうな臓腑は胃，腎，小腸だけど，今回の症例で問題になりそうなのは胃と腎。胃の症状が何もないから，おそらく腎に問題がありそうだね。ただし，腎が問題だと断言できる症状もほとんどありません。年齢から強いて言うなら胃よりも腎かなという程度です。

反復性口内炎は気の不足か，陰の不足か？

灰本：脈証から判断できそうなことはこの程度だと思います。次に口内炎をどう考えるかが問題になります。

　繰り返す口内炎は気の不足か，陰の不足で起きるか，どちらだと思いますか？耕基先生。
耕基（中堅内科医，漢方初心者）：えー，私は陰の不足で起こっていると思います。
灰本：陰が不足すると，どうして口内炎が出来るの？
耕基：えー，陰の不足，陰虚になると熱が優勢になってくるので，その結果，陰虚内熱となってその熱が粘膜を傷つけて起こるのだと思います（図3-⑪ p.79）。
灰本：なるほど。陰虚内熱という言葉がまた出てきたけど，松岡君，陰虚内熱をわかりやすく説明してみて。
松岡（中堅薬剤師，漢方初心者）：はい，ぼくのイメージは，草花が若く花咲くまでは土から水（陰）を吸い上げ，太陽から気（熱）を受け光合成によってエネルギー（気）を作るので，元気でみずみず

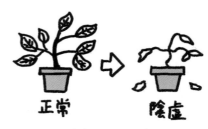

陰虚のイメージ

しいが，じいさん，ばあさんになると水を土から引き上げられなくなり水涸れとなって枯れていく．その間も光合成はそこそこ行われるので気（熱）が優勢となっている状態のことを陰虚内熱といいます（**図1-①** 中央 p.10）．

灰本：よくできました．それでは加藤君，気虚で口内炎は発生しないのだろうか？

加藤（薬局長）：いえ，口内炎が出来る可能性はあります．気は身体の表面である皮や裸の肌である粘膜の防御を主っていますから，気が足りなくなればその防御機構が崩れて，粘膜に傷が生じて口内炎となることは十分に起き得ると思います．

灰本：そうですね，気虚の口内炎があっても不思議ではないですよね．だから，この症例は陰虚による口内炎の可能性もあれば，気虚による口内炎の可能性のどちらもあると言えます．

気虚の処方を使うか，陰虚の処方を使うか？

灰本：ここで問題になるのは，どちらの可能性を主と考えて治療していくかです．気陰両虚だけど，気虚の度合いが強い場合と，陰虚の度合いが強い場合の2通りあると思うけど，まず気虚の度合いが強いとしたらどんな処方を使う？　加藤君．

加藤：はい，気虚ですから補中益気湯，黄耆建中湯などが使えると思います．

灰本：そうだね，気虚だから黄耆が入っているほうがいいね．まぁ陰虚もあるからついでに地黄なんかが入っているとより効くと思うけど，黄耆と地黄が一緒に入っているエキス剤はあるかな？

加藤：黄耆と地黄なら七物降下湯があります．黄耆の代わりに人参になりますが炙甘草湯も使えそうですね．

灰本：そうだね，補中益気湯は黄耆と当帰，黄耆建中湯は黄耆だけ，七物降下湯は黄耆と地黄，炙甘草湯は人参と地黄の組み合わせで，使うならこのあたりだね．
　じゃ，陰虚の度合いが強い場合には何を使う？　北澤君．

北澤：そうですね，灰本クリニックでよく処方されるのは滋陰降火湯です．

灰本：そう，私は滋陰降火湯をよく処方するね．他にはどう，もう1つ処方があるけど？

第3章　脈診と問診から気・陰の性状がわかる　滋陰降火湯

北澤：えー，そうですね，滋陰至宝湯ですか？
灰本：そう，滋陰至宝湯。さらにもう1つ，どちらかというと清熱中心だけどあるよね？　私もたまに処方するけど。
北澤：うーーーん。
鈴村：辛夷清肺湯ではないですか？
灰本：その通り！　辛夷清肺湯は清肺と書かれているけど，実際には鼻の症状に使います。生薬の構成は滋陰と清熱で，滋陰より清熱中心という処方構成になっているね。滋陰至宝湯はいろいろ生薬が入っているけど，方意はどうなっているかな？　加藤君。
加藤：はい，滋陰至宝湯には滋陰清熱のほかに柴胡，香附子，薄荷，陳皮などが入っているので，滋陰清熱＋疏肝解鬱＋理気の処方です。疏肝解鬱と理気というのは，イライラ，不安，うつ状態，不眠などの精神的な症状を治す治療です。
灰本：滋陰至宝湯は陰虚にイライラ，ストレスなどが加わったときに使えそうだね。じゃ，問題の滋陰降火湯は？
加藤：地黄・当帰・天門冬・麦門冬と滋陰中心で，清熱は黄柏，知母が少し入っているといった処方です。
灰本：ありがとう。では鈴村さんだったら気虚から治療するのか，陰虚から治療するのか，あるいは両方か？
鈴村：えー，私だったら脈証から気虚のほうが強いと思うから気虚から治療したいと思います。補中益気湯かな？
灰本：なるほど，では補中益気湯はどこに効くと思う？
鈴村：えっ？　どこに効く？……。
灰本：じゃ，補中の中はどこを表していると思う？
鈴村：真ん中ですか？
灰本：そう真ん中！　真ん中とはどこ？
鈴村：うーーん，胃？
灰本：そうそう，「中」はみぞおちとお臍の間のあたりを表す言葉だから，胃になるね。次に黄耆建中湯は原典ではどんな症状に処方されている？
加藤：はい，『金匱要略』の血痺虚労病篇に書かれています。主に虚労に使われています。元気がない，疲れやすい人のいろいろな症状です。
灰本：黄耆建中湯の原文は虚労と腹痛だね。そうすると補中益気湯も黄耆建中湯

もちょっと違うね。

　じゃ，炙甘草湯はどこに効く？　鈴村さん。

鈴村：えーと，『傷寒論』に書かれていて，「傷寒脈結代，心動悸，炙甘草湯主之」と書かれているので心だと思います。

灰本：おっ，よく勉強しているねー。そう，心，特に動悸や胸部不快感に使われるね。補中益気湯や黄耆建中湯にくらべると横隔膜より上の症状に使われているから炙甘草湯はこの症例に近いね。

　七物降下湯は大塚敬節先生が自分の高血圧やそれに伴うのぼせの症状を治そうとして作った処方だから芍薬や滋陰薬の地黄も入っているね。特に首から上の症状に使ったわけだから口内炎にも効きそうだね。

　そうすると，鈴村さん，気虚中心の場合はどの処方が第一候補になる？

鈴村：七物降下湯です。

灰本：そうだね，七物降下湯がいいだろうね。炙甘草湯も悪くないと思うけど，炙甘草湯には桂皮が入っているから，これが引っかかるんだよねー。桂皮が入っていると気を上に行かせるから（図5-①　p.119），もし気虚ではなく陰虚内熱だったら，それが悪化する可能性が大いにある。だから，最初から積極的には使えないねー。

　炙甘草湯はそのうち症例検討会で詳しく勉強しましょう。

陰虚内熱に使う3つの処方

灰本：さて，次に陰虚が優勢の場合（つまり陰虚内熱）は何を使う？　松岡君。

松岡：この患者さんが学校の先生で，4月の年度替わりのときに悪化しやすいとあるので滋陰至宝湯がいいかな？　と思います。

灰本：悪くないね。ストレスで悪化すると言っているからね。

　耕基先生だったらどの処方を使いますか？

耕基：私なら一番使いやすい処方は滋陰降火湯だと思います。辛夷清肺湯は主に鼻の症状に使うので，なんとなく処方しにくいです。

灰本：そうすると，ストレスを重視するなら滋陰至宝湯，素直に滋陰清熱するなら滋陰降火湯だろうね。

　実際，私はこの患者さんには，とりあえず滋陰降火湯エキス（ツムラ，7.5g/

第3章　脈診と問診から気・陰の性状がわかる　滋陰降火湯

日分3）を処方しました。結果として20年繰り返す口内炎が，わずか1カ月足らずで2/10にまで良くなり，患者さんにすごく喜んでもらえました。ただし，満足のいく結果が出なかったとしたら，滋陰至宝湯や七物降下湯を試していたと思います。

　2つ注意して欲しいことがあります。1つ目は，この3つの処方の弱点です。気を降ろす生薬の芍薬，石膏（せっこう），代赭石（たいしゃせき）が入っていないか，入っていても量が少ないので，陰虚陽亢が強い患者には効きません（図3-⑬ p.81）。2つ目は，滋陰降火湯，滋陰至宝湯，七物降下湯は『傷寒論』『金匱要略』の処方ではありません。今回の症例に，経方医学理論に基づいてこの処方を応用したわけです。誤解のないようにしてください。

　それでは，最終的に治療経過を考えて，この患者さんを診断するとどうなりますか？　北澤君。

北澤：はい，この患者さんは陰虚内熱が中心だったことになります。

灰本：そう，滋陰降火湯がこんなにも効いたのだから，気虚はあまり関係なかったということになります。

　この患者のように内熱の症状が口内炎以外にまったく見られない場合でも，陰虚内熱が原因だったということです。陰虚内熱は本当に幅の広いさまざまな症状を引き起こします（図1-⑨ p.23，図3-⑪ p.79）。日常診療のなかで，陰虚内熱はいつも頭の片隅に置いておかなければいけないものだと思います。

　加藤君，滋陰降火湯の原典を紹介してください。

加藤：はい，滋陰降火湯は1587年に編纂された書物，『万病回春（まんびょうかいしゅん）』の虚労篇に書かれている処方です。条文および処方構成は次の通りです。

（万病回春・虚労）治陰虚火動，発熱咳嗽，吐痰喘急，盗汗口干。此方与六味地黄丸相兼服之，大補虚労，神效。

（陰虚火動して発熱咳嗽，吐痰喘息，盗汗口渇するを治す。この方と六味地黄丸と相兼ねてこれを服せば，大いに虚労を補い神効あり）

処方構成：地黄（乾八分・熟一銭）　麦門冬（一銭）　黄柏（五分）　当帰（一銭二分）　芍薬（二銭三分）　天門冬（一銭）　知母（五分）　白朮（一銭）　陳皮（七分）　（炙）甘草（五分）　生姜（三片）　大棗（一枚）

反復性口内炎の漢方の有効率

灰本：最近の1年以内に反復性口内炎の症例はどのくらいあって，滋陰降火湯はどのくらい効いている？　北澤君か松岡君，どうですか？

北澤：直近の1年間で調べてみました。6名の反復性口内炎の症例があって，全例に滋陰降火湯が処方されていました。そのうち4名は数週間（1カ月以内）の服薬で症状が改善し再発もありませんが，2名は効果がイマイチでした。その2例に黄連解毒湯，辛夷清肺湯が処方されましたが，効果がありませんでした。

その後，繰り返す口内炎5〜6人に黄連末単独や黄連解毒湯エキス剤も処方されていますが，有効例は半数弱のように思います。

灰本：滋陰降火湯の有効率のほうが高いように思うけど，清熱の黄連末や黄連解毒湯もそこそこ有効だったね。だから，清熱だけでもよいか，滋陰降火湯のように滋陰清熱を使うか，この頑固な口内炎にどう使い分けるか，私のなかではまだ定まっていません。

今日の症例から陰虚内熱が幅広い症状を起こすこと，さらにそれに対するエキス剤を学習しました。今日はこれくらいで終わりましょう。皆さん，お疲れさまでした。

症例検討会④

灰本ポイント　滋陰降火湯（図3-⑪，⑬）

❶病は気が行き過ぎるか，行かないか。
❷胃気が上るが陰は上らないとき，上半身に病的な熱と乾燥が発症（陰虚内熱・陰虚陽亢）。
❸陰虚内熱・陽亢の症状は，ほてり，頭痛，めまい，口内炎，アレルギー性鼻炎・結膜炎，咽喉頭痛など。
❹治療は気を落とし（芍薬，石膏），陰を補う（地黄，麦門冬，知母）。

症例検討会 ❺　長引く咳

患者：40代前半，女性，パート事務職。
基礎疾患：特記すべきことなし。
現病歴：X年3月15日初診。数年前の毎年3月頃から痰がからむ咳が2〜3カ月間ほど続いた（痰はコップにわずかしか溜まらない）。喉が痒くなりイガイガすると咳が出ることも多かった。特に会話時や夜中に咳が悪化する傾向があり夜間不眠となった。喘鳴はなく，階段昇降や運動で悪化することはなかった。

　近医から咳喘息と診断され（吸入前後の1秒率変化のテストをしていない），毎年吸入薬（ブデホル®定期吸入とメプチンエアー®頓用）を処方されていたが，効いているという実感はなかった。

　飲酒なし，喫煙なし，内科的な慢性疾患での通院歴はない。
身体所見：血圧124/76mmHg，脈拍80/分，身長160cm，体重50.5kg，BMI 19.7
漢方問診：寒けはない，上半身のほてりもない，汗は多くない，めまいや立ちくらみなし。口はそれほど乾かないが，冷たいものが好きでやや飲水量は多い。喉がイガイガするが痰は出ない，胸苦や動悸はない，食欲良好，胃腸症状はない，やや便秘気味（2日に1回排便），耳鳴りはない，夜間尿もない，冬になると足背が冷える，下腿に軽い浮腫あり。月経は30日周期，経血に血塊が混じる，貧血はない，月経前にイライラや乳房が張るが咳とは無関係。
脈証：右寸・関は略（略はわずかに）浮，按じて細，滑。尺脈は沈細，按じて滑
　　　　左寸・関・尺は沈，按じて細，渋
腹証：心下と季肋部内側にH（2＋），T（1＋）。
舌証：やや紅，暗，薄白苔で膩苔はない，乾燥とはいえないが唾液も多くない。
治療経過：胸部レントゲンで異常がないことを確認した後に，エキス剤Aを処方した。

　1週間後から効き始め，3週間後には咳の程度は1〜2/10へ改善した。

症例検討会⑤

脈証から病態を考える

灰本（院長）：今回の症例は「長引く咳」で，実際に使用した処方とその他の鑑別すべき処方についてみんなで検討しましょう。

　この症例は毎年3月頃になると痰がからむ咳が出るというものです。まず患者さんが，痰が出る，からむと訴えたときには，必ずその痰の量がどの位なのかを問診してください。私は必ずコップを患者の前に置いてどのくらい溜まるのか？　と尋ねるようにしています。気管支拡張症などの場合，コップ半分以上痰が出ますが，単純に痰が出ると訴える患者はコップの底に少し溜まる程度なのがほとんどです。具体的な喀痰の量によって治療が大きく違ってくるので正確に聞きましょう。

　さらに近医（耳鼻科）から咳喘息の診断でステロイド吸入薬と気管支拡張薬の吸入薬が処方されていますが，気管支拡張薬の吸入前後の肺機能テストを行わずに診断しているので効くわけがありません。この患者の咳喘息という診断は間違っています。

　脈にやや特徴がありますが，漢方問診にはさほど重要な症状もなく，ちょっと厄介な症例です。それではまず脈診から考えていきましょう。鈴村さん。

鈴村（中堅薬剤師，漢方初心者）：えーと，右の寸関の脈がやや浮いているけれど，問診から外邪が外殻に張り付いているようには思えないし，細とあるのでこの浮脈は気虚があることを示しているのではないかと思います。

灰本：そうかな〜？　細の次に滑脈とありますから，決して弱の脈ではなかったです。したがって，自信を持って気虚があるとは言えないですね。寸関の脈が浮いているけど，陽亢の脈とは考えないのかな？　鈴村さん。

鈴村：陽亢ですか？……。うーん，陽亢ぽい症状がないのでどうかな〜。

灰本：そう！　気の陽亢を示す症状がないよね。たとえば顔がほてる，口が渇くとか，そんな症状があればこの浮脈は陽亢でもいいけ

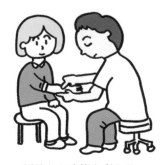

脈診から病態を考える

ど，そんな症状は何もないから陽亢ではなさそうですね（図1-⑨ p.23）。ではこの滑脈は何を表しているのかな？　鈴村さん。

鈴村：そうですね〜，まぁ痰がなんとなくからんでいるし仕方ないかな〜と。

灰本：いやいや，この症例，ほとんど痰は出ていないんだよ。なのに滑脈になっているから困っているわけなんですよ。誰か，この滑脈に意見はありますか？

加藤：滑脈はしっかりした脈だから気虚は当てはまらないし，発熱があるときの脈でもあるけど，この患者でそれはない。実熱はないけれど，陰虚からくる内熱はあるかもしれません。強い内熱があると脈は細，滑になることもあります。もう1つ，あえて当てはめるなら下腿の浮腫，つまり局所的な湿を反映しているかもしれません（図3-⑧ p.76）。

灰本：そうです。加藤君が言うように滑脈はその2つを念頭に置きましょう。

　次に反対の左の脈を考えてみよう。寸関尺沈・按じて細・渋は何を表す？　鈴村さん。

鈴村：えーと，以前に按じて細・渋の脈は陰虚の脈だと習いました（図3-⑦ p.75，⑨ p.76）。

灰本：その通り。按じて細・渋は陰虚を表す脈といえます。まだ月経のある方だから血虚を表す可能性もあるし，渋は血瘀を表す可能性もあります。血虚＋血瘀は婦人科症状にはよく当てはまるけど，長引く咳の原因に血瘀はピンとこないね。陰虚の脈ととらえてよいと思います。

　しかし，右は「湿」を表す滑脈で，左は「陰虚」を表す按じて細・渋。左右でまったく逆の状態を表す脈になっています。このように脈が左右で異なるのが一番困りますね。どちらを診断の根拠にしていいのやら迷います。加藤君は江部先生の外来も見学していたから，こんなとき，江部先生はどうしていた？

加藤：ここだけの話，江部先生もこのようなときは都合のいいほうの脈を使っていましたね。片方の脈でうまくいかなかったら，その逆の脈に乗り換えて利用して，臨機応変に治療していました。江部先生ほどの人でも脈は難しかったのだと思います。

腹証，舌証，問診も加えて総合的に診断する

灰本：私も見学してそう思いました。次に腹証を見ていきましょう。松岡君どう？

松岡（中堅薬剤師，漢方初心者）：はい，心下と胸脇内側のH（2＋），T（1＋）とありますが，咳が長く続いていることを考えると，やはり横隔膜のあたりが筋肉痛のように硬くなるのは仕方がないのかなと思います。膈不利（かくふり）と言ってもよいと思います。

灰本：そうだね，圧痛より季肋部の筋肉が硬くなっているという感じでした。膈不利と言えなくもないけど，膈不利からくる咳はもう出だしたら咳が止まらない。人前に居られないからその部屋を出ざるを得ないほど強い発作的な咳で，その後に咳が止まる間歇期が必ずあります。この症例はそこまでの咳ではないけど，一応，膈不利も考えておきましょう。

次に舌証と問診はどうでしょうか？　北澤君。

北澤（ベテラン薬剤師，漢方初心者）：えー，舌の所見からははっきりしたことは言えません。でも問診で足背が冷えるので，後通の衛気不足，腎に気と陰の不足（腎の気陰両虚）がありそうです。それに口渇が強く冷たい水をたくさん飲んでいるので，内熱があるという感じです。

灰本：そうだね，この方には外邪による熱はないから，腎の陰虚からくる虚熱（陰虚内熱）と言えそうだね。それではここまでの情報をまとめてみてください，耕基先生。

耕基（中堅内科医，漢方初心者）：はい，まず陰虚内熱の可能性があり，膈不利もあり得る。なんとなく話が合いませんが，下腿浮腫や滑脈から飲や痰の存在も否定できない。その3つの可能性がある咳だと思います。

灰本：ありがとう。陰虚内熱＞膈不利＞飲・痰による咳と鑑別できそうですね。でも痰による咳の可能性は低そうです。もし痰証によるのであればもっと痰の量が多いはずです。滑脈は湿証でなくても内熱が強いなら出てもよいと思います。陰虚内熱もしくは膈不利による咳だと言えそうですね。

咳の治療に使うエキス剤

灰本：それでは，まず陰虚内熱だとしたら処方は何を使いますか？　北澤君。
北澤：滋陰降火湯，辛夷清肺湯，竹筎温胆湯，麦門冬湯あたりでしょうか？
灰本：竹筎温胆湯はちょっと違うかな。後でそれは出てくるからここでは議論しません。陰虚内熱に使うのであれば滋陰降火湯，辛夷清肺湯，麦門冬湯あたりだね。膈不利のときは何を使う？　松岡君。
松岡：膈不利なら木防已湯だと思います。
灰本：そう，木防已湯だね。木防已湯は膈の上下の気の流れを桂皮が上向き，石膏が下向きとベクトル薬の組み合わせで膈の上下を通す処方です。膈不利では発作的に繰り返す強い咳が特徴です。このタイプの咳は患者数がすごく多いので「超えていけ経方医学」で症例検討します。他の処方はどうかな？　加藤君。
加藤：最近はあまりお使いになりませんが，以前は九味檳榔湯をよく処方されていたように思います。
灰本：そうだね，昔は九味檳榔湯をよく出していたね。その頃の私は中医学の治療法でした。ストレス咳（中医学では肝咳と言います）に五磨飲子を使うんですが，それに一番近いエキス剤が九味檳榔湯だったんですよ。その他で咳に処方されるものを少し挙げて並べてみましょう。加藤君，お願いします。
加藤：はい，では咳に処方されるものの条文を挙げてみます。
　エキス剤処方としては，麻杏甘石湯，五虎湯，木防已湯，小青竜湯，滋陰降火湯，辛夷清肺湯，清肺湯，竹筎温胆湯，九味檳榔湯あたりでしょうか。

●**麻杏甘石湯**（麻黄・杏仁・石膏・甘草）
　（傷寒・太陽病中 63）発汗後，不可更行桂枝湯，汗出而喘，無大熱者，可与麻黄杏仁甘草石膏湯。

●**五虎湯**（麻黄・杏仁・石膏・甘草：麻杏甘石湯＋桑白皮）
　（万病回春・喘急）傷寒喘急者，宜発表也。五虎湯　治傷寒喘急。

●**木防已湯**（桂枝・石膏・人参・木防已）

(金匱・痰飲欬嗽病) 膈間支飲, 其人喘満, 心下痞堅, 面色黧黒, 其脈沈緊, 得之数十日, 医吐下之不愈, 木防已湯主之。虚者即愈, 実者三日復発, 復与不愈者, 宜木防已湯去石膏加茯苓芒硝湯主之。

● **麦門冬湯**（麦門冬・人参・半夏・粳米・甘草・大棗）
（金匱・肺痿肺癰欬嗽上気病）大逆上気, 咽喉不利, 止逆下気者, 麦門冬湯主之。

● **小青竜湯**（麻黄・桂枝・乾姜・細辛・半夏・赤芍薬・甘草・五味子）
（傷寒・太陽病中40）傷寒, 表不解, 心下有水気, 乾嘔, 発熱而咳, 或渇, 或利, 或噎, 或小便不利, 少腹満, 或喘者, 小青竜湯主之。

● **滋陰降火湯**（地黄・当帰・麦門冬・天門冬・芍薬・白朮・黄柏・知母・甘草・生姜・大棗）
（万病回春・虚労）治陰虚火動, 発熱咳嗽, 吐痰喘急, 盗汗口干。此方与六味地黄丸相兼服之, 大補虚労, 神効。

● **辛夷清肺湯**（辛夷・枇杷葉・黄芩・山梔子・知母・石膏・升麻・百合・麦門冬）
（外科正宗・鼻痔）鼻痔者, 由肺気不清, 風湿鬱滞而成, 鼻内肉結如榴子, 漸大下垂, 閉塞孔竅, 使気不得宣通。内服辛夷清肺飲, 外以砂散逐日点之, 漸化為水乃愈。兼節飲食, 断濃味, 戒急暴, 省房欲, 愈後庶不再発。

● **清肺湯**（桔梗・桑白皮・貝母・杏仁・黄芩・山梔子・五味子・麦門冬・天門冬・当帰・茯苓・陳皮・生姜・甘草・大棗）
（万病回春・咳嗽）痰嗽者, 嗽動便有痰声, 痰出嗽止是也。（嗽而痰多者, 是脾虚也。）肺脹嗽者, 嗽則喘満気急也。（喘急不得眠者難治。）久嗽不止成労, 若久嗽声唖, 或喉生瘡者, 是火傷肺金也。（俱難治之。若血気衰敗, 声失音者, 亦難治也, 以上三条, 俱宜後方。）清肺湯, 治一切咳嗽, 上焦痰盛。

● **竹筎温胆湯**（温胆湯：半夏・陳皮・茯苓・甘草・枳実・竹筎・大棗＋柴胡・黄連・香附子・桔梗・麦門冬・人参）
（寿世保元・傷寒）論傷寒日数過多, 其熱不退, 夢寐不寧, 心驚恍惚, 煩躁多痰,

第3章　脈診と問診から気・陰の性状がわかる　滋陰降火湯

宜竹筎温胆湯。

●**九味檳榔湯**（檳榔子・厚朴・陳皮・桂枝・紫蘇葉・木香・生姜・甘草・大黄）
（勿誤薬室方函口訣・浅田家方）脚気腫満，短気，及び心腹痞積，気血凝滞する者を治す。

灰本：ありがとう。この中で麦門冬湯は日本漢方では咳に使うかもしれませんが，『金匱要略』の条文を読んでもどこにも咳とも痰とも書いてありません。条文にある「大逆上気，咽喉不利」は逆流性食道炎のことで，麦門冬湯を咳に使うのは誤った使い方です。だから，私の長い経験では咳にはほとんど効かない。麦門冬湯については**症例検討会⑮**で詳しく検討して説明します（図13-① p.262，② p.263）。
　次に小青竜湯ですが，条文に「心下有水気，乾嘔，発熱，咳」とあって，使用している生薬に温める生薬（熱薬）である乾姜・細辛を使っています。陰虚内熱なら乾燥が悪化するのでむしろ禁忌です。
　木防已湯は先ほども言いましたが，膈の上下の気の流れを桂皮が上向き，石膏が下向きとベクトル薬の組み合わせで膈の上下を通す処方です。かなり高度な経方医学の知識や経験が要求されるので，ここでは控えておきます。
　ここまでは経方医学，つまり『傷寒論』と『金匱要略』に載っている処方です。次に経方医学以外の処方でも経方医学の理論を応用して使うことができる処方もあります。滋陰降火湯と辛夷清肺湯を考えてみましょう。北澤君，説明してください。

北澤：（江部先生の『経方医学』を見ながら）滋陰降火湯には下向きベクトル薬は芍薬1味，滋陰剤は4つ（地黄・当帰・麦門冬・天門冬），清熱薬は2つ（知母・黄柏）入っていて，どちらかというと滋陰に重きを置いた処方構成のようです。それに対して，辛夷清肺湯には滋陰剤が2つ（麦門冬・知母），清熱薬が4つ（黄芩・山梔子・知母・石膏）入っていて，滋陰降火湯と比べると清熱に重きを置いた処方です。これならきちんと使い分けができそうですね。

灰本：ただし，エキス剤の芍薬のほとんどは白芍薬ですから，下ベクトルの作用は弱いと思います。もし煎じ薬で生薬の構成を作るとき，下・内ベクトルを意図したなら白芍薬ではなく，必ず赤芍薬を使ってください。詳しくは「超えていけ経方医学」で解説します。

それじゃ，加藤君，次に清肺湯と竹筎温胆湯を解説して。
加藤：清肺湯ですが，この処方は15味といろいろゴチャゴチャと入っていて，何に重きを置いているのかよくわからない処方です。生薬のベクトル性や治療の方向性が訳のわからないことになっています。だから病態がよくわからない医者が適当に出して効いたらラッキーみたいな感じのする処方です。

竹筎温胆湯の竹筎は去痰清熱で，温胆とはビックリしやすいとか不安やストレスを和らげるという意味だから，柴胡や香附子も加えてあるのでストレスから来るものを和らげる感じです。それに去痰の二陳湯（半夏・陳皮）を加えた処方です。痰が多く，ビックリ，イライラする人の咳にはよいと思います。

灰本：この温胆ってわかりますか？ 胆は「きも」の意味で，「胆を冷やす」「胆がすわっていない」なんて言います。胆が冷えるのはどんなとき？

鈴村：灰本先生に怒られたとき……。

灰本：えーそお〜，確かにビックリ，オドオドするかもね〜。冷えた胆を温めてビックリやオドオドしなくするのが温胆湯の意味です。だから竹筎温胆湯はオドオドしやすく，ストレスに弱く，痰がよく出る咳といったところでしょうか。

最後の九味檳榔湯，これは私が発掘した咳の処方です。非常にわかりやすい処方で，理気薬（檳榔子・厚朴・陳皮・紫蘇葉・木香）中心に構成された処方で，気を動かすことで咳を緩和する処方です。

松岡：一般的に咳には使われていないようですけど……。

灰本：中医学でストレスの咳によく使用する五磨飲子（檳榔子・枳実・烏薬・木香・沈香）という処方があるのですが，これは理気薬ばかりで構成された処方で，九味檳榔湯の構成生薬とよく似ているので，この処方を応用するようになりました。そこそこ効きます。

強い気が胃から昇ると熱風となる

灰本：ざっと簡単に処方を見てきましたが，経方医学で使用するエキス剤処方（麻杏甘石湯・木防已湯・小青竜湯・麦門冬湯）は薬味が少ないのが特徴で，4〜8味で構成されています。それに比べ経方以外の処方（滋陰降火湯・辛夷清肺湯・清肺湯・竹筎温胆湯・九味檳榔湯）は平均12味と薬味が多いのが特徴で

第3章　脈診と問診から気・陰の性状がわかる　滋陰降火湯

す。こうやって見ると経方医学で使用する処方は，本当に生薬のことを理解していた古代の医師が作り上げた洗練された処方だと実感します。

　4〜8味の生薬の半分近くはベクトル薬で構成されています。これを見ると経方医学の処方とそれ以外の処方の考え方がまるで違うことがわかります。

　さて，話が少しそれましたが，ここまでの処方を見てきて，この症例に最も合う処方はどれだろうか？　1人ずつ答えてみてください。

北澤：はい，陰虚内熱中心だと思うので，滋陰降火湯だと思います。
鈴村：私も滋陰降火湯が一番良いと思います。
松岡：私はどちらか決めかねていて，滋陰降火湯か木防已湯だと思います。
灰本：皆さん，陰虚内熱が咳の原因だと考えているようだけど，どうして陰虚内熱で長引く咳が起こるのか説明できますか。松岡君どうですか？
松岡：前回の症例検討会に出てきた**図1-①** p.10 を見てください。**図1-①**の中央は気が行くけれど陰が不足しているので行かない。すると気は熱風となって胃から顔面まで上っていきます。ちょうど**図1-⑨** p.23 のようにまるでドライヤーを膈の下に入れて熱風のスイッチを入れたのと同じ状況となります。そうなるといろいろな熱や乾燥症状が上半身に出ます。咳が出るのもそんな理由だと思います。

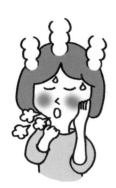

気が上がり過ぎると

膈不利の咳と陰虚内熱の咳は区別が難しい

灰本：松岡君，たいへんよくできました。わかりやすい説明をありがとう。
　ところで，皆さんは触れていないけど，麻杏甘石湯はどうだろうか？
加藤：麻杏甘石湯の条文には，「汗が出て，熱がなくて，喘するもの」とはありますが，咳はありません。喘鳴のする場合に使う処方ですが，この症例には発汗もありませんし，ただの咳にはあまり効かないのではないかと思います。
灰本：その通り！　麻杏甘石湯は咳ではなく，喘（息）に効く処方です（**図14-①** p.277）。それは**症例検討会⑯**で詳しく議論するとして，使い分けをしっかり

と覚えておきましょう。
　もとに戻って，この症例，耕基先生なら何を処方しますか？
耕基：そうですね，私も皆さんと同じように滋陰降火湯が妥当だと思います。
灰本：ありがとう。では松岡君だけ木防已湯も可能性があると考えているようですね。
松岡：可能性があるというか，どう区別したらよいか正直わからなくて。
灰本：なるほど，私も長引く咳を治療するとき，頭の片隅に常に膈不利の木防已湯を念頭に置きながら処方を考えますが，加藤君ならどうしますか？
加藤：はい，この症例の腹証を見ると心下と胸脇内側のH（2＋），T（1＋）とありますが，木防已湯を使う場合，条文には「膈間支飲，心下痞堅」とありますので，もっと硬くなっているのではないかと思います。
灰本：確かに加藤君の言う通りで江部先生の『経方医学』には心下はカチカチに硬くなっていると書いてあるけど，実際に診療で患者さんを診ると，木防已湯が効く咳や喘鳴の患者すべてがカチカチに硬いわけではないです。硬くない人もたくさんいます。私は最近の数年間，長引く咳の患者で木防已湯が劇的に効く患者をたくさん診ています。江部先生の心下カチカチという腹証は間違っています。腹診は咳が長引くとカチカチになりますが，咳が始まって2週間ではまだ心下は軟らかいのです。ですから，心下カチカチは原因ではなく，長く続いたときの結果を見ているだけです。
松岡：滋陰降火湯が効く陰虚内熱の咳と，木防已湯が効く膈不利の咳を区別する方法はあるんですか？
灰本：それがひと筋縄ではいかないんだ。煎じ薬を使っていろいろやっているうちにわかってきたんだけど，陰虚内熱と膈不利が渾然一体となった患者もいるし，その2つを1人の患者が行ったり来たりする場合もあってね。この鑑別は相当な造詣が必要だから，とりあえず宿題としておきます。
　この患者の治療に膈不利を完全に否定できないから，まず7〜10日くらい木防已湯あるいは九味檳榔湯が効くかどうかを試してみて，効かないようであれば陰虚内熱を治す滋陰降火湯を処方するのも一法とは思います。ところが，患者さんが気長に付きあってくれるかどうかわかりません。咳で苦しんでいますから，この症例には経験的に効く確率が高い滋陰降火湯エキス（ツムラ，5.0g／日分2）を初めに使ったわけです。

第3章　脈診と問診から気・陰の性状がわかる　滋陰降火湯

膈不利の咳はエキス剤ではなかなか効かないので，多くの場合，煎じ薬を使います。このあたりを解説し始めるとすごくオタクな話になるので「超えていけ経方医学」で症例検討する予定です。

今回のように，ある症状に対してどのような原因でその症状が発生し，それに対応できる処方は何かと鑑別しながら処方を組み立てることが大切です。一朝一夕でできることではありませんが，コツコツ勉強し，皆で議論，検討することが患者さんを治すことにつながります。

今日は陰虚内熱の咳の症例でした。次回もしっかり勉強していきましょう。

症例検討会⑤

灰本ポイント　　**滋陰降火湯（図3-⑪,⑬）**

❶胃気が上り過ぎると，胸部では乾燥咳，胸が熱くモヤモヤ，胸部不快，動悸など。
❷陰虚内熱の脈証は沈・細・数・渋。陰虚陽亢の脈は浮で強い。
❸陰虚内熱に一番使いやすいのは滋陰降火湯。
❹痰が少なく長引く咳は陰虚内熱か膈不利が多い。

地黄

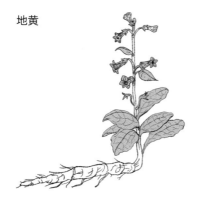

第4章

桂皮と芍薬が気と陰を調える　桂枝湯

わかりません経方医学 基礎解説　⑥

1　桂枝湯の要点

　桂枝湯はカゼ症候群（経方医学では寒邪が皮膚に張り付いたか，中に入りつつあるとき）に使います。その要点は，①悪風であって悪寒ではない（悪風とは風が当たると寒けがする程度のことで，強い寒けは悪寒と言います）。②汗が出ている。③したがって発熱はないか，せいぜい37℃台の微熱。④少なくとも寸あるいは関脈が浮いており，按じて軟らかい（浮で軟）。この4つの条件がすべて揃っているときです。

　しかし，皆さんがカゼを引いたときを考えてください。悪寒はないし発熱もないか微熱の状態で果たして医療機関を受診するでしょうか。自宅で静かにしているか，せいぜいドラッグストアでカゼ薬を買ってきて対処しているのではないでしょうか。したがって，カゼが発症した直後に桂枝湯証の患者が受診するのは稀なのです。

　一方，カゼがこじれたとき，肺炎，胆嚢胆管炎，腎盂腎炎，憩室炎などがほぼ治りかけた頃，心臓やがんの手術を受けた後，つまり体力が消耗したときに桂枝湯証が発症することは多々あります。そのような桂枝湯証は営衛不和と診断されます。このようなときには，すでに寒邪は皮・肌に存在しません。営衛不和を診断するときの必須条件はやはり上の①〜④です。

2　営衛不和の仕組み：江部先生の「脈外の気」説

　営衛の営は血，衛は気を示します。健常な状態では気（胃気）は心下→膈→胸

第4章 桂皮と芍薬が気と陰を調える　桂枝湯

→肺へと昇り，肺から心へ行き，心から脈外の気（これを衛と言う）と脈中の血液（営と言う）が併走しています（図1-⑧ p.22）。病的な状態では，脈外の気が脈中の営よりも走り過ぎる場合と（過剰な脈外の気），逆に脈外の気は走らないが，営が過剰となる場合が想定できます。営衛不和は前者も後者も含んだ概念です。

　必要もないのに脈外の気が過剰になると，胃→膈→肌への気の流れも過剰となり汗となって気と陰が多量に出てしまい，気と陰が消耗します（図4-①）。また胃から心下・膈・胸・肺・心へ向かう気も過剰なので，逆に胃→膈→前通・後通の衛気（皮を流れる）は不足して皮は冷えて悪風となります（図4-①）。

　気が上に行き過ぎるが，陰は行かない病態は陰虚内熱でも陰虚陽亢でも登場しました（図1-① 中央 p.10）。その場合，気が行き過ぎるのは膈より上なので上半身にだけ症状が発症します（図1-⑨ p.23）。営衛不和も病態はよく似ていますが，異なるのは膈より上だけではなく，脈管が走る全身，特に皮と肌でこの病態が発生し，皮膚を触るとひんやり，汗がべっとり，つまり多量の冷汗の症状となります。

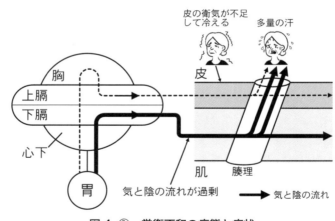

図4-①　営衛不和の病態と症状

3　「営衛不和は肌で起こる」説

　ここで疑問が湧きます。経方医学では営衛不和は脈外の気（衛）と脈管内の

血（営）の異常とされています。この「脈外の気や脈中の営」説は果たして臨床的に意味があるのでしょうか。営衛不和では脈外の気の行き過ぎとそれに伴う営（血）の行き過ぎが中軸的な役割を果たすというならば，頻脈，呼吸促迫，指趾末端が熱くなるなどの症候が治療前にあって，桂枝湯の治療が奏功したらそれらの症候は消える，という臨床的な根拠が必要です。**症例検討会⑥**の症例ではそれはありませんでした。それに桂枝湯の加減方にもまったく営衛不和は出てきません。桂枝湯と対比される**麻黄湯**（**症例検討会⑧**で詳しく検討します）も汗が重要な役割を果たすのですが，ここにもまったく登場しません。

最終的に肌内の気の行き過ぎ，それに引きずられて陰も行き過ぎて多汗となった結果，皮の衛気が少なくなって冷えたのです。それなら脈外の気と脈管内の営を持ちださなくても，単純に肌の気が行き過ぎて消耗，その結果，皮の衛気不足が発症したと考えたほうがわかりやすいと思うのです。

汗の源は胃気と胃陰です。これらは膈を通って外出して皮と肌の中の脈管外の組織間を環流しています（**図1-⑤** p.18）。皮は薄いため血や陰液の量は少ないので問題にはなりません。一方，肌内にも微少な脈管（絡と言います）はあるのですが，脈管以外の組織のほうが圧倒的に容積は大きく，大量の陰液を蓄積する能力があります。全身の浮腫（肌水）では体重は3〜5kg増えます。水に換算すると3〜5Lも貯め込むことができます。大量の浮腫のときに静脈や毛細血管（脈管）も拡張しますが，皮膚全体が紫や赤に変色することはありません。つまり，これらの浮腫（病的な飲）は，肌の中の脈管内ではなく脈管以外の組織間に蓄積されています（**図2-①** p.55）。

営衛不和を経方理論に沿うのではなく，あくまで臨床的に考えると，肌内の脈管以外を走る気が行き過ぎる，陰も気に引きずられて行き過ぎる，それらは腠理で外側に向かい大量の汗となる，そう考えたほうが自然です（**図4-①**）。汗は（胃）気と（胃）陰から成るので，その結果，胃気も胃陰も大量に消費してしまう。すると皮を走る気（衛気）が不足して冷えや寒いという病態が起こります。この病態の主因は肌における気の行き過ぎ→多汗→全身の気と陰の不足→その結果，衛気不足によって皮が冷えるのです（**図4-①**）。

「脈外の気」説を理屈で説明はできても臨床的に証明するのは無理でしょう。それを持ちださなくてもこの病態を十分に説明できると思います。

第4章 桂皮と芍薬が気と陰を調える 桂枝湯

4 桂枝湯に含まれる生薬とその意義

　麻黄は汗を出させるので禁忌です。桂枝湯に含まれる生姜・大棗・甘草は大量の汗によって消耗した胃気と胃陰を補います。そして，桂枝は胃気と胃陰を膈→皮・肌へ外出させます。芍薬は肌の気と陰を膈→心下→胃へと強力に戻す作用があって肌内の気と陰の走り過ぎを防ぎます。桂皮と芍薬の両方を使って内外の気，陰の流れを調整します（図4-②）。

　このときに桂枝と芍薬を1：1で使います。もし気が著しく過剰に走っているならば，桂皮を減らして芍薬を増やすべきで，桂枝去桂湯や桂枝加芍薬湯（**基礎解説⑦**と**症例検討会⑦**）が必要に思えますが，経験的にそのような加減をしなくてもこの多量の汗，冷え，だるさなどは桂枝：芍薬＝1：1で劇的に，それも1～2日服薬することによって改善します。ということは，営衛不和の背景に強い虚はないですし，気の過剰とはいえそれほど強くないと考えられます。

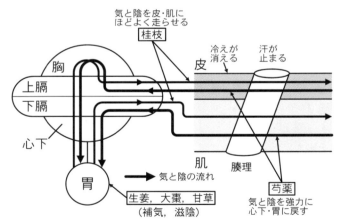

図4-② 営衛不和の治療に使う生薬とその作用点

5　まとめと臨床の目

　桂枝湯証は，微熱，寒けも強くない（悪風），汗が多く出る病態です。麻黄湯と異なり，この程度で外来受診する患者はよほどの病院好きです。それに対して，急性・慢性疾患の治癒過程で桂枝湯証が発症することは多くはないにせよ，時にあります。そのとき，外邪が残っているのではなく，肌内の気と陰の過剰により多汗，全身の気と陰の不足，衛気（皮）不足などが連鎖して営衛不和となります。

　営衛不和の仕組みに腠理が閉じる条件（典型的なのは寒邪が腠理に張り付く）が加わると次のようになります。肌の中で気が行き過ぎ陰も引きずられて肌内を走っても，寒邪が腠理に張り付いて汗が出せないなら汗腺は腫れるでしょう。それが寒冷蕁麻疹の仕組みです。外来で時に遭遇する営衛不和はこの2つのパターンです。いずれも桂枝湯を投薬します。劇的に効果があれば営衛不和だったと確定診断できます。

　症例検討会⑥や寒冷蕁麻疹のような体調不良は，他のいろいろな病態でも起こり得ます。営衛不和の診断ポイントは，①脈が浮で軟，按じると弱い，②軽い寒けがある，③汗が多い，発熱はあっても微熱，④肌を触れると冷たくしっとりしている，です。

（灰本　元）

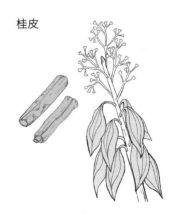

桂皮

症例検討会 ❻ 急性胆管炎の治癒過程に出現した異常なだるさと冷汗

患者：70代後半，女性，無職。
基礎疾患：2型糖尿病，大腸がん術後（Stage 1）胆嚢がん術後（Stage 3b）
現病歴：20年前から通院中で，初診時の身長153cm，体重60kg，BMI 25.6。

X年，大腸がん（State 1）で左結腸切除術，同時に見つかった胆嚢がん（Stage 3b）に対して化学療法後に胆嚢切除とリンパ節転移郭清術を受け，さらに術後の化学療法も受けた。体重は52kgまで減ったが，その後，体力も体重も回復した。

X＋3年6月の血圧130/59mmHg，脈拍76/分，体重59.1kg。

X＋3年7月9日から38℃の発熱と著しい食欲低下，水分しか摂れなくなった。12日に来院，血圧107/54mmHg，脈拍102/分，体重56.8kg。季肋部痛はなく，腹部エコーでも異常はなかったが，血糖554mg/dL，γ-GTP 295U/L，ALP 1,349U/L，GOT 42U/L，GPT 46 U/L，CRP 6.0mg/dL，WBC 10,500/μL。軽症の急性胆管炎＋脱水と診断して連日の生食輸液1Lとレボフロキサシン500mgを8日間処方。解熱しCRPも正常化，食欲も少しずつ回復した。

7月15日，既に発熱はなかったが体重が56.4kgのまま戻らず，「食欲はまあまあだが，だるくて，今ひとつパンチが出ない」と訴えた。WBC 7,500/μL，CRP 0.15 mg/dL，γ-GTP 306，ALP 417 U/L。
身体所見：血圧123/59mmHg，脈拍95/分，体重56.0kg，BMI 23.9。
漢方問診：発熱はない，とにかくだるい，1日中寝ていたい，真夏にもかかわらず寒い，ほてりはない，全身から汗が出る（日頃は出ない），寒熱往来なし，不眠なし，口渇気味，手が震える，食欲はイマイチ，嘔気なし，排便は軟便で3～4回/日，夜間尿1回，昼間の頻尿なし，耳鳴なし，腰痛あり（昔から）。
脈診：両側とも浮，軟，按じて弱い。
腹診：腹証は取っていないが，西洋医学的な腹診で右季肋部に圧痛はない。
舌診：所見の記載がない。
皮膚：触れるとヒヤッと冷たく全身に汗がびっしょり。

症例検討会⑥

治療経過：7月15日，エキス剤を1種類処方。昼過ぎから服薬を開始した。7月16日午前，だるさが消え寒けと汗は止まった，食欲は戻った，快活な口調でよく喋り元々の患者に戻った，昨日とは別人のよう。皮膚に触れると汗はなく，乾燥しており，温かかった。

浮で軟脈，冷え，大量の発汗をどう考えるか

灰本（院長）：それではこの症例を見ていきましょう。当院へは20年前から2型糖尿病の治療で通院を続けています。この患者さんは普段はとてもパワーのある患者さんで，男勝りで元気なおばあちゃんです。X年に大腸がんと胆嚢がんという2つの手術と厳しい抗がん剤治療を行い3年間生き延びています。

X+3年7月9日に急な発熱が続き体調も悪かったため，7月12日に当院を受診しました。血液や腹部エコー検査で急性胆管炎＋脱水と診断しました。抗生剤や輸液によって解熱し順調に回復に向かっていましたが，15日の診

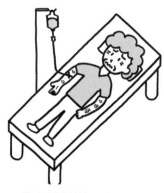

抗生剤や輸液によって解熱したが…

察時に患者さんから，「熱は下がったけど体重が戻らない，いまひとつパンチもでない」と訴えがありました。西洋医学的な触診では右季肋部に圧痛はありませんでした。汗が大量に出ており，7月というのに寒いと訴え，皮膚に触れると冷やっとして全身汗びっしょりでした。

今回も鑑別すべき処方を考えながら，この患者さんの病態をしっかり把握することをテーマとします。それでは，まず脈診について考えていきましょう。北澤君。

北澤（ベテラン薬剤師，漢方初心者）：はい，この症例は外感病がスタートですが，15日の段階では発熱は既にないので外感病はほぼ治りかけている状態だと

第4章 桂皮と芍薬が気と陰を調える 桂枝湯

思います。その時の脈診は浮，軟，按じて弱です。まず浮についてですが，まだ浮いているから外感病が残っているかあるいは膈よりも上に症状の主体があると考えます（図3-②p.72）。
灰本：脈の軟はどう考えたらよいでしょうか？
加藤（薬局長）：軟脈は気虚や湿をはばむ脈です。湿をはばむというのは湿が中心ではなく多少合併しているという意味です。
灰本：そうだね。軟脈はそんな意味です。それじゃ，この脈から言えることは？鈴村さん。
鈴村（中堅薬剤師，漢方初心者）：膈よりも上に病態の主体がある場合もあるけど，太陽病（外感病）の治りかけで風寒邪がまだ残っているかもしれませんし，気虚や湿もありそうです。
灰本：ありがとう。浮脈は外感病が治っていると言い切れませんね。経方医学では1つの脈に複数の病態の候補を挙げておくことが重要です。1つしか思い浮かばないと，それに対する処方を使って効かなかったときに次がありませんので。
　次に「冷えていて汗が出る」ことを何と言いますか？　鈴村さん。
鈴村：えっ，何と言うかですか……。
灰本：普通，冷えていて汗が出ることはまずないよね。発熱があって解熱するときに汗が出るというのが普通だよね。
鈴村：うーーーん，冷や汗……。
灰本：それも全身の冷や汗，それを漢方的に何と言いますか？
鈴村：漢方的……，あっ，四文字ですね，漢方業界用語！
灰本：業界？？　そう，何て言う？
鈴村：うーん。なんだろう……。
灰本：では，四文字はいったん置いておいて，まずこの冷やっとする状態はなに？
鈴村：えっと，皮の部分で冷えは感じるから，皮に気が行っていない衛気不足だと思います。
灰本：その通り！　冷えは皮で感じる（図1-⑩p.25）。これは大切だからしっかり押さえておいてね。じゃ，汗とは体の中の何が変化したもの？
鈴村：うーん，陰液だと思いますけど……。

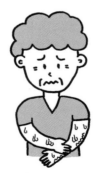

全身のじとっとした冷や汗

灰本：陰液だけだろうか？　汗を大量にかいて元気になるかなぁ〜。汗が出るときは他にも何か外に出て行くように感じるけど。
鈴村：そうですね，疲れますよね。たぶん気も一緒に出ているのではないかと思います。
灰本：そう，どっと一気に汗をかくとすごく疲れる。あれは気が出ていってしまったからです。だから汗＝気＋陰ということです。気が肌内を横に走り，腠理の位置で外側に曲がって気と陰が一緒に汗となって出ていきます。

営衛不和の病理

灰本：全身に無駄な汗を大量にかけば，気と陰はすごく消耗してしまい，いくら元気なこの患者でも「だるい，いまひとつパンチが出ない」ということになります。そして皮を走る気も少なくなって全身が冷える（図4-①　p.104）。この気を何と言う？　加藤君。
加藤：はい，皮を流れる気は経方医学では皮気とは言わず「衛気」と言います。前通と後通の衛気のときに勉強しました。
灰本：ありがとう。そう，皮を流れる気は「衛気」，肌を流れる気は「肌気」と言います。どちらも胃気が源です。それでこの患者さんの異常に出ている汗は，気と陰液とが出ていってしまっている。この状態（病態）を漢方では何と言うかな？　さっき鈴村さんが言った四文字漢方用語だよ。松岡君，どう？
松岡（中堅薬剤師，漢方初心者）：気陰両虚？
灰本：気陰両虚はこの状態がしばらく続いた後に起こる結果だよ。
鈴村：気陰両虚の入り口のことですね。
灰本：そう，この冷えていて汗が大量に漏れ出てしまう，今の状態のことを何と言うかな？　これはねぇ，知っていると一発で処方が決まるくらい大切なんだよ。どう？　北澤君。
北澤：うーーん，聞いたことがあるような……。あっ思い出しました！　営衛不和です。
灰本：よく知っていたね。そう，営衛不和と言います。ここで大量の汗の源の気と陰のほとんどは皮と肌を流れている気と陰液です（図4-①）。皮を流れる陰液

第4章　桂皮と芍薬が気と陰を調える　桂枝湯

は皮の体積が肌の体積に比べるとわずかなのを考えると無視してよいと思います。

　2008年頃だったか，名古屋百合会のメンバーが経方医学を教えてもらいに江部医院へ押しかけたとき，営衛不和の原理を江部先生がかなり詳しく解説してくれたよ。後で出てくる『傷寒論』には営衛不和は脈外の気が行き過ぎるのが原因だと書いてあるので，江部先生はこの大量の汗と冷えを原典に忠実に脈外の気（衛）と脈中の血（営）の流れの異常として捉えていたんだ。

　でも，どうも私たちにその説明が未だにピンとこないんです。気だけでなく血の流れも異常になるなら，脈が速くなるとか，呼吸が荒くなるとか，趾指の末端が熱くなるとか，あってもよいと思うんだけど，それはない。脈外の気と脈中の血の異常は営衛不和以外で『傷寒論』『金匱要略』にまったく出てこない。それにエキス剤Aの加減方はたくさんあるんだけど，その条文に脈外の気や脈中の血は一度も出てこない。麻黄湯も発汗させる処方だけれど，ここでも一度も出てこない。

　それで，私たちはもっと現実的で理解しやすい仕組みを考えてみました。正常状態では肌の気と陰は併走しています。それが乱れて，大量の気が肌を走りだすと陰も引きずられて走って，それが腠理で外側に曲がると大量の汗となります。そうすると，急性の気の不足，続いて陰の不足も発症します。その結果，皮の衛気も不足となって寒けがする。つまり，スタートは肌内で気が過剰に走りだして大量の汗，その結果として皮に衛気不足による冷えが起こっていると考えてみました（図4-①）。

加藤：この症例で，桂枝湯を飲む前後で脈拍の変化とか，脈外の気の暴走を現すような症状があって，それが桂枝湯を飲んだ後に止まったというようなのはなかったですか？

灰本：そのときは深く考えていなかったので，しっかり観察していませんでした。後からカルテを見てわかったのは，桂枝湯を飲む前は脈拍数95の頻脈で，これは細菌感染による食欲低下と脱水症と考えていました。服薬の翌日，すっかり冷や汗も寒けも消えてしまい，触っても乾燥して温かいし，患者もパンチが出てきたと言ったときの脈拍はやはり95で変化ありませんでした。その翌日に脈拍は70台まで下がっていつもの脈となっています。脈外の気が原因というには時間差があり過ぎて疑問だね。

加藤：うーん，確かに症状の改善と脈拍数の改善はずれていますねー。

灰本：医学的に証明のしようもない脈外の気の暴走説をいくら考えてもらちがあかないからね。その議論はここまでとしましょう。
　ここで，ちょっと質問です。この患者の場合，営衛不和でだるい，寒いと訴えているけれど，営衛不和でも，もし，なんらかの理由で腠理（汗腺）が閉じるとこの患者とはまったく違う病気になります。日常診療でもよくみかける皮膚の疾患だよ。わかる人いるかな？
鈴村・北澤：アトピー？？
灰本：いやいや，どう見ても，年余にわたって全身真っ赤だったりジクジク滲出液が出るアトピー性皮膚炎が肌気だけの問題なわけないよ。皮膚の落屑は湿（陰液過多）だし。耕基先生どうですか？
耕基（中堅内科医，漢方初心者）：そうですね，蕁麻疹ではないかと思います。
灰本：その通り！　だけど，1つだけある原因が重ならないとね。加藤君，どうですか？
加藤：例えると，寒冷蕁麻疹がわかりやすいと思います。温かい場所から急に寒い場所に出ると身体は寒さ（寒邪）を体内に入れないように腠理（汗腺）を閉じます。次に身体はその寒邪を吹き飛ばそうとして衛気を送り込みますが，腠理に寒邪が貼り付いて閉じているために過剰な衛気が盛り上がって腠理の尖端部が腫れる。これがいわゆる寒冷蕁麻疹です。その寒邪をなくすために温かいお風呂に入ったりすると蕁麻疹がスーッと引きます。
灰本：そうだね。江部先生はそのように語っていたねー。

営衛不和の治療に使う処方と生薬

灰本：それでは，営衛不和にはどんな処方を使いますか？
全員：……。
灰本：知っていれば一発ですが，知らないと永久に出てこない処方だね。それじゃ，加藤君。
加藤：桂枝湯です。経方医学の根幹となる処方です。
灰本：営衛不和には桂枝湯を使うというのを知っていれば，この症状を一発で解決できます。知らなければずっと治せない。

第4章　桂皮と芍薬が気と陰を調える　桂枝湯

　脈が浮で軟で弱いのは，桂枝湯が効くかもしれない脈です．この脈を診たら陽亢や肝腎陰虚を考える前に，まず身体のどこかに急性あるいは慢性でも桂枝湯証の症状や営衛不和の症状はないかと頭の片隅に置いてください．

　実際，私はこの患者さんに触れたときに，冷たい汗がびっしょりで，7月というのに寒い寒いと言っているのに驚いて，これはただごとではない．すぐに営衛不和が頭に浮かんで桂枝湯エキス（コタロー，6.0g／日分3）を処方しました．キーワードは軽い寒け，全身汗びっしょり，肌を触るとひんやり，脈が浮軟で弱いです．

　翌日には完全に回復して，皮膚も乾燥して温かくなっていました．桂枝湯のエキス剤を1日飲んだだけでそんなに回復するなんてびっくりしたね．

　ここで『傷寒論』の条文を見てみよう．加藤君，営衛不和について書かれている条文を紹介してください．

加藤：はい，「桂枝湯」の条文はたくさんあるけど，この症例のような営衛不和について書かれているのは，太陽病中篇の第53条と第54条です．

（傷寒・太陽病中53）病常自汗出者，此為栄気和，栄気和者，外不諧，以衛気不共栄気諧和故爾．以栄行脈中，衛行脈外，復発其汗，栄衛和則愈，宜桂枝湯．
（患者に絶えず自汗が出ているのは，栄気が調和しているからだが，栄気が調和しているといっても，外にある衛気はかえって協調がとれていない．すなわち衛気と栄気が互いに協調していないので自汗が出る．なぜなら栄気は脈中を，衛気は脈外を循行しているからである．発汗法を用いて，栄気と衛気を調和させれば病は癒える．桂枝湯で治療するとよい）

（傷寒・太陽病中54）病人蔵無他病，時発熱，自汗出而不愈者，此衛気不和也．先其時発汗則愈，宜桂枝湯．
（患者の臓腑にいかなる病もないのに，しばしば発熱し，自汗が出て，一向に治らないのであれば，これは衛気不和が原因である．この場合，発熱して自汗が出る前に発汗法を用いれば治癒する．桂枝湯で治療するとよい）

灰本：この条文の中に，「寒い」とか「冷えている」という文言があれば言うことないんだけどね．おそらく『傷寒論』は初歩的なことは省略されて書かれていることが多いので，太陽病の症状として「寒い」「冷えている」は存在していると思うね．桂枝湯に含まれる桂皮は気と陰液を心下→膈→皮・肌へ張り出す．芍

薬は行き過ぎた気と陰を心下・胃まで戻す，この芍薬と桂皮というベクトル薬の絶妙なバランスからなるのが桂枝湯です（図4-②p.106）。

営衛不和＝桂枝湯は必ず役に立つからしっかりと覚えておいてください。

もし，桂枝湯が思い浮かばなかったとき

灰本：それでは，もし営衛不和＝桂枝湯を知らなかった場合に他の処方で治すことを考えてみよう。松岡君なら桂枝湯以外に，どんな処方を使うかな？

松岡：そうですね，「1日中寝ていたい」や「いまひとつパンチが出ない」と言っているので，相当，気が不足していると思うので補中益気湯や黄耆建中湯でなんとかならないかと思います。

灰本：なるほど，確かに黄耆建中湯は効くかも知れないね。黄耆建中湯は桂枝湯の加減方だから。

補中益気湯は補気の人参が入ってはいるけど，汗を止めたり皮を温めたりできそうもないねー。耕基先生，補中益気湯はどんな場合に使う？

耕基：補中益気湯は，胃が中心の気虚の症状には効くと思います。「中」という文字が表しているのは胃のことだし。補中益気湯の脈は沈細弱，按じて無力でほとんど触れない脈と習いました。

北澤：時期的なことも考えると，7月という暑い時期だから清暑益気湯はどうでしょうか？

灰本：うーん，清暑益気湯は気を補いつつ，夏の暑さに対して基本的に冷やす処方だから，寒けが強いこの患者には逆効果になりそうですね。桂枝湯で汗が止まり少し体力が回復してきたけど，まだ体重や食欲が戻らないとか力が出ない，この時期は真夏だし，そんなときの気陰両虚に対して清暑益気湯を長期間処方するのはよいかもしれませんが。

この患者に合いそうな他の処方はないですか？？　鈴村さんどうですか？

鈴村：気陰両虚を考えて，炙甘草湯ですかね。

灰本：炙甘草湯も桂枝湯の加減方で，桂枝湯から芍薬を抜いた処方だね。この症例では肌気が行き過ぎているのに対して芍薬が必須だから，それが入っていないので効かないでしょう（図5-①p.119）。炙甘草湯はもともと気陰両虚で動悸が

第4章　桂皮と芍薬が気と陰を調える　桂枝湯

起きたときの処方だから違うかな（**図5- ⑥** p.125）。

まぁ，いろいろ処方が出たけど，やはり桂枝湯にはかなわないね。営衛不和に桂枝湯，今日はこれをしっかりと覚えておきましょう。

加藤：軽い寒けがあるカゼ症候群にも桂枝湯を使います。どう扱いましょうか？

灰本：寒気のある桂枝湯と麻黄湯の鑑別は『傷寒論』の最初に出てくる重要な鑑別です。**症例検討会⑧**で寒けの強い感冒の症例検討を行います。その時に桂枝湯と麻黄湯の違いについて詳しく検討しましょう。

桂皮と芍薬の組み合わせはいろいろな場面で登場します。経方医学の黄金の組み合わせです。しっかり理解してください。

今日はこれで終了です。皆さん，お疲れさまでした。

症例検討会⑥

灰本ポイント　　**桂枝湯（図4- ①，②）**

❶営衛不和とは，肌気の流れが行き過ぎる→汗多量→気と陰の消耗→衛気（＝皮気）の不足→冷え，軽い寒け（悪風）。
❷営衛不和の特徴は，軽い寒け，大量の冷や汗，肌に触れるとヒヤッとして湿っている，脈証は浮，軟で弱い。
❸桂皮と芍薬で気と陰の流れを調整（桂枝湯）。

芍薬

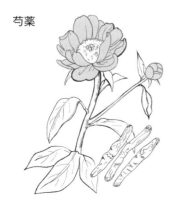

第5章

桂皮と芍薬の足し算引き算　炙甘草湯

わかりません経方医学 基礎解説　⑦

1　気は膈より上に上りやすい

　気の重要な役割の1つの皮を温める気を「衛気(えき)」と呼び，そのうち**症例検討会**①と②では背部を走る後通(こうつう)の衛気，腹側を走る前通(ぜんつう)の衛気について学習しました。
　胃は食べものから取り出した清穀(せいこく)から気と陰液を作り出します。気と陰は常に併走しているのですが，**基礎解説**④⑤では気が行き過ぎて陰は行かないので上半身にさまざまな内熱や陽亢の症状が出ることも学習しました。
　気は膈(かく)から下にある胃で作られます。人体の重要な臓腑の肺，心，頭部の感覚臓器，脳は膈や胃より上にあります（図1-② p.15）。そんな常識は古代の医師たちも理解していました。したがって，気は常に上に上りやすく，下や外殻には行きくいのです。特に60歳以上では腎の気陰両虚がほとんどの人に発生するので，温かい気（温風）は上に上るが，腎の気も陰も不足するので下肢へ後通の衛気が行きにくい状況，つまり上半身は気が行き過ぎる症状（陰虚内熱(いんきょないねつ)，陰虚陽亢(いんきょようこう)），一方で背側，特に下肢外側・背側，足背の後通の衛気領域に気が行かないので冷える患者が多く発症します。これが上熱下寒の詳細な仕組みです（図3-① p.71）。

2　胃気が上らないときの症状，脈証と鑑別

　とはいっても少数派ですが，胃気が上らない患者も確実にいます。胃気が上らないときも胸，心，頭部の症状が発現します。その症状は気が上り過ぎるときの派手さはなく地味な症状となります。胸部不快，胸痛，狭心症でも安静時狭心症，さまざまな不整脈による動悸や結代，息切れ，胸部不快感，低血圧の症状，たち

第5章　桂皮と芍薬の足し算引き算　炙甘草湯

くらみ，めまい，耳鳴り，頭重感などです。

脈証は胃気と胃陰が，胃→心下・膈・胸→肺→心→脈絡へ向かうとき，尺骨動脈における胃気や胃陰の強さと性状を反映しています（**図3-②** p.72）。胃気が上らない結果，胃陰も上らないなら，脈は沈と細で，按じると弱いか無力となります（**図3-⑤** p.74, **⑥**, **⑦** p.75）。胃，肺，心の気陰両虚の患者はそんな脈になります。

胃気が上り過ぎの陰虚内熱や陰虚陽亢でも胃から上の症状が出現しますが，胃気が上らないときとは脈証や症状が異なります。陰虚陽亢は強い気が上るので脈は浮になります。陰虚内熱では陽亢ほど強くはないので脈は沈，細となり，胃気も胃陰も上らない病態と同じ脈になります。胃気や胃陰が上らない（肺や心の気陰両虚と言います）病態と陰虚内熱との決定的な鑑別方法は，上半身や顔面に内熱や乾燥症状（口渇，ほてり，胸の煩燥など）が出るか出ないかです。出なければ胃気が上がらない，出れば陰虚内熱となります。

3　気が上らない理由

気が上らない理由は，①胃気の産生が弱くなった状態，あるいは胃気がうまく全身に配布されない。②心下，膈，胸に痰飲や膈不利が存在して胃気の昇降が妨げられる。③肺（宗気＝空気を取り入れる機能を持つ）の宣散と粛降が障害され胃気が肺より上や心につながらない場合の3つです。

今回扱うのは①です。③は比較的重症の肺気腫・間質性肺炎などで，肺そのものが問題ですから今回の解説からは除外します。②は痰飲を取り除くことができる有効な生薬があるのですが，残念ながらエキス剤では対応できないので煎じ薬を使わざるを得ません。これは「超えていけ経方医学」で扱います。

4　経方医学の核心部，桂皮と芍薬

江部先生の経方医学の出発点は2つあって，1つ目は**基礎解説①②**でお話しした足底のほてりと足背の冷えが，どのようにして発症するか。2つ目はさまざまな気の流れを調整する生薬の桂皮と芍薬，それらを主薬とする桂枝湯とその加減方です。桂枝湯の加減方を理解することはエキス剤しか使っていない先生方に

基礎解説⑦

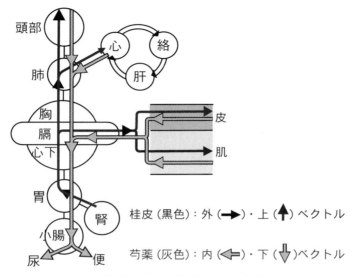

図 5-①　桂皮と芍薬のベクトル性

は敷居が高いでしょうが，これを抜きにして経方医学の理解はまったく進まないので，しっかり学習しましょう。

　桂枝湯の桂皮と芍薬は胃気の昇降と出入，つまり膈を通じて胃気を上げたり下げたり，皮や肌へ出したり入れたりの重要な機能を司っています。この2つの生薬は人体のどの臓腑，部位でも桂皮は気を上向きと外向き，芍薬は下向きと内向きのベクトルを持っており，胃気や胃陰を見事に動かすことができます（図5-①）。

　私は桂枝湯加減方そのものを処方することはまずありませんが，生薬を使うときもエキス剤を使うときも，いの一番に気を上げるか，下げるか，外（皮肌）に出すか，内へ戻すか，桂皮と芍薬をどう使うかを考えています。

5　桂枝去芍薬湯，桂枝甘草湯と桂枝加芍薬湯

　生薬のベクトル性という新概念を江部先生から耳にタコが出来るほど何度も何度も聞かされました。その理論的な裏付けは『傷寒論』の桂枝湯の加減方にお

119

ける条文のわずかな違いです。何度も条文を読み返したので呪文のように復唱できます。

桂枝湯は［桂皮・芍薬］,［生姜(しょうきょう)・大棗(たいそう)・甘草(かんぞう)］の5味から構成されています。生姜・大棗・甘草は胃気と胃陰を補うための食べものに近い生薬です。実際,生姜はショウガ,大棗はナツメで,まさに食品ですから,薬理作用として重要なのは桂皮と芍薬です。桂枝湯の加減方では桂皮や芍薬を抜いたり増やしたりして,その度に条文が変化しているのです。古代医師は確実に何らかの意図を持っていた,そう考えるのが自然です。

作用	上・外ベクトル	下・内ベクトル	胃気と胃陰を補う
生薬	桂皮	芍薬	生姜・大棗・甘草

『傷寒論』『金匱要略』を読み込んで経方医学の理解が進むと,傷寒・金匱を書いた古代医師らの意図と桂皮と芍薬の薬理作用が透かし絵の如く浮かび上がり,経方医学の核心に足を踏み入れることになります。

まず,桂枝湯から芍薬を抜いた処方と芍薬を増やした処方を見てみましょう。

(傷寒・太陽病上21) 太陽病,下之後,脈促胸満者,桂枝去芍薬湯主之。
(太陽病の患者が,誤って攻下法で治療された後,促脈となり,胸がつかえて苦しい場合は桂枝去芍薬湯で治療する)

(傷寒・太陽病中64) 発汗過多,其人叉手自冒心,心下悸,欲得按者,桂枝甘草湯主之。
(発汗し過ぎた後,患者が両手を交叉して自分が動悸を感じるところに押し当てているのは,手で胸を抑えると動悸がおさまると感じるからで,これは桂枝甘草湯で治療する)

(傷寒・太陰病279) 本太陽病,医反下之,因爾腹満時痛者,属太陰也,桂枝加芍薬湯主之。
(もともと太陽病であったが,医者が誤って攻下法で治療した結果,腹部が膨満してしばしば痛むようになった場合は,病は太陰に転属しており,桂枝加芍薬湯で治療する)

芍薬を抜いた処方（桂枝去芍薬湯）を使うのは「脈促胸満」，つまり胸（胸満）と心（脈促）という胃より上にある臓腑の症状です。それに近い生薬構成の桂枝甘草湯（桂皮と甘草だけ，芍薬は含まれない）でも「心や心下悸」で胃から上の臓腑です（図5-②）。

一方，芍薬を2倍量に増やした桂枝加芍薬湯の症状は「腹満時痛」に対するものです。腹満時痛の腹満は心下や胃ではなく小腸を示しています。この処方は胃気を小腸へ導くのがねらいで芍薬の作用点は胃から下の臓腑です（図5-③）。

胃から上の症状には芍薬を抜き，胃から下の症状には芍薬の量を増やす法則が浮かび上がります。

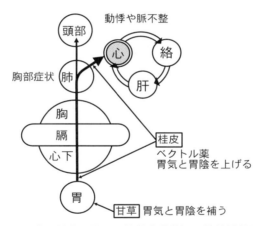

図5-②　芍薬を抜いた桂枝去芍薬湯と桂枝甘草湯

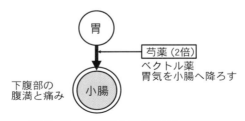

図5-③　芍薬が2倍の桂枝加芍薬湯

6 「病気はしょせん気が行き過ぎるか，気が行っていないかだ」

　何度も出てくるこの名言は，江部先生が亡くなる数年前に私に語った言葉です。気は胃から生まれます。桂枝加芍薬湯の腹満痛は「胃気が小腸に行っていない」から発症します。ですから，芍薬を倍量に増やすことによって胃気を下に導き小腸の痛みを止めます。

　胃から上の胸，肺，心の症状には「胃気が行き過ぎる場合」もあれば（**症例検討会④，⑤の陰虚陽亢**），「胃気が行かない場合」（**症例検討会⑦**）もあります。

　誤って下剤を使った後や大量に発汗した後，つまり胃気と胃陰が失われたときに出現する胸と心の症状は，「胃気や胃陰が上っていない」のが原因です。脈が沈で弱いのが鑑別のポイントです。治療法は胃気と胃陰を胸と心へ上げなければなりません。その時に「胃気を降ろす芍薬を抜き」，「胃気を上げる桂皮」を加えます（**図5-②**）。桂枝去芍薬湯や桂枝甘草湯・桂枝加桂湯がそれらに対応しており，この桂皮と芍薬の出し入れに経方医学のベクトル性をはっきりと見通すことができます。

7 桂枝加桂湯と桂枝去桂加茯苓白朮湯

　次に桂枝加桂湯と桂枝去桂加茯苓白朮湯の条文から桂皮のベクトル性を考えてみましょう。

（傷寒・太陽病中117）焼針令其汗，針処被寒，核起而赤者，<u>必発奔豚，気従少腹上衝心者</u>，灸其核上各一壮，<u>与桂枝加桂湯</u>，更加桂枝二両也。
（焼針の方法で患者を強制的に発汗させると，針を刺した部位は寒気の侵襲を受け，その結果そこに赤色の核（しこり）ができ，必ず奔豚証が誘発される。患者は少腹部から心胸部に向けて気が突き上げてくるように感じる。発生した赤核のそれぞれに一壮ずつ灸をすえ，同時に桂枝加桂湯を服用させればよい。これは桂枝湯に桂枝二両を追加したものである）

（傷寒・太陽病上28）服桂枝湯，或下之，仍頭項強痛，翕翕発熱，<u>無汗，心下満微痛，小便不利者</u>，桂枝去桂加茯苓白朮湯主之。
（桂枝湯を服用，或いは瀉下法で治療した後，患者に依然として頭痛と頸強（首から肩の強

い凝り）があり，微かに発熱して，汗が出ず，心下部に詰まった感じと微かに痛みを覚え，尿が出にくいなどの症状があれば，桂枝去桂加茯苓白朮湯で治療する）

　桂枝加桂湯は桂枝甘草湯とほぼ同じ生薬構成です。奔豚とは下腹部（腎）から気が直接的なルートを急上昇，心に到達して動悸などの症状を発症することです。豚がドドッと突進するようなイメージです。気が正規のルート（腎→胃→心下→膈・胸→肺→心）を通らずに，腎から直達路を心まで上ることによって膈から上に症状が出ます（図5-④）。桂枝は気を腎から胃へ，そこから正規のルートを心まで上げることによって，腎から直達路を通って病的な気が上がるのを止めます（図5-⑤）。本当にこんな現象が人体で起こるのか，誰もが信じられないと思います。しかし，ちゃんと起こっているのです。この奔豚（気の上衝とも言う）は「超えていけ経方医学」で症例検討しながら詳しく解説する予定です。
　桂枝去桂加茯苓白朮湯の詳細は割愛しますが，この病態は心下に飲（病的な陰液）が溜まることによって発症する浮腫（肌水）や飲によるめまいなどを治します。処方の意図（方意と言います）は真武湯とまったく同じです。桂皮は外方向のベクトル，胃→膈→肌へ気と陰を流すので浮腫はさらに悪化します。ですから，桂枝湯から桂皮を抜くのです。

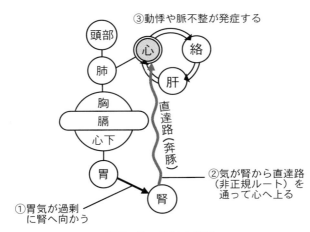

図5-④　奔豚の病態

第5章　桂皮と芍薬の足し算引き算　炙甘草湯

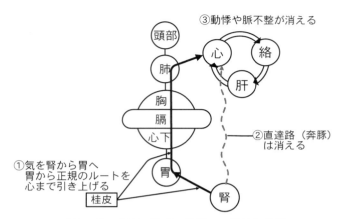

図 5-⑤　奔豚の治療の仕組み：桂枝加桂湯

8　気が上らないときの生薬と処方

　胃気が上らないのですから，胃気をパワーアップすることとその気を上方向に押し上げる作用を持つベクトル薬を使います。胃気が上らない場合，同時に陰も上らない場合がほとんどなので胃の陰も補います。胃気が上がれば胃陰も同時に引きずられて上がっていきます。

　胃気をパワーアップする生薬は生姜・大棗・甘草・人参，胃陰を補う生薬は地黄・麦門冬・知母・甘草です。そして，これらを胃から膈→胸→肺→心の上方向へ，心下→膈→皮・肌の外へ動かす生薬は桂皮です（**図 5-⑥**）。何度も繰り返しますが，桂皮と逆方向へ気と陰を動かすのは芍薬ですから，この場合，芍薬は使ってはいけません。

　これらの知識を統合して処方を作ってみましょう。

(1) 最も単純に胃気と胃陰を上に上げるなら桂枝＋甘草（桂枝甘草湯）あるいは桂枝・生姜・大棗・甘草の桂枝去芍薬湯となります。

(2) さらに強力に胃気と胃陰を上げたいなら，胃気を上げる桂皮，気を補う生姜・大棗・人参，胃陰を補う地黄・麦門冬・甘草を全部加えます。それを並べてみると，桂皮・生姜・大棗・人参・地黄・麦門冬・甘草となります。

　これを動悸に使う経方医学の炙甘草湯と比べてみましょう。

(傷寒・太陽病下 177) 傷寒，脈結代，心動悸，炙甘草湯主之。
【炙甘草湯方】甘草四両（炙） 生姜三両（切） 人参二両 生地黄一斤 桂枝三両（去皮） 阿膠二両 麦門冬半升（去芯） 麻仁半升 大棗三十枚（擘）
（傷寒の病に罹って脈象が結代し，心臓の鼓動を強く感じて落ち着かない場合は，炙甘草湯で治療する）

　私が並べた生薬から阿膠と麻子仁が欠けていますが，ほぼ炙甘草湯と一致します（図5-⑥）。炙甘草湯の症状は脈の結代と動悸です。
　炙甘草湯は以下に挙げた条文のように虚労に伴う不整脈や肺痿（肺気腫・間質性肺炎・肺結核など）にも使われています。

作用	上ベクトル（胃気を上へ）	胃気を補う	胃陰を補う
生薬	桂皮	人参・生姜・大棗・甘草	甘草・地黄・阿膠・麦門冬・麻子仁

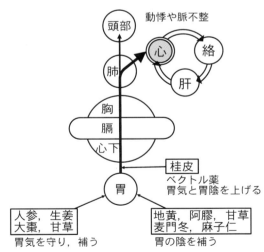

図5-⑥　炙甘草湯の生薬とその作用点

第5章　桂皮と芍薬の足し算引き算　炙甘草湯

(金匱・血痺虚労病第六 21)附方『千金翼』炙甘草湯（一云復脈湯）治虚労不足，汗出而悶，脈結悸，行動如常，不出百日，危急者十一日死。
(虚労で〈気や陰などが〉不足し，汗が出て悶々として，脈が結して動悸が起きるのを治療する。行動はいつものようであるが，百日を超えることはない。危急の者は十一日にして死す)

(金匱・肺痿肺癰咳嗽上気病第七 15)附方『外台』炙甘草湯：治肺痿涎唾多，心中温温液液者。
(肺痿〈痿症の1つで，肺に熱をもち虚したもの。肺結核，肺気腫など〉にて，涎唾〈よだれやつば〉が多く，心中は温々液々〈悶々として気分が悪い様子〉となるものを治す)

　これらはいずれも心や肺の気と陰の不足（気陰両虚）に対して，胃気と胃陰を上方向の肺や心まで上げる作戦をとった処方なのです。

9　臨床の目：器質的疾患と機能的疾患

　外来で診る胸部症状は，動悸，息切れ，胸部不快感の3つが圧倒的に多くを占めています。このなかには生命予後を左右する器質的疾患，すなわち危険な不整脈，心房細動，虚血性心疾患，心不全，肺梗塞，重症の肺気腫，肺がん末期，重症の逆流性食道炎などが含まれているので，まず西洋医学的な診断によってこれらの器質的疾患を除外することが急務となります。
　西洋医学全盛の時代に生きる私たちは，「器質的疾患は西洋医学に任せ，漢方は機能的疾患に使う」という大前提を心がけてください。器質的疾患でも西洋医学が無効なら漢方，鍼，按摩など伝統的中国医学の出番となりますが，厳しい挑戦であることを覚悟してください。たとえば，肺がん末期の痛みや胸水で苦しんでいる患者へは挑戦という言葉がぴったりです。
　循環器・呼吸器分野の器質的疾患の診断や治療は，めざましい発展を遂げています。これらの診断や治療が効くなら何も問題はありませんし，漢方の出番はありません。しかし，器質的疾患が除外され，機能的な疾患と診断された場合，西洋医学の医師はとたんに冷淡になります。治療法がないからです。ついつい「ストレスでしょ」「アレルギーかも」と逃げることもしばしばです。そんなとき，経方医学の出番です。

基礎解説⑦

　西洋医学的診断がどのようなものであれ，機能的な循環器・呼吸器疾患の経方医学的な原因は以下の6種類，①気が上り過ぎる，②気が上らない，③胸に痰が詰まっている（結胸や胸痺），④胸に飲がある，⑤無形の熱が胸にある，⑥大逆上気のいずれかです。①なら**症例検討会**④，⑤で検討したように滋陰降火湯，②なら炙甘草湯，③なら小陥胸丸や栝楼薤白半夏湯，④なら茯苓飲，⑤なら梔子豉湯，⑥なら麦門冬湯の適応です。③，④，⑤，⑥は「わかってきたかも経方医学」と「超えていけ経方医学」で症例検討しますし，⑥はこの本の**基礎解説⑮**で議論します。

　呼吸器疾患のほとんどは咳，痰，喘鳴を伴うので，経方医学では別の領域となります。詳しくはこの本の**基礎解説⑯**，**症例検討会⑯**，「わかってきたかも経方医学」や「超えていけ経方医学」にて症例検討や解説をします。

　生命予後にかかわる重大な器質的疾患が西洋医学的に除外され，経方医学を十分に理解できているなら，胸部症状の患者に向き合ってもなんとかできる確率が高いので，決して恐れることはありません。

　　　　　　　　　　　　　　　　　　　　　　　　　　　　（灰本　元）

症例検討会 ❼　動悸，胸部不快感

患者：60代，女性，元公務員。
基礎疾患：高コレステロール血症，心房細動アブレーション後。
現病歴：X年8月から高コレステロール血症（LDL 185mg／dL）に対してロスバスタチンによる治療を継続していた。心電図は異常なかった。

　X＋1年5月初旬，数日前から動悸と胸部不快感が持続するため来院した。心電図で心房細動と診断した。このような発作的な動悸や胸部不快感は数年前から散発していた。

　同年8月にアブレーション治療を受け洞性となった。その後，ビソプロロール2.5mgを継続した。

　X＋3年9月6日，朝8時から動悸・胸部不快感が続くため1時間後に来院，心電図で心房細動再発を確認した。エキス剤Aを処方し，ホルター心電図を装着した。

身体所見：(9月6日) 血圧136／102mmHg，脈拍114／分（ビソプロロール服薬中），身長161cm，体重72.0kg，BMI 27.0。
漢方問診：今年7月から上半身に汗が出る（それ以前に汗は出ていなかった），風が当たると寒い，不眠なし，夢は多くない，頭痛なし，夏頃からめまいあり，口渇が強い，冷たいものが好き，胃も不調（冷たい飲水が多いため），下痢気味，耳鳴りあり，夜間尿なし，頻尿なし，四肢の冷えはない。
脈診：(9月7日，洞性になったとき) 左右の寸・関・尺ともに沈，細（渋も滑もなし），按じて弱。
腹診：左胸脇部：H（1＋），T（1＋），右胸脇部：H（－），T（－），心下にH（－），T（±）。
舌診：淡暗，乾燥，歯痕あり，薄い白苔，膩苔なし。
皮膚：上半身の皮膚を触れると冷たくしっとりと汗が出ている。
治療経過：9月7日，脈拍68／分，心電図で洞性となった。ホルター心電図では6日の午後9時15分からは心房細動から洞性へ変化していた。ビソプロロールとエキス剤Aを継続した。

　10月4日，脈拍61／分，心電図は洞性のままであった。

症例検討会⑦

脈証と舌証から病態を考える

灰本（院長）：今回は心房細動アブレーション後にビソプロロール 2.5mg を服薬して安定していましたが，2 年後に心房細動が再発した症例です。主訴はそれによる動悸と胸部不快感です。エキス剤を 2 回服薬後に洞性に戻り，その後，再発は 1 カ月以上なかった症例です。この年の夏はたいへん暑かったのが影響して 7 月頃から上半身の汗，風が当たると寒い，口渇，冷水多飲，めまい，胃の不調などさまざまな症状があったようです。身体所見に記載した脈証はエキス剤 A を服薬した翌日，洞性に戻ってからの脈です。

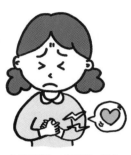

心房細動の再発に伴う
動悸と胸部不快感

　では，まず脈証から見ていこう。鈴村さん。

鈴村（中堅薬剤師，漢方初心者）：はい，まず左右の寸関尺ともに沈んでいるので風が当たると寒いとは言いますが，外邪はなさそうです。症状は膈から上ですが，沈脈なので膈よりも下に病態の中心がありそうです。細脈なので陰虚もしくは血虚があると思います（**図 3-⑤** p.74，**⑦** p.75）。

灰本：この年齢の女性であれば月経はないので，血虚というよりは陰虚だろうね。それから？

鈴村：えーと，弱脈なので気虚かなと思います。

灰本：この脈証でどのような病態を考えますか？

鈴村：気陰両虚を表していると思います。

灰本：すごいねー！　なんかプロになったみたいだね！　ここまでスラスラ答えるとは見違えたよ。

鈴村：えへへへ。

灰本：この脈は鈴村さんが言ったように気陰両虚を表していると考えて間違いないでしょう。では，次に腹診を見ていこう。北澤君どうかな？

北澤（ベテラン薬剤師，漢方初心者）：まず，左胸脇部に H（1＋），T（1＋）

第5章　桂皮と芍薬の足し算引き算　炙甘草湯

があるので膈に何か問題があるのではないかと思います（図7-② p.159）。
灰本：そうだね，膈に何か問題がありそうだね。ちなみにこの左胸脇部は脇のほうではなく，心下に近いほうの胸脇部でした。では，心下はどうだろう？
北澤：はい，心下はH（−），T（±）なので胃の症状で来たのであれば半夏瀉心湯（はんげしゃしんとう）を出したくなります。
灰本：その通り。グッと心下を押していき，最後に少しだけウッとなるから，動悸でなくて，もし胃の症状なら半夏瀉心湯が効きそうだよね。心下の飲はあってもわずかだね。では，次に舌診はどうだろうか？　松岡君。
松岡（中堅薬剤師，漢方初心者）：はい，舌は乾燥しているので陰虚かと思います。
灰本：乾燥しているだけでは陰虚とは言い切れないね。舌の色はどうだろうか？
松岡：……暗，なんだろう……。
灰本：この色って陰虚かなぁ？
松岡：紅なら陰虚だと習いましたが……。
灰本：そう，陰虚っぽくない舌の色だよね。どう考えたらよいかなー。
松岡：口渇が強いから陰虚はあると思うので，陰虚はあっても内熱までは行っていないのでしょうか？
灰本：そうだね，冷や汗が大量に出ているから，急性の陰虚状態というところかな。ところで，舌の色の暗をどう考える？
耕基（中堅内科医，漢方初心者）：血虚ではないですよね〜。
灰本：血虚ではないねぇ，血虚は名のごとく貧血と考えてよいから白くなるねー。それじゃ，何だろう？
加藤（薬局長）：おそらく軽い血瘀（けつお）があるのだと思います。
灰本：そう，血瘀の舌の色ですね。それでは加藤君，ここまでをまとめてみて。
加藤：動悸が主訴ですから脈を重視すると気陰両虚，舌診からは血瘀がありそうです。
灰本：ここはしっかりと押さえておきましょう。陰虚というのは，体内にある身体成分（組織や細胞内外液など）が長い期間不足したことによって不可逆的な変性，言い換えると組織の変性が見られる状態を陰虚と言います。たとえばシェーングレン症候群のように唾液腺の線維化がやや進み，唾液分泌能が落ちた状態などです。組織に強い変性が起こってしまった病態には漢方の効果はなかなか難しいね。
　それに対して，短期間の脱水，急性の陰虚のことを何と言いますか？　松岡君。

松岡：……わからないです。
加藤：急性の場合は津液不足という表現を使いますが，急性の陰虚と言うほうが臨床的にはわかりやすいかも。
灰本：そうです。組織の変性まで至っていない場合は津液不足です。表現が違うので覚えておきましょう。でも，臨床的には急性の陰虚でもOKだよ。

　この年の夏は暑かったので，夏の終わりには慢性的な気陰両虚はほとんどの患者さんで悪化しますし，もともと気陰両虚がない人でも急性の気陰両虚の状態になります。いわゆる夏バテ。この心房細動の発症にも夏の暑さは影響したでしょう。
　他に舌の所見で気になることはありますか？
松岡：歯痕があるので気虚があるかと。
灰本：中医学の教科書には，歯痕があると気虚だと書いてあるけど，あれは大間違いです。私が百合会のメンバーと行った多変量解析では日本人の約7〜8割に歯痕があって，気虚の症状と歯痕に統計学的に有意な関係はありませんでした。そんなにも多くの人が気虚であるはずないね。ついでに言うと歯痕があれば湿があるというのも大きな間違いでした。

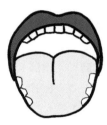

「歯痕があると気虚」は間違い

問診も加えて病態を総合的に考える

灰本：次に漢方問診を見ていこう。北澤君。
北澤：「上半身を触れると冷たくしっとりと汗」とあり，**症例検討会⑥**で出てきた営衛不和に対する桂枝湯の証に思えます。
灰本：おっ，なかなかいいところに注目したね。北澤君が言うようにこれは営衛不和の症状だね。脈がこんなに弱いから更年期の陰虚陽亢による発汗とは絶対に違います。それに皮膚を触ると冷たいんですよ。これが営衛不和の特徴です（**図4-①** p.104）。陰虚の患者の皮膚は内熱があるから触れても決して冷たくはないし，汗もありません。どちらかというと熱くて乾燥している。これが大きな違いです。他には？
北澤：口渇が強い，冷たいものが好きとあり，陰虚内熱があるのかなと思います。

第5章　桂皮と芍薬の足し算引き算　炙甘草湯

灰本：ちょっと違うかなー。正確に言うと，急性の津液不足だから，組織の変性まで至っていない。だから陰虚のような舌の赤みはないんだろうね。
北澤：下痢気味というのが判断に困りますが，何となく気陰両虚から来る下痢なのかと思います。
灰本：うーん，気虚で下痢は起こるけど陰虚だけで下痢はないなあ。この下痢はねぇ，軽いからねー，とはいっても無視もできないねー。この症例に湿はあるだろうか？
北澤：どうでしょう，足に浮腫はないしはっきりしません。
灰本：この下痢を湿と考えるか，気虚と考えるか，耕基先生どう？
耕基：私は湿ではなく気虚の下痢が疑わしいと思いますが。
灰本：湿を思わせる症状や滑脈もないしね。気虚だろうね。先ほども言ったけど，歯痕と湿はわれわれの多変量解析によると無関係なんだ。
加藤：「夏頃からめまいがある」というのは，湿とも気虚ともいえますが，脈と舌と問診をまとめると気虚ですかね。
灰本：そうだね，汗を大量にかいた後だから気虚か気陰両虚だね。
　では，ここまでを全体的にまとめてみよう。北澤君。
北澤：はい，気陰両虚，営衛不和，血瘀が出てきましたが……。
加藤：まずベースに比較的強い気虚があり，営衛不和（＝気虚）による発汗と冷えがあり，夏に汗をたくさんかいて気虚は悪化し，急性の陰虚も発症した。軽い内熱もありそうで，どこかに血瘀もありそう。膈にも何か問題があるかもというところだと思います。
　ただし，発汗が上半身だけなので営衛不和の汗と断定してもよいのか，という点があります。営衛不和なら全身から発汗するのではないかと思うのですが？
灰本：そうなんだよね，私もこの点はずっと引っかかっているんだよね。わざわざ患者さんが上半身から汗が出ると訴えているのだから，汗がかなりの量，上だけ出続けているのだと思う。これが営衛不和で出る汗だろうか？
加藤：脈からみると胃気が暴発しているようではなく，ジワ〜と漏れ出ているようです。
灰本：そう，触ると冷たいからね。強い胃気の暴発ではないね。なんかタラタラ〜と胃気が漏れているように思えるね。このことは頭の隅に置いておこう。江部先生は暑い夏の終わりに胃気が消耗して気陰両虚のいろいろな症状が出るとよく

言ってました。
　では，ちょっと気分転換に復習しておこう。汗は何から出来ている？　鈴村さん。
鈴村：えーと汗は胃気と陰液（胃陰）から出来ていて，それが腠理（そうり）から出て行くのが汗です。
灰本：その通り，きちんと覚えていたね。他のみんなも復習しておいてください。

経方医学で動悸の処方

灰本：さて，それではこの症例に戻りますが，患者がなんとかして欲しい症状は動悸ですから，その治療について処方の鑑別を考えていきましょう。あらかじめ加藤君に『傷寒論』『金匱要略』のなかで動悸（悸）がどのように扱われているかを調べてもらっています。

加藤：はい，まず「悸」は驚きと恐れのために心臓がドキドキすることを表し，「心悸」や「動悸」という用語でも使われています。次に「悸」が使われている条文を抜き出したので本章末の条文を参考にしてください。
　これだけ多くの条文に「悸」という文字が使用されています。各条文の解説は長くなるので控えますが，処方を挙げると次のようになります。
　桂枝甘草湯（けいしかんぞうとう），苓桂甘棗湯（りょうけいかんそうとう），真武湯（しんぶとう），小柴胡湯（しょうさいことう），小建中湯（しょうけんちゅうとう），四逆散（しぎゃくさん），茯苓甘草湯（ぶくりょうかんぞうとう），三黄湯（さんおうとう），小半夏加茯苓湯（しょうはんげかぶくりょうとう），五苓散（ごれいさん），半夏麻黄丸（はんげまおうがん），炙甘草湯（しゃかんぞうとう）です。

灰本：ありがとう，いろいろあるね。エキス剤がある処方は真武湯，小柴胡湯，四逆散，小半夏加茯苓湯，五苓散，小建中湯もしくは黄耆建中湯（おうぎけんちゅうとう），炙甘草湯を使うことになりますね。耕基先生なら何を使いますか？

耕基：気虚，陰虚が中心で訴えている症状が動悸ですから，第一に炙甘草湯だと思いますが，虚労（きょろう）はあるかもしれないので，黄耆建中湯の可能性もあります。真武湯ならもっと冷えて悪化や浮腫などの症状があると思うので除外できるかと思います。

灰本：先生の言う通りですね。虚労の可能性はあるので黄耆建中湯は悪くない。
　真武湯証であればもっと飲と冷えの症状があるはずです。たとえば手足の浮腫があって，心下にも痰飲があるはずだからもっと心下は硬くなるはず。この症例では手足の冷えも浮腫もないとなっているからやはり合わない。

第5章　桂皮と芍薬の足し算引き算　炙甘草湯

　湿証の五苓散や小半夏加茯苓湯も除けるし，柴胡剤が当てはまる寒熱往来などの症状はまったくありません。

炙甘草湯と黄耆建中湯を鑑別する

灰本：そうすると炙甘草湯と黄耆建中湯のうち，どちらかということになります。松岡君ならどう鑑別する？
松岡：うーーん，どう鑑別しましょう？
加藤：処方構成を考えてみるとわかると思うよ。
灰本：その通り，この2つの処方構成は異なったベクトル性を持っているよね。
松岡：私は単純に気陰両虚がある動悸だから炙甘草湯がよいと思うのですが。
灰本：じゃ，炙甘草湯と黄耆建中湯の構成生薬と方意の違いを解説してくれる？加藤君。
加藤：はい，まず炙甘草湯と黄耆建中湯はどちらも桂枝湯の加減方です。構成生薬は3点の大きな違いがありますので，表を見ながら比べていきます。
　1つ目は，上向きベクトルの桂枝と全方位ベクトルの黄耆。
　2つ目は，下向きベクトル薬の芍薬があるかないか。
　3つ目は，補陰薬があるかないか。

	上向きベクトル薬	下向きベクトル薬	補陰薬
炙甘草湯	桂枝（桂皮）	なし	地黄，阿膠，麦門冬，炙甘草
黄耆建中湯	桂枝（桂皮）黄耆（全方位）	2倍量の芍薬	なし

　炙甘草湯は心の気陰両虚で起こる動悸を治すために，四両（60g）ほどの大量の炙甘草と人参でしっかり胃気を補いつつ守り，一斤（120g）の大量の地黄，最強の補陰薬である阿膠，麦門冬で強力に陰液を増やし，上向きベクトル薬の桂皮で胃気と胃陰を膈より上の心へ持ち上げる処方です（**図 5-⑥** p.125）。この処方に下向きベクトル薬である芍薬が入っていると胃気と胃陰を上に持ち上げるときに邪魔になるのでわざわざ処方から抜いています（**図 5-①** p,119，⑥）。

黄耆建中湯も桂枝湯の加減方です。虚労によって膈より下に向かう気が減少し腹痛を起こした場合なので，桂枝湯の2倍の芍薬で胃気を下方向に向かわせます（図5-③ p.121）。黄耆は補気すると同時に，その全方位のベクトル性で適度に下向きのベクトル性を助ける処方となっています。虚労は基本的に気虚で，陰虚はありませんから，滋陰薬は含まれていません。これが炙甘草湯と黄耆建中湯の違いです。

桂皮と芍薬で胃気を上げ下げして処方ができる

灰本：ありがとう。江部先生は歴史的に初めて生薬にベクトル性という概念を持たせることで，処方の成り立ちをわかりやすく証明してくれました。
　今，加藤君が解説してくれたように炙甘草湯は胃気と胃陰を膈から上の心へ送り込むことで，心の気陰両虚による動悸を治す処方です。どの生薬がどの臓腑にどう作用しているかをしっかり知ることが大切です（図5-⑥）。
　黄耆建中湯は虚労（気血両虚，気陰両虚が背景）という病態に使います。虚労は全身に症状が出ますが，どちらかというと膈より下の腹痛に焦点が向いています。ですから，胃気を下方向へ下げるために芍薬を2倍量も使っています（図5-③）。この患者は夏の初めから汗が異様に出続けているので虚労とも言えます。もし炙甘草湯が効かないなら第2選択となります。
　最後に北澤君，さっき「営衛不和に対する桂枝湯の証に思えます」と言ったけど，桂枝湯から加藤君が説明した芍薬を除くとどんな処方になりますか？
北澤：（『経方医学』第2巻を見ながら）桂枝去芍薬湯（けいしきょしゃくやくとう）ですか？
灰本：その通り。じゃ，その条文を読んでみて。
北澤：「太陽病，これを下した後，脈促，胸満の者，桂枝去芍薬湯これを主る」（太陽病，下之後，脈促，胸満者，桂枝去芍薬湯主之）です。やっぱり脈が速くなったり胸満だったり，膈から上の胸や心の症状に使っていますね。
灰本：そうなんだ。炙甘草湯は桂枝去芍薬湯や桂枝甘草湯が発展した処方です（図5-② p.121，⑥）。そういう処方の成り立ちやその展開も心に留めおいてください。
　この症例には炙甘草湯エキス（ツムラ，9.0g/日分3）を処方しました。ホルター

第5章　桂皮と芍薬の足し算引き算　炙甘草湯

心電図を見るとたった数服で動悸が止まっています。2週間後の診察時には汗もかかなくなり，皮膚を触れるとヒヤッとするのも消えて患者は「ポカポカ」すると言っていました。ですから上半身だけに出る汗も営衛不和と考えてよいでしょう。

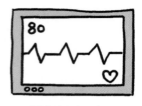

動悸が止まった！

今日は桂枝湯の加減方である炙甘草湯を題材にして，気を上げる桂皮と気を落とす芍薬のベクトル，それに炙甘草湯は芍薬をわざわざ抜いて地黄などの補陰薬を加えた処方であることを学習しました。

今回も経方医学の真理を勉強できる症例検討会でした。お疲れさまでした。

症例検討会⑦

灰本ポイント　　**炙甘草湯（図5-①，⑥）**

❶病は気が行き過ぎるか，行かないか。気が行かないなら陰も行かない。
❷気が行かないとき，脈は沈，細で弱くなる。行き過ぎるときは浮。
❸気が上らないときも膈から上の胸や心に症状が出る。
❹桂皮は気を上げる，芍薬は気を下に降ろす。
❺桂皮で気と陰を心へ上げる，人参で胃気を補い，地黄・阿膠・麦門冬・炙甘草で陰を補う。芍薬を必ず除く。

【参考】
『傷寒論』『金匱要略』において「悸」が使われている条文
(傷寒・太陽病中49) 脈浮数者，法当汗出而愈。若下之，身重**心悸**者，不可発汗，当自汗出乃解。所以然者，尺中脈微，此裏虚。須表裏実，津液自和，便自汗出愈。
(傷寒・太陽病中64) 発汗過多，其人叉手自冒心，**心下悸**，欲得按者，桂枝甘草湯主之。
(傷寒・太陽病中65)(金匱・奔豚気病第八5) 発汗後，其人**臍下悸**者，欲作奔豚，茯苓桂枝甘草大棗湯主之。
(傷寒・太陽病中82) 太陽病，発汗，汗出不解，其人仍発熱，**心下悸**，頭眩，身瞤動，振振欲擗地者，真武湯主之。
(傷寒・太陽病中96) 傷寒五六日，中風，往来寒熱，胸脇苦満，嘿嘿不欲飲食，心煩喜嘔，或胸中煩而不嘔，或渇，或腹中痛，或脇下痞鞕，或**心下悸**，小便不利，或不渇，身有微熱，或咳者，小柴胡湯主之。
(傷寒・太陽病中102) 傷寒二三日，**心中悸**而煩者，小建中湯主之。
(傷寒・少陰病318) 少陰病，四逆，其人或咳，或**悸**，或小便不利，或腹中痛，或泄利下重者，四逆散主之。
(傷寒・厥陰病356) 傷寒，厥而**心下悸**，宜先治水，当服茯苓甘草湯，却治其厥。不爾，水漬入胃，必作利也。
(金匱・中風歴節病第五17) 附方 『千金』三黄湯 治中風手足拘急，百節疼痛，煩熱心乱，悪寒，経日不欲飲食。麻黄五分 独活四分 細辛二分 黄耆二分 黄芩三分。上五味，以水六升，煮取二升，分温三服，一服小汗，二服大汗。心熱加大黄二分，腹満加枳実一枚，気逆加人参三分，**悸**加牡蛎三分，渇加括楼根三分，先有寒加附子一枚。
(金匱・血痺虚労病第六15) 虚労裏急，**悸**，衄，腹中痛，夢失精，四肢痠疼，手足煩熱，咽乾口燥，小建中湯主之。
(金匱・痰飲咳嗽病第十二7) 水在腎，**心下悸**。
(金匱・痰飲咳嗽病第十二12) 夫病人飲水多，必暴喘満。凡食少飲多，水停心下。甚者則**悸**，微者短気。脈雙弦者寒也，皆大下後善虚。脈偏弦者飲也。
(金匱・痰飲咳嗽病第十二30) 卒嘔吐，**心下痞**，膈間有水，眩悸者，小半夏加茯苓湯主之。
(金匱・痰飲咳嗽病第十二31) 仮令痩人，**臍下有悸**，吐涎沫而癲眩，此水也，五苓

第5章　桂皮と芍薬の足し算引き算　炙甘草湯

散主之。
(金匱・驚悸吐衄下血胸満瘀血病第十六 1) 寸口脈動而弱，動即為驚，弱則為**悸**。
(金匱・驚悸吐衄下血胸満瘀血病第十六 13) **心下悸**者，半夏麻黄丸主之。
(傷寒・太陽病下 177) 傷寒，脈結代，**心動悸**，炙甘草湯主之。
(金匱・血痺虚労病第六 21) 附方『千金翼』炙甘草湯（一云復脈湯）治虚労不足，汗出而悶，脈結**悸**，行動如常，不出百日，危急者十一日死。

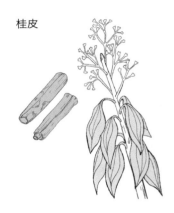

桂皮

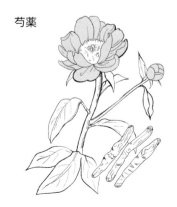

芍薬

第6章

寒邪に一撃，麻黄と桂皮の麻黄湯

わかりません経方医学 基礎解説 ⑧

1 寒邪はいつも人を狙っている

　寒邪とは単純に「寒さ」のことです。冬に大陸から寒波が襲ってきたときの気温低下，夏のクーラー，季節の節目に急激に気温が下がったときなどの寒さです。

　私は冬になると足背が冷えて寝られない夜もあります。レッグウォーマーは私の真冬の安眠法です。親しい友人で現役の社長は70歳を過ぎた頃から手背や背中が冷えて仕事に支障が出ると言います。私の妻も12月末から毎日夜の10時から夜明けまで後頸部と肩が異様に冷えてたくさん着込んで寝るのですが，歳を重ねるにつれてなかなか安眠できなくなりました。

　毎月，この症例検討会に参加している薬剤師の北澤さんは「学生時代，クリスマスの夕暮れ時に，クルーズ船で夜風に当たりながら横浜の夜景を長いこと眺めていたら，異常に背中が寒くなって午後8時頃から39℃に発熱しました。その後，厚着して新幹線で眠っている間に汗をびっしょりかいて，名古屋に着いたときは平熱になっていました」そんなエピソードを語ってくれました。隣で聞いていた薬剤師の鈴村さんも「私も学生のとき，同じような体験がある」と，うなずいていました。

　世間話のなかで冷えや寒さに襲われている人がこれだけいるのです。どうやら年齢に関係なく，もちろん高齢になるほど寒邪に狙われているようです。

2 寒邪が汗腺に張り付く

　寒邪といってもピンとこない人は多いでしょう。冬の寒い夜，気温0℃，薄着で

第6章 寒邪に一撃，麻黄と桂皮の麻黄湯

外出すれば必ず寒さにやられて発熱するでしょう。そのとき西洋医学ではカゼと診断しますが，喉や鼻水のカゼ症状を伴わずに発熱だけの場合もしばしばあります。

上記の場合のほとんどは，寒けが強く，38℃以上の発熱があって，汗は出ません。経方医学では寒邪は汗腺の出口に張り付くので汗は出なくなります。そして，あわよくば汗腺から人体の内部に侵入しようと試みます。先ほどの北澤さんは，新幹線のなかで厚着して汗をかいたことによって，汗腺に張り付いた寒邪を自力で追い出したのです。

夏のクーラーから吐き出される冷気も寒邪そのもので，汗腺に張り付くので汗は出ません。冷房でキンキンに冷えた部屋で辛い四川料理，ラーメン，スパイスカレーを食べても，汗はあまり出ないのは皆さんもよく経験するでしょう。

西洋医学では発熱して汗が出ないときの除熱法は解熱薬ですが，経方医学では発汗です。インド人がなぜ40℃の暑さのなかでスパイスカレーを3食とも食べるのか，それは発汗によって体熱を冷ますためです。古来，人類は解熱薬ではなく，発汗によって体温を下げてきました。

寒邪が汗腺を閉じてしまうと，当然，人体は熱を発散できなくなるので発熱します。それも38℃以上の高熱となり，それを経方医学では鬱熱（うつねつ）と呼びます。これがまさに麻黄湯（まおうとう）の適応です。日頃から汗かきの体質の人でも，汗腺に寒邪が張り付くと汗はまったく出なくなり，38℃以上に発熱し，麻黄湯証となります。この鬱熱の由来は，パワーアップした胃気が汗腺に張り付いた寒邪とぶつかって発生する肌熱（きねつ）です（図6-①）。

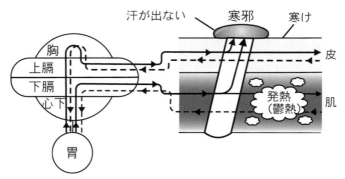

図6-① 寒邪の外束によって鬱熱が発生する仕組み

日頃から汗が出やすいかどうかではなく，寒邪が張り付いたとき汗が出ないなら麻黄湯の適応です。一方，寒けがあっても汗が出ている人では鬱熱にはならずに37℃台の微熱となります。このような患者は桂枝湯(けいしとう)の適応です。

　なお，中医学で寒邪は風邪(ふうじゃ)に導かれて人体表面に張り付いたり，入ってくるとされていますが，私たちはこの風邪の存在や実態について考えを巡らせても思い描くことができません。それに江部先生の『経方医学』2巻の麻黄湯解説に風邪という用語も使われていません。そのような理由で，この本では風邪，風寒邪という用語を使わず，単に寒邪とする方針です。

3　胃気がパワーアップして皮・肌を走る

　寒邪が汗腺に張り付いたときの人体の反応は，胃気がパワーアップして胃→心下→上膈→前通あるいは後通の衛気(えき)を汗腺（腠理(そうり)）まで走らせますが，同時にパワーアップした胃気は下膈→肌へも走り，汗腺が閉じていると肌のなかで鬱熱を生じます。寒けと鬱熱が同時に発症し，寒けは皮で感じ，鬱熱は肌で感じます。人体が健常な場合，皮を走る胃気も，肌を走る胃気も，汗腺の位置で外側へ曲がって汗腺に張り付いた寒邪を汗として吹き飛ばそうとします（**図6-①**）。それがうまくいけば，寒けと鬱熱は発汗と共に消え去ります。皆さんもこのような体験はあるでしょう。

　しかし，いつもうまくいくとは限りません。寒邪が強かったり，胃気のパワーアップが弱かったり，あるいは胃気が汗腺の位置でうまく外側へ曲がらないなら寒邪を取り去ることができません。

　解熱薬は胃気のパワーアップが頂点に達する前に汗腺を開いてしまいます。そうなると寒邪は除かれず，逆に開いた汗腺から皮・肌を伝わって臓腑に侵入するでしょう。解熱薬は諸刃の剣です。

　夏の冷房では，寒邪は常に皮にまとわりついて人体への侵入をうかがっています。衛気（皮を温める機能がある）が人体に戻ってくる夜中には，冷房の寒邪は皮と肌から膈を経由して心下・胸・肺へ侵入するのは容易ですから，慢性的な体調不良の原因となるでしょう。

第6章　寒邪に一撃，麻黄と桂皮の麻黄湯

4　気の一部は頭部へ向かう

　カゼの引き始めは少しの寒け，頭痛，咽頭痛，鼻水から始まります。寒けが始まったとき，どうして喉が痛くなり鼻水も出るのでしょうか？　中医学では，寒邪が肺に入り，肺と喉がつながっているという屁理屈をつけていますが，この時点では咳も痰も出ていません。喉や鼻だけの症状にとどまり咳は出ない場合も多いので，どう見てもこの時点で邪が肺に入っているとは思えません。

　日本漢方ではカゼの引き始めのこれらの寒け，咽頭痛，鼻水をどう考えるのでしょうか？　おそらく説明できないと思います。

　経方医学からみると，胃気の多くは寒邪を吹き飛ばすために膈から皮・肌へ向かいますが，その一部は膈から頭部や顔面に向かいます。これは「今，寒邪が張り付いた。しっかり注意しないと臓腑に入るぞ」そんな警告を発するためです。膈にスイッチがあって，皮へ流す胃気と頭部へ流す胃気を振り分けていると考えられます（図6-②）。

　人の重要な感覚は頭部に集中しています。警告症状とは頭痛，涙，鼻汁，耳痛，咽頭痛などです。これらはパワーアップした胃気の一部が胃→膈→肺→頭部に向

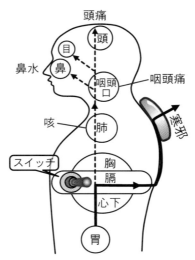

図6-②　胃気の一部は頭部に向かい警告症状を発する

かったために発症します。普通の人なら寒けが少しあるだけなら仕事を続けるでしょうが，顔面の感覚器に警告症状が加わると仕事を早く切り上げ，コートを羽織ってさっさと帰宅し，温かい汁物やお粥を食べて早めに寝るでしょう。そういう注意を喚起するために，少しだけ胃気を心下・胸→肺→咽頭・鼻，頭部へ流すのです。

私の場合，カゼの始まりで寒けがし始めると，まず咽頭のイガイガや痛みが発症します。ところが，後頸部〜上背部に使い捨てカイロを貼って温めると10分もすれば咽頭痛は消えます。カイロを外すと再び咽頭痛が発生します。これもカイロを貼ることによって後頸部〜背部が温まるので，胃気が皮へ出ていく必要がなくなり，同時に胃気は頭部へも行かないので咽頭痛が消えるのです。

人体はまことによく出来ています。

5　寒邪を吹き飛ばす生薬と麻黄湯

麻黄湯は皮と肌のなかの胃気を走らせて汗腺で外側に曲げ，汗腺の表面に張り付いた寒邪を汗と一緒に吹き飛ばすという仕組みによって，寒けと鬱熱を取り去ります。麻黄湯を考えついた2千年以上も昔の古代漢方医は天才です。その原理を現代に甦らせた江部先生もまた希代の天才です。

原典の『傷寒論』には，桂枝湯を服薬したときに温かい汁物（お粥，とろみのある熱いうどん，名古屋なら味噌煮込みうどん）を食べるよう指示がありますが，麻黄湯では食べる必要がないと記載されています。しかし，エキス剤に含まれる生薬量は『傷寒論』の10分の1以下ですから，気を走らせる力や発汗作用はかなり弱いのが現実です。ですから，私は麻黄湯エキス剤を飲むと同時に上記の温かい汁物を食べるように指導しています。

麻黄湯の構成生薬は麻黄（まおう），桂皮（けいひ），杏仁（きょうにん），甘草（かんぞう）です。麻黄は胃気と胃陰を皮，肌に走らせ，桂皮でそれらを外側に曲げて汗として外泄し，寒邪を吹き飛ばす。皮・肌を環流した気と陰を杏仁の働きによって心下や胃に戻す。甘草は麻黄や桂皮の鋭い味や作用を調整する。それぞれの生薬が見事にベクトル性を持っており，なんとも無駄がない生薬構成となっています（図6-③）。

第6章 寒邪に一撃,麻黄と桂皮の麻黄湯

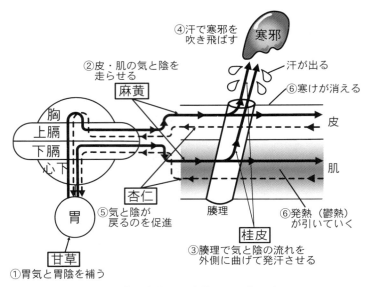

図6-③ 麻黄湯の生薬とその作用点

ベクトル方向	横ベクトル	外ベクトル	内・下ベクトル	調整薬
生薬	麻黄	桂皮	杏仁	甘草

6 麻黄湯の加減方

　麻黄湯にはいくつかの加減方があります。寒邪が汗腺に取り付いて肌内の鬱熱が強い場合に,麻黄＋桂皮に石膏を加えれば大青竜湯となります。エキス剤なら麻黄湯＋桔梗石膏です。

　麻黄＋杏仁の肌の気と陰を動かす機能を応用した処方もあります。詳細は**基礎解説③**をお読みください。これを応用すれば肌の浮腫（飲）を取り去ることもできます。胃気と胃陰を心下から肌へ向かって外に張り出す機能を持つ桂皮を麻黄湯から除き,石膏を加えたら『金匱要略』の杏子湯（＝麻杏甘石湯と処方構成はまったく同じ）となります。杏仁より強い内,下ベクトル性を持つ石膏を増量すれば,肌の飲を心下に戻す力は強くなります。その飲を小腸で尿へ排出する機

能を持つ白朮を加えれば，越婢加朮湯（麻黄＋石膏＋白朮）となります。
　一方，桂枝湯（桂皮＋芍薬）と麻黄湯を合体すると，麻黄＋桂皮＋芍薬＝葛根湯や桂麻各半湯となります。重要なのは内・下ベクトル薬の芍薬が入ったとたんベクトル性がまったく異なってしまうことです。芍薬は桂皮の外ベクトルの作用を打ち消します。ここでは詳細を省きますが，桂枝湯と麻黄湯という2つの別世界の処方が重なり合うと，複雑な様相を呈することを心に留め置いてください。

7　臨床の目

1 麻黄湯の必要条件とインフルエンザ

　世間ではインフルエンザに麻黄湯という安直な漢方が横行していますが，それは間違っています。麻黄湯証では胃気の強いパワーアップがありますから，寸関の脈は浮で緊となります。これは麻黄湯の第一の必要条件です。同時に寒けが強く鬱熱（38℃以上）があることも第二の必要条件，さらに無汗であることが第三の必要条件です。

　ところが，当院のインフルエンザ抗原陽性の多くの患者を診察すると，脈が浮で，寒けが強く，鬱熱があり，無汗の患者はせいぜい1～2割です。初診時ではすでに発熱後に数日経過しており，寒邪は臓腑に入ってしまったので脈は沈になったか，あるいは寒邪は強くないので胃気のパワーアップが起こらなかったか。いずれにせよ，インフルエンザに闇雲に麻黄湯を処方しても無意味なのを理解してください。

　麻黄湯と対照的な感冒の処方に桂枝湯があります。桂枝湯では，脈は浮で軟，悪寒はなく悪風（＝風を嫌う）程度，鬱熱はなく37℃台，そして汗が出ているのが特徴です。汗が出るのですから，高熱には決してなりません。経験的に肌が冷たく湿っているのが特徴で，見方を変えれば営衛不和ともいえます（**基礎解説⑥**と**症例検討会⑥**を参照）。微熱で寒けも軽い，そんな患者は医療機関を受診する気にならないでしょう。冬のカゼで桂枝湯の適応はかなり少ないのが現状です。

2 カゼ症候群の治療に慣れるために家族の協力

　寒邪は短期間に臓腑に入り，胃気とぶつかり熱が発生し，臓腑や胸・膈・心下へ素早く移っていきます（邪の伝搬と言います。「わかってきたかも経方医学」と「超えていけ経方医学」で症例検討）。つまり，1～2日の単位で症状はコロコロと変化していきます。これに対応して処方を1日単位で修正できるのは一般の外来患者では無理です。1日数回も連絡できて症状や脈の変化を詳細に答えてくれる，効いているかいないかをはっきり言ってくれる，それができるのは家族に限られます。カゼ症候群の経方医学は家族の協力がなかったらまったく上達しません。私の子供らとその配偶者らはたいへん協力的で，カゼを引いたらすぐに漢方が欲しいと連絡があります。

　ただし，患者に比べて家族は優しくありません。プラセボ効果はまったく期待できません。効いた，効かないの反応をうやむやにしてくれません。しっかり治さないと手厳しい意見が返ってきます。しかし，それもまた経方医学の学習と発見につながっていきます。当初はうまく治せなくても，このシリーズで経方医学をコツコツ学べば，単純なカゼ症候群でも，それがこじれた場合でも必ず治せるようになります。

（灰本　元）

麻黄

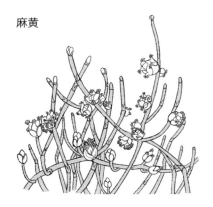

症例検討会 ❽　悪寒と発熱

患者：30代，女性，医師。
基礎疾患：緊張性頭痛で当帰芍薬散エキスを服用中。
現病歴：もともと頭痛持ちで，ひどいときは1日3回鎮痛剤を服用，ストレスで悪化した。最近は当帰芍薬散エキスを服用し，週に1〜2回の軽い頭痛にまで軽減していた。

X年2月3日の午前3時頃，トイレに起きたときに背中〜後頸部に強い悪寒を感じ，布団に包まってそのまま寝た。午前7時起床直後の体温は37.3℃。午前9時頃，悪寒，頭痛，関節の痛みが持続し，体温は38.5℃へ上昇した。電話で灰本元医師へ相談があり，手持ちのエキス剤Aの服薬を指示された。咽頭痛・鼻汁・咳・痰・下痢・腹痛など上気道症状も腹部症状もなかった。

身体所見：血圧120/75mmHg，脈拍70/分，身長159cm，体重59.0kg，BMI 23.3。
漢方問診：寒がり，夏は冷たい飲みものだが冬は温かいものを好む，汗をほとんどかかない，軟便傾向，寝付きが悪い，夢は見ない，足の指先と脛が冷える，雨の日の前に悪化する頭痛，肩や首がよくこる，ほてりはない，経血量は多くも少なくもない，月経痛はあるがひどくない，血塊はない，月経前にイライラする，既婚（子供2人）。
脈証：両側ともに浮，やや滑，有力（患者が自ら脈診）。
腹証：所見を取っていない。
舌証：淡紅，やや白苔あり（患者の視診から）。
治療経過：エキス剤Aを服薬後，ジワーっと汗が出たが，悪寒・頭痛・関節痛の改善はなかった。

午前11時30分頃，37.8℃，食欲はなし。午後1時に再び電話で灰本医師へ相談があったので「もう1包エキス剤Aを服薬せよ，背中にカイロを張れ，熱い麺か粥を食べよ」との指示を受けた。服薬後，食欲はまったくなかったが，味噌煮込みうどんを半分食べた。その30分後から大量の汗が出て36.3℃まで解熱，悪寒は消え再発はなかった。

第6章　寒邪に一撃，麻黄と桂皮の麻黄湯

症例と経過の補足

灰本（院長）：今日は典型的な悪寒と発熱の経過をたどった症例なので，非常にわかりやすいと思います．主訴は悪寒と発熱で上気道症状や腹部症状はありません．職業は内科医です．

　まず，症状の時間的経過を見ていきましょう．

　X年2月3日の午前3時頃，トイレに起きたときに強い悪寒を背部～後頸部に感じ，布団に包まってそのまま寝たというところですが，これが非常に重要なサインの1つです．続きを見ていきます．その強い悪寒を感じて数時間が経過した午前7時にすでに発熱があり，午前9時頃になっても悪寒・頭痛・関節の痛みが続き，発熱も38℃以上となりました．私に電話があり，エキス剤Aの服用を指示しました．

　普段はまったくといっていいほど汗をかかず，運動しても汗をかかない人です．服薬後にジワーっと汗が出ましたが，悪寒・頭痛・関節痛は改善せず，発熱が持続し，食欲も低下しました．午後1時頃に再度電話で相談を受けました．もう1包エキス剤Aを服用し，背中（後頸部～肩甲骨との間）にカイロを張り，熱い麺か粥を食べるよう指示しました．「食欲がないから食べられない」と言うので「食べて汗を出さないと治らない」と説得しました．

　その後，追加のエキス剤Aを服用し，カイロを張り，味噌煮込みうどんを半分食べたところ，その30分後から大量の汗が出て36.3℃まで解熱，悪寒は消え，再発はありませんでした．経過中に上記以外の症状はまったくありませんでした．

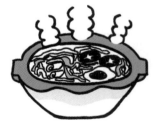

味噌煮込みうどんを食べろ！

寒邪はいつ皮に外束したか

灰本：さて，議論を始める前に，この症例に関して何か質問はありますか？　北

澤君どうですか？

北澤（ベテラン薬剤師，漢方初心者）：そうですね，汗をほとんどかかないとありますが，これは体質と捉えてよいのでしょうか？ それとも何か病気の一種と考えるべきでしょうか？

灰本：体質でしょう。もし汗をかかないことで日頃から何らかの症状が出ているならば，病気の一種と捉えるべきなんだろうけど，特に汗をかかないことを患者はまったく気にしていないし，いつも元気な人ですから体質といってよいでしょう。

　それじゃ，汗をかかないことを経方医学では何と言う？ 松岡君。

松岡（中堅薬剤師，漢方初心者）：う〜ん，わかりません。

灰本：では，汗が出るところは何と言う？

松岡：汗腺ですか？

灰本：それは西洋医学的には合っているけど，経方医学では他の呼び方をするよ。

松岡：あっ，「腠理(そうり)」ですか？

灰本：そう！ 「腠理」と言います。汗をかかないという状態は？

松岡：「腠理不利」でしょうか？

灰本：おしいね。腠理不利でも悪くはないが，江部先生の教科書には腠理失調と書かれています。

　それでこのような状態の人に寒邪が皮や腠理に張り付くとどうなりますか？ 耕基先生。

耕基（中堅内科医，漢方初心者）：そうですね，もともと腠理が閉じているところに，寒邪が張り付くと余計に腠理は閉じてしまい，汗をかけず熱がこもり発熱（鬱熱(うつねつ)と言う）します（図6-①　p.140）。身体はその原因になっている寒邪を吹き飛ばそうとして胃から気をパワーアップして皮や肌へ送り込みます（図6-①）。

灰本：そうなるよね。腠理が閉じている状態に「気」を送り込むからプクっと腫れる。それが「寒いぼ」と呼ばれるものです。ではこの患者さんの場合，どの段階で寒邪が皮や腠理に張り付いたのだろうか？ 松岡君。

松岡：う〜ん，発熱しだしたときですか？

灰本：発熱したときはすでに寒邪が張り付いていて，汗がさらに出なくなって熱がこもり，さらに寒邪を吹き飛ばすために胃から気が送り込まれた結果だから，寒邪が張り付いたのはもっと前だよ。具体的な時間が書いてあるよ。

松岡：……午前3時頃ですか？

第6章　寒邪に一撃，麻黄と桂皮の麻黄湯

灰本：そう！　午前3時にトイレに起きたときに，非常に強い悪寒を感じたと書いてあるよね。ここで寒邪は皮や腠理に張り付いたんです。寒邪の外束と言います。そして午前7時頃に汗が出ないので耕基先生が説明した仕組みによって発熱していたということです。これには少し複雑な仕掛けがあって，膈に胃気の流れを決めるスイッチがあります。背中に張り付いた寒邪に向かう気と寒邪が張り付いたことを警告するために胃気の一部を顔面に向かって流します。すると，この患者にはありませんでしたが，喉が痛い，鼻水などの警告症状が出ます（図6-②p.142）。

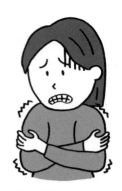

寒邪に取り付かれて
強い悪寒

　ここで不思議なんだけど，夜中にトイレに起きるということが毎日普通のことだとすると，寒邪が入ってくるときと入ってこないときが存在するよね。何が違うのだろうか？　どう加藤君。

加藤（薬局長）：そうですね，たとえば気温が非常に低かった場合やストレスや疲労でその人の皮の表面をパトロールして温めたり感染防御している衛気が不足していた場合です。そんなときに寒邪は身体に侵入してくるのだろうと思います。

灰本：そう，寒邪はいつも人に張り付いて身体の中へ入ろうと狙っているんです。
　では，汗は何で出来ていますか？　鈴村さん。

鈴村（中堅薬剤師，漢方初心者）：はい，汗は気と陰液で出来ていると以前に習いました。

灰本：その通り。汗には陰液だけではなく気も含まれていて，それが発汗と共に出ていくから汗を大量にかくと疲れるよね。これはしっかりと覚えておいてください。

寒邪を発汗によって吹き飛ばす

灰本：それでは，この寒邪をどのように吹き飛ばしたらよいだろうか？　生薬だったら何を使う？　松岡君。

松岡：えーと，麻黄で皮気と肌気を走らせる……。

灰本：麻黄で皮気だけでなく肌気も横方向に走らせることは大切だけど、それだけだと向かっていった気は末端まで行ってそのまま帰ってくるだけになる。腠理から外側に向かって押し出す生薬が必要になります。何がいいかな？

松岡：桂皮ですか？

灰本：そう！　すばらしいね。松岡君もわかってきたね。麻黄で皮気・肌気を横に送り出し、さらに桂皮で気を外側に曲げて腠理から外に向かって気を送り出し、寒邪にぶつけることが必要です（図6-③ p.144）。ただ、麻黄＋桂皮だけではなかなかうまくいきません。もっと根本的なところに配慮が要ります。麻黄、桂皮が送り出す気はどこから来る？　北澤君。

北澤：胃だと思います。

灰本：そう、麻黄と桂皮は胃気を送り出します。もし、身体が弱っている状態なら胃気は不足しています。どんな生薬を使えば胃気をパワーアップできるだろうか？　鈴村さん。

鈴村：生姜、大棗、甘草だと思います。

灰本：そうだね、『傷寒論』の処方の多くに含まれる生姜、大棗、甘草の3種類の生薬はパックとなった胃薬といえるね。この3つの生薬が胃気を盛り立てて、麻黄＋桂皮で皮気・肌気を張り出させる処方を使うことになります。そう考えるとどんな処方がありますか？　耕基先生。

耕基：麻黄湯の一択だと思います。

灰本：そう、この患者さんの普段の行動、食欲、脈（浮、滑、有力）からは虚弱とはとてもいえませんから、生姜・大棗は必要ないね。甘草だけで十分です。そうならば、この1つしかないよ。エキス剤Aは麻黄湯エキス（コタロー、2.0g/回分1～3）です。

寒邪が外束したとき　杏仁と芍薬の違い

灰本：麻黄湯は、麻黄・桂皮・杏仁・甘草で出来ています。杏仁は麻黄によって末梢に向かって行った気を膈→心下→胃へ戻す役割を担っています（図6-③）。では、同じように気を内に帰す役割をする生薬として芍薬がありますが、なぜ杏仁を入れて芍薬は使わないのか。加藤君どうですか？

第6章　寒邪に一撃，麻黄と桂皮の麻黄湯

加藤：はい，江部先生の考えでは，杏仁が皮→腠理→肌のミクロの粛降，それに肺→胸→膈→心下→胃のマクロの粛降を担っていますが，芍薬は杏仁よりダイナミックに下方・内方へ作用するベクトル性を持っているので寒邪が体内に入りやすくなったり（寒邪の内陥と言う），桂皮とは逆のベクトルですし，身体を冷やしてしまう作用もあるので芍薬は使えないと話していました。

灰本：ありがとう，芍薬の内方，下方に向かうベクトル性は非常に強いので，皮膚の表面に張り付いた寒邪を内陥（皮・肌から胸・膈・心下などの臓腑に引きずり込む）させてしまう危険性があるから，穏やかに働く杏仁を選択したということです。ただし，杏仁も一歩間違えば内陥しないとは言い切れません。

加藤：そうですね，胃まで内陥させることはないと思いますが，肺・胸のあたりまで内陥させてしまう可能性はあると思います。使用する量に配慮が必要だと思います。

最適な服薬のタイミング

灰本：そうだね。では，次に薬を服用するタイミングについて考えてみましょう。この症例で麻黄湯を服用すべきタイミングはいつだろうか？鈴村さん。

鈴村：はい，私なら午前3時にトイレに起きて強い悪寒を感じたときに飲みます。

灰本：そう！　そのタイミングで麻黄湯を飲み，温かいものを食べ，背中にカイロを貼って寝て

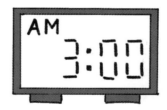

麻黄湯を服用すべきタイミングは？

いたら，その後の展開はまったく違っていただろうね。ただし，夜中の3時に寒いなかでゆっくり温かいものを食べるわけにはいかないからね。やれるとしたら麻黄湯を飲み，カイロを貼って毛布に包まって眠ることでしょう。

加藤：桂枝湯の条文中には，桂枝湯の薬効を助けるために，温かいものを食べろとありますが，逆に麻黄湯の条文中には温かいものは控えるように書かれています。これはどう考えたらよいでしょうか？

灰本：『傷寒論』の時代には現代のように簡単に飲めるエキス剤がなかったね。

『傷寒論』の原典では麻黄を1日45g（3両）という現在からみると，とてつもなく大量に煎じるわけで，その10分の1のたった3～4gしか入っていないエキス剤とは効き目がまったく違います。

麻黄45gも煎じて，そのうえ温かいものを食べていたら汗が出過ぎて反って消耗してしまう。少量の麻黄しか含まない現在のエキス剤ならしっかり汗をかかせるために温かいものを食べるように指導するほうがよいと思うよ。

現代中医学でも麻黄は10～15g程度しか使いません。3両＝45gは恐ろしいほど大量となります。いくら汗腺が閉じた人でも猛烈に汗が出るでしょうね。ちなみに，私は1日で麻黄20gを飲んだことがありますが，汗も出たし頻脈になって夜は寝られませんでした。

加藤：なるほど！　その通りですね。

灰本：これが麻黄湯の使い方です。寒邪が外束した早い時期に麻黄湯を服用すると3～5時間で治すことが可能となります。服用するタイミングが大切だから，日常診療で患者さんにピンポイントで処方することは難しいけど，家族や親しい友人なら使うことはできるよね。しっかり覚えておきましょう。

葛根湯や桂枝湯ではダメなのか

北澤：この症例に葛根湯（かっこんとう）ではダメなのでしょうか？

灰本：絶対にダメとは言わないけど……，北澤君はどう思いますか？

北澤：葛根湯には芍薬が入っているからダメですか？

灰本：葛根湯には麻黄＋桂皮だけでなく，芍薬や葛根が入っているんです。この芍薬が大問題です。桂皮と真逆の内ベクトルの作用を持っていますから，汗は出なくなりますし，寒邪も内陥しやすいと思います（**図5-①** p.119）。

それに，葛根湯の主症状は後頸部の筋肉の痛みや張りになっており，寒邪は肌よりも深い肉に到達しています。芍薬は筋肉の脈管内の熱を取り去る作用，葛根は陰を補う生薬です。寒邪が皮だけに存在する麻黄湯からどんどんズレていきますね。だから，葛根湯はやっぱりダメですね。これを機会に「寒けのある感冒に葛根湯」，そんな悪しき習慣は止めましょう。

最後に，日常臨床のカゼ症候群で一番重要な桂枝湯と麻黄湯の身体所見の鑑別

について考えましょう．鈴村さん，桂枝湯も麻黄湯も傷寒，つまり寒邪に犯されたのは同じですが，患者さんの症状で決定的に違うのは何でしょうか？
鈴村：うーん，寒けの強さが違いますか？
灰本：具体的にはどう違うの？
鈴村：原典には桂枝湯は悪風，麻黄湯は悪寒と書いてありますが……．
灰本：そう，確かに悪寒は麻黄湯，悪風は桂枝湯と書いてありますが，患者さんは主観をそれぞれの言葉で表現するのでその違いは臨床的にほとんど役に立ちません．もっと客観的な違いがあります．
鈴村：うーん，汗が出るかでないか，ですか？
灰本：そうです．桂枝湯は発熱しても汗が出ているのでそれほど高熱になりにくい，多くは37℃台の微熱です．ですから，医療機関を受診する機会はほとんどないでしょう．一方，麻黄湯は汗が出ないので熱が鬱して高熱や疼痛が出やすいから外来にやってきます．これは一番重要な鑑別点です．
　もう1つ重要な鑑別点があるんだけど．松岡君？
松岡：何かなー，脈かなー？
灰本：その通り，じゃ，どう違う？
松岡：桂枝湯も麻黄湯も脈が浮くのは共通だけど……．
鈴村：（ノートをめくりながら）この前，先生は桂枝湯は浮で軟あるいは弱いと言っていました．
灰本：その通り，よくまとめているね．鈴村さんは経方医学の勉強法の王道を歩いているね．それじゃ，麻黄湯の脈は何て書いてある？　松岡君．
松岡：（『経方医学』を開きながら）『傷寒論』の条文にはありませんが，江部先生の解説には浮で緊と書いてありますね．
灰本：そうです．脈が浮いて軟らかく（軟脈）弱いのが桂枝湯，浮いて強い（緊脈）のが麻黄湯です．緊脈は強い脈で寒邪が外束して胃気がパワーアップして寒邪と戦うときに出てきます．

臨床の目

灰本：ちなみに，インフルエンザには麻黄湯がよく使われていますが，あれは間

違いです。当院でもインフルエンザの患者をたくさん診て脈診も取っています。多くは発熱の翌日〜3日後までに来院しますが，脈が浮なのはおよそ2割で，沈脈のほうが圧倒的に多いのです。つまり，すでに寒邪が内陥して伝搬（体内に入って臓腑へ移っていくこと）したか，治りかけているかです。

　江部先生もインフルエンザでは寒邪の伝搬が早いと言っていました。インフルエンザで麻黄湯の適応は2割以下です。寒邪の伝搬は経方医学の根幹ですから，「わかってきたかも経方医学」で症例検討の予定です。

加藤：先ほど先生もおっしゃっていましたが，カゼ症候群では毎日あるいは半日で症状が変わっていくので，一般の外来患者では治療は難しいと思いますが，そのあたりはいかがでしょうか？

灰本：その通り，的をついていますね。普段の診療ではこんな細かな時間経過をリアルタイムで知らせてきて，それに対して指示を出すのは無理ですね。

　この患者は実は私の次女で同じ町内に住んでいます。経方医学は素人ですが，漢方薬は小さいときから飲み慣れています。急性感染症の経方医学を上達させるには家族が一番ですね。ただし，患者は医師に優しいですが，身内は手加減してくれません。とにかく治さないと信用してくれません。

　今日は寒邪が皮や腠理に張り付いて発熱したときの麻黄湯，葛根湯，桂枝湯の鑑別について学習しました。この患者に上気道症状はまったくありませんので，発熱の原因はウイルス性感染ではありません。寒邪が外束しただけで人体は胃気をパワーアップさせて寒邪を内陥させないようにがんばるのです。その結果の発熱ですから，勘違いしないように。

　今日も江部先生が現代に甦らせた経方医学の真髄に触れることができました。次回も楽しみながら症例検討しましょう。

第6章　寒邪に一撃，麻黄と桂皮の麻黄湯

症例検討会⑧

灰本ポイント　麻黄湯（図6-①，②，③）

❶寒邪はいつも人体へ入るのをねらっている。
❷麻黄湯証は，寒邪が汗腺（＝腠理）に張り付く→悪寒，汗が出ない→胃気がパワーアップ→高熱，脈浮で強い（緊）。
❸カゼの引き始めの頭痛・咽頭痛・鼻汁などは頭部へ向かう胃気による警告症状。
❹麻黄で気を走らせ，桂皮は腠理（汗腺）の位置で気の流れを外方向に曲げる→発汗する→寒邪を吹き飛ばす。杏仁で気を隔・心下まで戻す。
❺カゼ症候群の外邪の動きは素早い。経方医学を会得するには家族の協力が必須。

桂皮

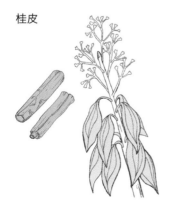

第7章

胃気の時間差攻撃　小柴胡湯

わかりません経方医学 基礎解説 ──❾

1　膈は気と陰の十字路

　膈(かく)は経方医学の要です。胸(きょう)・膈・心下(しんげ)は経方医学独自のユニットで，この3つが連携して気陰の流れを調整しています。胃気と胃陰が下方向（頭部から胸・膈・心下を通じて胃まで），上方向（胃から心下・膈・胸を通じて頭部まで），内から外（胃から膈を通じて皮・肌へ），外から内へ（皮・肌から膈を通じて胃へ）流れており，膈はその調整機能の中軸的役割を果たしています（**図7-①**）。加えて，外邪（多くは寒邪）は皮・肌からまず膈へ侵入し，そこから胃，胸，肺へ伝搬していきます。膈はすべての気と陰や外邪が通過していく十字路なので，それを調整するシステムも当然複雑なものとなります。

　「わかりません経方医学」では，膈の仕組みの初級を学習します。続く「わかってきたかも経方医学」の症例検討会の数例は中級レベルです。さらに「超えていけ経方医学」では江部先生の教科書には掲載されていない膈の奥義に触れて，複雑な症例に対して生薬を組み合わせて使えるようになるのが，このシリーズの目標です。

2　膈とは

　膈の気・陰の流れは，胃→心下→膈→胸→肺→頭部の上方向へ上り，その反対の下方向へ向かって戻ります。それに加えて膈から皮・肌に出ていく外方向と戻ってくる内方向があって，これら4方向の気・陰の流れの失調を膈不利(かくふり)と診断します。

　まず，いくつかの経方医学独特の法則を理解しましょう。

第7章　胃気の時間差攻撃　小柴胡湯

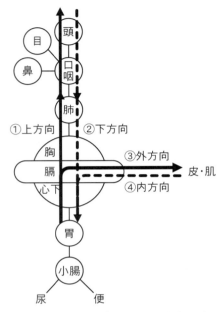

図7-①　膈を通じて気と陰が4方向に流れる

　1つ目は，膈から出ていくのは胃の気と陰液で，膈と胃は切っても切り離せない関係にあることです。膈の気陰の流れが失調している患者は数多くいますが，膈の失調においてはそれ自体が主因ではなく，胃気の暴発のほうがむしろ重要なのではないかと最近考えるようになりました。木防已湯（桂皮，石膏，人参，木防已）は上下の気の流れ，小柴胡湯（柴胡，黄芩，人参，半夏，生姜，大棗，甘草）は内外の気の流れの失調がその本態なのですが，どちらにも必ず人参が入っていることに気づいたからです。

　人参の機能は中医学的には胃気を補うことです。しかし，これは間違ってはいませんが，決して正しくはありません。江部先生は晩年，人参の主な機能は補気ではなく胃気の暴発を防ぐことだと考えていました（守胃と言います）。人参が膈不利の処方には欠かせない生薬となっているのはなぜか，その疑問を常に念頭に置いて考え続けましょう。

　2つ目は，心下と季肋部の腹診の正確な押さえ方です。中医学では腹診は軽んじられていますし，日本漢方ではステレオタイプであって，心下や季肋部の抵抗

基礎解説⑨

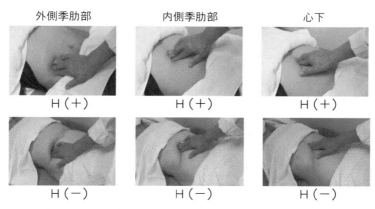

※カルテには硬さ(Hardness)の強さをH(−)〜H(3+),
　圧痛(Tenderness)の強さをT(−)〜T(3+)で表示する

図7-②　心下と季肋部の腹診

あるいは硬さ（H, hardness）や圧痛（T, tenderness）に解剖・生理学・病理学の基盤があるとは言えません。経方医学では心下を押さえて，圧痛がわずかにあればT（±），圧痛が強いときはT（3＋）と記載し，その程度は−，±，1＋，2＋，3＋の5段階で表示します。実際に圧痛がまったくない人（T（−））は10〜20人に1人ほどで多くはありません。硬さ(H)も同様に5段階で表示します（図7-②）。

　心下の飲がある人は口渇はあっても多く飲めません。経験的に夏でも1日1L未満しか飲んでいない人は心下に飲があって，2Lも飲める人は心下に飲はないと考えてよいと思います。水が多くは飲めない人は心下T（1＋）〜（3＋）が多いのですが，T（−）も少なからずいます。心下圧痛がT（−）だからといって必ずしも飲がないとは言えないかもしれません。

　3つ目は，膈不利には膈熱が存在する場合と存在しない場合があることです。寒邪は皮・肌を通って膈に達し（内陥と言います），その後に各臓腑に伝搬していきますが，寒邪が膈に居座ることもあります。そのとき，パワーアップした胃気が膈の寒邪を攻撃して邪正闘争となり，膈には熱（膈熱）が発生します（図7-③）。小柴胡湯，柴胡桂枝乾姜湯，大柴胡湯などの適応です。生薬の組み合わせの要点は柴胡＋黄芩です。人参は小柴胡湯だけに含まれています。

　一方，寒邪が内陥して発生する膈熱とはまったく無関係な膈不利，つまり膈熱

第7章　胃気の時間差攻撃　小柴胡湯

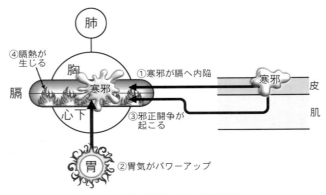

図7-③　膈熱のある膈不利

が存在しない膈不利もあります。代表格は木防已湯ですが，これは難しいので「わかってきたかも経方医学」や「超えていけ経方医学」で詳しく解説します。

3　膈の構造，気陰の流れと生薬

1 膈の構造

　膈は上膈，中膈，下膈の3層構造となっており，上膈は胸と皮につながり，気と陰は胃→心下→膈→胸→上膈→皮へと出ていき，逆のルートをたどって戻ってきます。層構造を想定すると臓腑と皮，気の連結の理解，つまり体の内部と外殻との関係の理解が格段に進むのでよく理解してください。臓腑と外殻（皮・肌）の連結は江部先生の経方理論のなかで，立位の解剖・生理学と並んで最も秀逸な体系です。これによって冷え・のぼせ，カゼ症候群の症状とその治療，浮腫や蜂窩織炎・皮膚炎など皮膚の炎症性疾患，それに関節リウマチの病態と治療が体系化されたのです。

　経方医学では上膈と下膈の間には薄い中膈があって，中膈は汗腺＝腠理の開閉＝汗を出す，出さないを司っており，そこに柴胡が働くということになっています。しかし，私は臨床的にそんな症例に出会った経験がないのと，江部先生の症例集にもそのような症例は見つかりません。この本の膈の図では中膈を省略して2層構造とする方針としました。

2 膈の気陰の流れと生薬

　胃気は上膈を通って前通と後通の衛気として外出し，皮の中を走り，皮の温度管理，寒邪の侵入防御（感染防御）を司っています（図7-④）。皮は組織学的に表皮に相当し，薄い構造なので陰液の量は少なく無視できます。

　一方，肌はどうでしょうか。胃の気と陰は胃→心下→下膈→肌に出ていき，逆のルートをたどって戻ってきます（図1-⑤ p.18）。つまり，心下は陰の中枢で，肌と密接につながっています。

　上膈からの気が皮の前通，後通の領域へ向かうとき，麻黄，黄耆，柴胡の3種類の生薬は気が外に出るのを助けます。一方，外から気と陰を内へ気を戻すのは芍薬，石膏，杏仁です（図7-④）。

　下膈は肌とつながり（肌は組織学的に真皮に相当するので，その体積は膨大で，大量の水＝陰液と気が走っている），麻黄，黄耆，柴胡は気を，桂皮は気と陰を肌へ出すのを促進しています。特に桂皮はその作用が最も強くなっています。それに対して，外から内へ気と陰を戻す方向に働くのは芍薬，石膏，杏仁です（図7-④）。

　麻黄，黄耆，柴胡は皮・肌の中の気を内から外へ走らせる役割ですが，膈の上・下のベクトル性はありません。

　膈において上・下のベクトル性を持つ生薬は，上方向ベクトルが桂皮，下方向

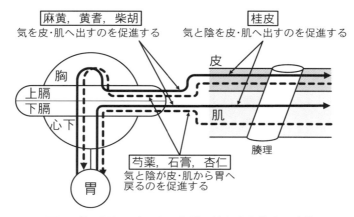

図7-④　膈から皮・肌へ気陰の流れを調整する生薬

ベクトルが芍薬，石膏，杏仁（図3-⑫ p.80）です。生薬のなかで上方向のベクトル性を持っているのは桂皮だけです（図5-① p.119）。したがって，気が陽亢している患者に桂皮を投薬すると，口渇や頭部のほてりが悪化して患者に叱られることになります。

3 膈のまとめ

①膈には上下，内外の4方向へ気と陰が動いている。
②気と陰の源は胃なので特に胃気の暴発への配慮が必要。その治療には人参が必須。
③心下と季肋部の腹診。心下に少しでも圧痛がある患者が多いが，その場合，胸・膈・心下のどこかに痰あるいは飲が存在する可能性がある。
④膈熱が存在する膈不利（柴胡＋黄芩＋人参を使う）と，存在しない膈不利（桂皮＋石膏＋人参を使う）があり，使う生薬は異なるが，人参は共通。
⑤膈不利の診断には心下や季肋部の圧痛は多少とも役立つが，脈診は基本的に当てにならない。

4　小柴胡湯証の本態は胃気の時間差攻撃

　小柴胡湯の寒熱往来，どうしてそんなことが起こるのか。歴代の漢方医は説明できませんでした。「熱は肌で感じ，冷えは皮で感じること」「すべての病態は気が行き過ぎるか，気が行かないか」という江部先生の言葉を思い出してください。江部先生はその原理を組み合わせて，気が行き過ぎる時間帯と行かない時間帯がどのような仕組みで起こっているか，つまり寒熱往来の病態を説明することに成功しました。

　胃気は名目上，全身にくまなく恒常的に配布されているとされていますが，それは間違いです。人体ではもともと胃気が上に行きやすいが，下には行きにくいという弱点がありますし，病態によっては気が行ったり，行かなかったりします。生理学的に気がくまなく全身に行く，配布されるという考えは幻想であって，そんな人や患者には出会ったことがありません。

　寒熱往来は胃気による時間差攻撃と言い換えることができます。胃気は膈熱があれば円滑に流れず，胃気が溜まったら爆発して肌に行き過ぎ，発熱，体のほて

りや頭汗などを引き起こします（**図7-⑤**）。胃気が出きってしまうと胃気はしぼんでしまい，今度は胃気が皮へ行かない状態，つまり皮で寒さを感じることになります（**図7-⑥**）。つまり，胃気の時間差攻撃が寒熱往来の本態です。それ

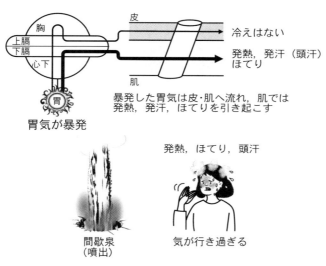

図7-⑤　寒熱往来（胃気が暴発）

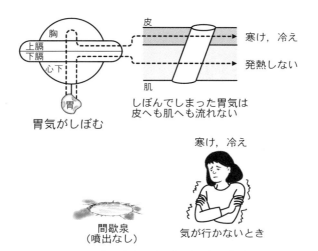

図7-⑥　寒熱往来（胃気がしぼむ）

は間歇泉とよく似ています。地下に温水が大量に溜まれば一挙に爆発して温水が大量に吹き出しますが，出きってしまえば，間歇泉はしばらく冷えて静かな状態となります。

5　小柴胡湯の生薬構成と現在の課題

　経方医学では膈熱を冷ます柴胡＋黄芩と，胃気の暴発を防ぐ人参を同時に使うことによって，胃気が膈を通じて皮や肌へ円滑に流れるようにします。それが小柴胡湯の本質です（図7-⑦）。

　ところが，胃気の暴発が寒熱往来の主因なら，人参だけで寒熱往来は防げるはずで，膈熱を冷ます作用の柴胡＋黄芩は必要ないのでは？　そんな疑問が湧いてきます。それは取りも直さず，人参なしで柴胡＋黄芩だけを使えば胃気の時間差攻撃を防げるかどうか。つまり，膈熱と胃気暴発はどのような主従関係にあるのか，小柴胡湯の根本的な問題に立ち返る疑問なのです。

　もう一つ，四逆散や大柴胡湯に含まれている芍薬が小柴胡湯や柴胡桂枝乾姜湯に含まれていないのも疑問です。これにはかなり複雑な理由があって「わかってきたかも経方医学」「超えていけ経方医学」で症例検討会と詳しく解説しますが，ひとまず初心者は小柴胡湯証の寒熱往来は熱よりも寒のほうが優位なのだろうと考えておいてください。

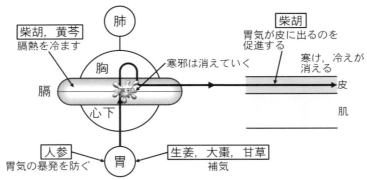

※冷えを悪化させないため，小柴胡湯には芍薬が含まれない
図7-⑦　小柴胡湯の生薬とその作用点

2024年9月現在，私は生薬を使って患者を治療しながらこれらの問題に正面から対峙しており，糸口は見つかりつつあります。おそらく，1〜2年以内にその答えが出せるのではないかと思います。「わかってきたかも経方医学」「超えていけ経方医学」で解説できればいいのですが。

6 臨床の目

小柴胡湯は膈熱を治療します。この膈熱は経方医学の核心である膈不利を引き起こし，さまざまな症状を発症させます。膈不利には膈熱がない場合もあるので，それらを理解して実際の症例に自信を持って使えるようになるのに相当な年月がかかります。私の場合，35年近くもかかってしまいましたが，それを短期間で理解してもらうのがこの本の主旨です。

小柴胡湯は，寒邪が皮・肌から膈へ伝搬したときに（少陽病と言います）使うのはよく知られています。**症例検討会⑨**の頭汗や寒熱往来がその典型ですが，もっと幅広く使うことができます。たとえば更年期や月経障害のほてり，頭汗，めまいにも使えます。要点は，1日のうちでそれらの症状がある時間帯とない時間帯があることです。症状は数分〜数時間続くが，無症状の間歇期が数時間以上あることです。まさに気が出たり，引っ込んだり，時間差攻撃，間歇泉となります。

気が行き過ぎているときの症状は患者の主訴として語られるのでわかりやすいのですが，気が行かないときにいつも無症状とは限りません。気が行かないことで症状が出ることもあります。その組み合わせは多彩です。私の経験から，気が行き過ぎて片頭痛－気が行かなくて片頭痛が消えるという単純な場合から，気が行き過ぎて発熱－気が行かなくて寒け，いわゆる典型的な寒熱往来。気が行き過ぎて顔面がほてって赤い－気が行かなくて顔面が青白い，気が行き過ぎて発熱－気が行かなくてふらつきというさまざまな組み合わせもあります。

気が行き過ぎるときの症状はわかりやすいのですが，気が行っていないときの症状は患者にとって自覚しにくいのです。気が行き過ぎる症状が間欠的に発症するのを見つけたとき，それを小柴胡湯証かもしれないと疑うのがコツの1つです。そして次に，気が行っていないときの症状を患者から聞き出すのです。気が行き過ぎたことによる症状が去った後の時間帯に何か気になる症状はないか，たとえばめまい，寒け，だるい，顔面が青白いなど，根掘り葉掘り聞くことが2つ目

のコツです。

　気が行き過ぎの時間帯と気が行かない時間帯が交互にあれば，小柴胡湯や柴胡桂枝乾姜湯を処方してみましょう。これらは「わかってきたかも経方医学」「超えていけ経方医学」で本腰を入れて扱います。

（灰本　元）

経方医学の解剖・生理・病理

灰本ポイント　膈における気の流れの病態（図7-④，⑤，⑥）

❶膈は気・陰の上下，内外の流れを調整。
❷気の第一発電所の胃と気の流れを調整する膈は切っても切れない関係。
❸膈の病態（膈不利）には膈熱がある場合とない場合がある。
❹膈熱は外邪（主に寒邪）が膈に侵入，パワーアップした胃気とぶつかって発生（邪正闘争）。
❺膈熱の症状は頭汗，寒熱往来，胸脇苦満。胃気が肌に行き過ぎて発熱，胃気が行かなくて寒け（寒熱往来）。これらが交互に時間差攻撃。
❻柴胡と黄芩で膈熱を冷まし，人参で胃気の暴発を止める（小柴胡湯）。
❼膈熱がある膈不利とない膈不利の詳細は「わかってきたかも経方医学」。

症例検討会 ❾ 頸から上の寝汗（頭汗）

患者：40代後半，女性，旅行会社勤務。
基礎疾患：更年期障害で婦人科治療中（漢方なし）
現病歴：X年5月下旬初診。主訴は「5月中旬から始まった1日数回の下痢が止まったら，夜中に3回ほど頸から上の寝汗で目を覚ますようになった。それによって夜中に3回も寝間着を着替える。頸の周辺に熱がこもっているかと思えば，頸から下が寒いこともある。この寝汗を治したい」
　精神科と婦人科に通院中で婦人科の薬で月経は止まっている。
身体所見：血圧112/59mmHg，脈拍103/分，身長161cm，体重42.2kg，BMI 16.3。
漢方問診：びっくりしやすい，イライラはない，不安は強い，頭痛なし，低気圧が接近するとめまいが発症，不眠気味は寝汗による，口渇あり，頸部のほてりあり，頸から下に寒けもある，温かいものが好きだが冷たいものも嫌いではない，咳と痰は出ない，右脇が痛い，食欲はない，食べると満腹感あり，軟便が7年前からあり（友人ともめてから）1日1〜2回だが悪化すると4回以上，冷水で下痢する，腹痛はなし，夜間尿1〜2回，日頃からいつも趾先端が冷える，月経は薬で止まっている。
脈診：左右の寸・関・尺とも沈，細，無力。
舌診：淡，舌尖は紅，薄い白苔，乾燥なし。
腹診：心下：H（−），T（1＋），右季肋部：H（1＋），T（1＋），左季肋部：H（−），T（±），振水音なし。
治療経過：エキス剤Aを数日服薬して寝汗は軽快した。その後，年に2回ほど同様の寝汗が発症するが，その度にエキス剤Aを服薬して軽快している。

脈証と問診から症状を分析

灰本（院長）：今回の症例は，いろいろな症状を抱えている方ですが，とりあえず一番困っている頸から上の寝汗（頭汗）について議論していきましょう。

この症例は49歳の女性で，更年期にさしかかる微妙な年齢です。更年期症状があってもおかしくありません。婦人科でもらっている薬で月経を止めているようです。主訴は夜間に3回も寝間着を着替えるほどの頸から上の寝汗で，これをなんとかしてほしいと訴えています。それでは詳しく見ていきましょう。

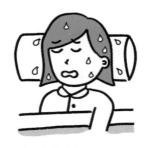

頸から上の寝汗（頭汗）

この脈をどうみますか，鈴村さん。

鈴村（中堅薬剤師，漢方初心者）：まず外邪はないと思います。細脈があるので陰虚か気虚はありそうです。

灰本：そうね，外邪はないね。下痢はもう止まっているもんね。陰虚の脈ってどんな脈？

鈴村：えー，なんでしたっけ？

灰本：前の検討会ではきちんと答えていたけどなぁ。

鈴村：えっ，私，答えてました？ 私が……。あっ，思い出しました。陰虚の脈は細くて渋脈です（**図3-⑦** p.75, **⑨** p.76）！

灰本：その通り。しかし，この症例の脈は按じて無力，押さえていくとすごく弱くて消えてしまうような脈だからね。渋脈があるかないかはわかりにくい脈でした。按じて無力は何を表している？

鈴村：気虚ですか？

灰本：そう，気虚ですね。では気虚の程度はどのくらいだと思う？ 今までの検討会で無力の脈の症例はあったかな？

加藤（薬局長）：今回で9回目の検討会ですが，無力の脈はなかったですね。

灰本：そうでしたね。そうするとこの無力の脈はどのくらいの気虚だろうか？

鈴村：めっちゃ気虚！ という感じですね。

灰本：そう，かなり強い気虚といえます。
　では，漢方問診から気虚をうかがわせるようなところはありますか？
鈴村：そうですね。食欲がないかな〜。
灰本：確かに食欲がないは気虚といえるけど，もっと典型的な気虚を表す症状があるけど。
鈴村：う〜ん，なんだろう？　冷えですか？
灰本：まぁ，気虚によって冷えも起こることはあるだろうとは思うけど，もっと別のものだよ。
鈴村：えーーー。
灰本：じゃ，北澤君どうかな？
北澤（ベテラン薬剤師，漢方初心者）：うーーん，何でしょう？
灰本：これは気虚でしょ！　という症状があるんだけどなー。
鈴村：あっ，下痢だ！
灰本：そう，この症例は冷水を飲むと下痢するし，1日1〜2回，悪化すると4回以上も軟便・下痢をするんだよ，これはどうみても気虚か陽虚でしょ。この患者では冷水が嫌いではなく飲んでいますから，陽虚はあっても軽い。本物の陽虚は決して冷水は飲みませんから。
　鈴村さん，どこの気虚だと思う？
鈴村：下痢だから胃と小腸かな？
灰本：そう，冷たいものも飲むので陽虚まで行かないけど，気虚は絶対にある。それ以外の身体所見にもこれは気虚と思えるのがあるけど。
鈴村：BMIが16.3のかなりの痩せ型。
灰本：その通りです。このBMIの数値を見たら，私は気虚か気陰両虚をまず考えますね。痩せていることは気も陰も不足しているはずです。
加藤：血圧も低いですからね，気も陰も少なそうです。
灰本：そうだね。ところで，皆さんまだ気づいていないかもしれませんが，この症状があれば即座にこの処方，そんな症状があるんだけどねー。
耕基（中堅内科医，漢方初心者）：ほてりですか？
灰本：もっと単純なもの。
鈴村：はい！　口渇があるから「陰虚内熱」！
灰本：陰虚を表す症状が口渇しかないから内熱はあるかどうかわからないねー。

他にもあるよ，これがあれば処方まで決まってしまうものが．
鈴村：天気が悪くなる前の頭痛で五苓散．
灰本：そうです．これがスッと出てこないと困るよ．雨の前の頭痛に五苓散，これは名古屋百合会が多変量解析を使って初めて証明したわけだから．
　次に足の先端の冷えは前通の気の不足それとも後通の気の不足ですか？
鈴村：先端はどっちなんだろう？　どっちもあり得るような？
加藤：先端の領域は前通でもなく後通でもありません．江部先生は先端の冷えは脈外の気の不足と言っていました．
灰本：そうです，前通・後通の気と，脈外の気はまったくの別物です．前通・後通の気は膈の上のほう（上膈）を通って皮へ出て行く気で（**図1-⑪** p.27），脈外の気とは胃から上方向へ心下・膈・胸・肺・心へと入って，そこから脈管を拍動させる気です（**図1-⑧** p.22）．だから足の先端の冷えは脈外の気の不足があることを表しています．気虚だから脈外の気の不足があっても当たり前でしょう．

寝汗と寒熱往来の病態

灰本：さて，一番の問題の頸から上の寝汗について考えていきますが，まず汗って何から出来ている？　松岡君．
松岡（中堅薬剤師，漢方初心者）：汗は気と陰で出来ていて，それが漏れ出ること．
灰本：そうだね，では寝汗と昼間の汗はどう違う？
松岡：えっ，同じ汗だと思いますが……．
灰本：汗そのものは同じだけど，どうして寝ているときに汗をかくの？
松岡：えっ，なんでだろう？
灰本：江部先生の教科書には何て書いてある？　加藤君．
加藤：はい，『経方医学』1巻と4巻に汗や寝汗のことが書いてあります．ちょっと長くなりますが説明します．
　汗とは一口に言えば，胃気が人体の外に出ることで，次の4つに分類されます．①脈外の気，②後通の衛気，③前通の衛気，④肌中の気，それらが外に泄れる．寝汗も同様に①～④のうちどれか1つあるいは複合して出たものです．気は日中は表（皮・肌のこと）を巡り，夜は体内へ戻ってくるといわれています．夜

間に胸や胃へ戻ってくる気がそれを処理する能力を超えれば外へ溢れ出て寝汗となります。それに脈外の気は心が関係します。ですから，心，胸，胃，腎，衛気，脈外の気とそれらの気を調整する膈に問題があるときに寝汗が出ます。

灰本：ありがとう。今，聞いたように，夜間に皮・肌から膈を通って臓腑に戻ってくる気を処理できない場合に漏れて出てしまうのが寝汗です。覚えておきましょう。

次に頸部から上や周辺がほてるかと思えば，頸部から下が寒くなる，これは一体なんだろう？　松岡君。

松岡：寒けは……皮で起こり，熱は肌で起こるから……。

灰本：そこまでわかっているなら答えはわかるはずだよ。

松岡：寒けは皮の気が少なくなっているし，ほてりは肌気が多いということでしょうか（図1-⑩ p.25）？

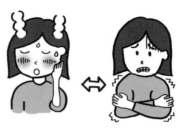

頸から上がほてるかと思えば
頸から下が冷える

灰本：その通り！　この症例は皮の気が少ないときに寒けもあれば，肌の気が多いときにほてりもある。これを何と言いますか？

松岡：うーん，何だろう……。

灰本：耕基先生，どうですか？

耕基：寒熱往来でしょ（図7-⑤，⑥ p.163）。

灰本：そうです。この症例の場合，胃気が行き過ぎて肌で頸の熱やほてり，胃気が行かなかったときは皮で寒けを感じる。

さて，ここまでをまとめてみよう，北澤君。

北澤：はい，まず脈から気虚があり，口渇はあるが他の所見がないので陰虚内熱はあっても軽い。天気が悪くなる前の頭痛から五苓散が効くような湿があり，足先の冷えがあるので脈外の気の不足があり，気が行ったり，気が行かなかったりと気の流れが一定ではないという感じです。

灰本：そうなるね。寝汗に直接関係なさそうな湿はひとまず横に置いておきましょう。寝汗の原因となりそうなのは心，胸，胃，腎，膈などで，気の流れがおかしくなっていることにありそうだね。

第7章　胃気の時間差攻撃　小柴胡湯

　再度確認するけど，気はどこから来る？　鈴村さん。
鈴村：はい，胃です！
灰本：そうです。じゃ，胃そのものに問題があって胃気が行き過ぎたり，行かなかったりしているのか，あるいは別のどこかの関所で流れがおかしくなっていると考えるのか。経方医学では胃気はどこで調節されて流れていきますか？　鈴村さん。
鈴村：胸・膈・心下です。
灰本：その通り！　直接的には膈が気の流れを調節しています（**図7-①** p.158）。この膈の調節機能がおかしくなっていることを何て言う？
鈴村：膈不利（かくふり）です。

膈熱を冷ますには

灰本：その通りです。鈴村さん，だんだん冴えてきたね。これほど熱かったり，寒かったり，口渇，趾の冷えもあって，気が行ったり，行かなかったりするのを，1つの処方で解決するためにはどうすればいいと思う？　胃や腎の熱を冷ますような薬，清熱薬の黄連（おうれん），石膏（せっこう）などを使ったらどうだろうか？　松岡君。
松岡：うーん，頸部の熱は良くなるけど，寒けが悪化するんじゃないですか？
灰本：そうなりそうだね。じゃ，胃や腎を温める薬，人参湯（にんじんとう）の乾姜（かんきょう）に細辛（さいしん）や附子（ぶし）を入れたらどうだろうか？　松岡君。
松岡：今度は逆に頸周辺の熱が悪化しそうです。
鈴村：胃や腎などをいじってもうまくいかないと思います。膈をいじるしかないと思います。
灰本：そうだね，ひと筋縄ではいかないね。こんなときはやっぱり膈をどうにかするしかないね。では膈の機能がおかしくなるとき，膈に何が起こっている？　鈴村さん。
鈴村：えっ，おかしくなっている原因ですか？
灰本：じゃ，何が膈の機能をおかしくしているの？
鈴村：うーーん，何だろう……。
灰本：冷え？　それとも熱？

鈴村：あっ，膈熱です（図 7-③ p.160）！

灰本：そうだね，膈冷なんて聞いたことないからね。そうすると，その膈熱を取り去るためにはどんな処方を使う？

鈴村：そうですね，柴胡桂枝湯とか？

灰本：柴胡桂枝湯は桂枝湯の加減処方だから，表（外殻の皮肌）に寒邪が残っていないと使えないね。じゃ，膈熱を取る生薬はなに？

鈴村：黄芩。

灰本：それでは 50 点だな。黄芩だけでは取れない，もう 1 つ生薬が要ります。

鈴村：もう 1 つ……柴胡ですか？

灰本：そう，柴胡＋黄芩の組み合わせが必要になります。そうすると処方としては何を使う？

鈴村：柴胡と黄芩が入った処方は……。

灰本：ヒント！　もう 1 つ必要な生薬があります。北澤君。

北澤：生姜，大棗，甘草です。

灰本：間違ってはいないけど，正しくはないなー。もっと重要な生薬があるでしょ。

北澤：あっ，人参でしょうか？

灰本：そうです。なにはともあれ，まず胃気の暴発を守る人参でしょ。その次にパックになった胃薬の生姜，大棗，甘草。

　そんな生薬が入っている処方は何でしょう？　耕基先生。

耕基：小柴胡湯ですね。

灰本：それしかないですね。しかし，小柴胡湯にはもう 1 つ生薬が入っています。何が入っていますか？

耕基：半夏です。

灰本：どうして半夏を入れるのでしょうね？

加藤：胃や心下に飲があるからですか？　この症例では心下の圧痛はわずかですが，心下にもっと圧痛があれば入れたほうがよいと思うんですが。

灰本：そうだね。この患者では心下は軟らかいけど軽い圧痛があるので多少の飲はあるはずだよ。

　では，最後に鑑別すべき処方を考えてみよう。まず脈証から気虚あるいは気陰両虚だとして，何を処方する？　北澤君。

北澤：麦門冬湯，炙甘草湯……。

灰本：何度も言うけど麦門冬湯は「大逆上気，咽頭不利（逆流性食道炎）」の処方だから逆流性食道炎に使う。炙甘草湯は桂皮(けいひ)で気を上に上げるので頸の熱が悪化するね。

　松岡君，症状全体を見て，他にどんな処方の候補がありますか？
松岡：人参養栄湯(にんじんようえいとう)，補中益気湯(ほちゅうえっきとう)でしょうか。あとは清暑益気湯(せいしょえっきとう)もどうでしょうか。
鈴村：頭痛に五苓散，下痢に人参湯。
灰本：うーん，そんな処方じゃ，頭汗は取れそうにないねー。頸部の熱，口渇なら何を使う？　北澤君。
北澤：滋陰降火湯(じいんこうかとう)がよさそうです。
灰本：確かにその手もあるなー。陰虚内熱だとすると頸部のほてりと口渇は取れそうだけど，寝汗は取れないなー，陰虚内熱で寝汗は出ないでしょ。それに冷えが悪化するかもね。

　今出た処方では1つは良くなるけど，もう1つが悪くなるといった具合で，しっくりこないね。この症例は難しいね。
一同：……（そうだ，そうだという雰囲気）

胃気が行き過ぎ，行かないの時間差攻撃が小柴胡湯

灰本：もう一度全体を見てみると，頸の熱やほてりの後の寒けは「寒熱往来」だと言える。右脇が痛いと言っているのだから，これは「胸脇苦満(きょうきょうくまん)」と捉えられる。そうすると何を使いますか？　鈴村さん。
鈴村：寒熱往来，胸脇苦満，うーん……，やっぱり小柴胡湯ですかー。
灰本：そう，小柴胡湯が一番合っている処方だと言えます。実際にこの症例には小柴胡湯（コタロー，7.5g／日分3）を処方して，数日以内に寝汗は止まりました。膈熱は次頁の図（『経方医学』4巻より引用）のようにいろいろな症状が出るから難しいです。この図の外証に頭汗と書いてありますね。この頭汗は小柴胡湯証のなかで感度も特異度も一番高いと私は考えています。しっかり覚えておきましょう。

　これを見ると，ほとんどすべての症状が含まれていますね。ある時間帯には胃気が噴火して，つまり気が行き過ぎる症状があって，噴火した後には胃気が足

症例検討会⑨

```
膈邪 ── 膈熱 ── 膈 ── 脇痛, (胸) 脇苦満, 脇下痞硬
                       脇下満, (胸) 脇満, 脇下硬満
                       脇下痛, 往来寒熱
              ── 胸 ── 胸満, 胸 (脇) 苦満, 胸中煩, 心煩
              ── 心下 ── 心下悸, 心下満
              ── 心 ── 心煩, 心痛
              ── 肺 ── 咳, 短気
              ── 胃 ── 嘿嘿不欲飲食, 喜嘔, 嘔, 渇
                       口不欲食, 時々噦, 乾嘔不能食
              ── 小腸 ── 腹中痛, 腹中急痛, 大便溏, 腹都満
                         一身及目悉黄
              ── 大腸 ── 大便硬, 不大便
              ── 膀胱 ── 小便不利, 小便難
              ── 血室 ── 経水適断者, 此為熱入血室
              ── 外証 ── 往来寒熱, 身有微熱, 身熱悪風
                         頸項強, 手足温, 日晡所発潮熱
                         寒熱, 頭汗出, 微悪寒, 手足冷
                         発熱鼻乾, 不得汗, 一身及目悉黄
                         耳前後腫, 四肢苦煩熱
              ── 頭顔部 ── 鬱冒, 頭痛

脈：浮細, 陽脈渋, 陰脈弦, 細, 弦浮大, 沈緊
舌：舌上白胎
```

傷寒・金匱における少陽病の小柴胡湯証の諸症状と五臓六腑および器官との関連（『経方医学』第4巻127頁より引用）

第7章　胃気の時間差攻撃　小柴胡湯

らなくなって今度は胃気が行かない症状が出てくる。まるで間歇泉のようですね。胃気の行き過ぎの症状と胃気が足らない症状が交互に時間差で発症するとこの図のようなあらゆる症状が起こってしまう（図7-⑤，⑥ p.163）。そんな病態が小柴胡湯です。

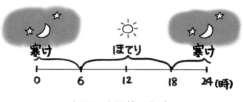

交互に時間差で発症

　加藤君，小柴胡湯の柴胡，黄芩，人参の役割を説明してください。
加藤：黄芩は膈熱を冷まして膈不利を治す。人参は胃気の暴発を抑える。そして，柴胡は膈熱を冷ますというより，胃気を膈から少しずつ円滑に全身へ外出させて決して暴発的に出ないようにする，そんな生薬の組み合わせです（図7-⑦ p.164）。
灰本：本当によくできた生薬構成ですねー。一見ワケがわからないほどいろいろな症状が小柴胡湯の守備範囲なんですが，江部先生は胃気の流れを駆使してものの見事に寒熱往来の謎を解いてくれました。

　この処方はもっと複雑な病状にも使います。今後「わかってきたかも経方医学」の症例検討会に登場します。実はこの処方にはまだ謎が多くあって完全に解決されているとは言えません。次回，この処方が出てきたときにそれを一緒に考えましょう。
加藤：その後，この患者さんは毎年，年に2回ほど，頭汗と脇肋痛（季肋部のうち心下近くではなくやや離れた部位）の痛みを同時に訴えて，そのたびに小柴胡湯を取りに来ます。
灰本：最近，来院したときも「余っている小柴胡湯を飲めば数日以内に良くなる。もうなくなったから処方してほしい」と希望しました。

　今日の症例検討はちょっと難しかったけど，小柴胡湯の初歩の膈熱について学習しました。小柴胡湯の原理を解読したのも江部先生の功績です。今回も経方医学の核心に触れることができました。

　それではお疲れさまでした。次もがんばりましょう。

症例検討会⑨

灰本ポイント　小柴胡湯（図7-⑤，⑥，⑦）

❶外感病発症の数日以降から膈熱が起こる。
❷膈熱の主症状は，胃気が行き過ぎる症状（発熱，頭汗，ほてり）と胃気が行かない症状（寒け）が交互に発症（間歇泉）。
❸頭汗＞寒熱往来＞胸脇苦満の順に信頼度が高い。
❹柴胡と黄芩で膈熱を冷まし，人参で気の行き過ぎを防ぐ。

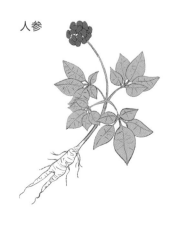

人参

第 7 章　胃気の時間差攻撃　小柴胡湯

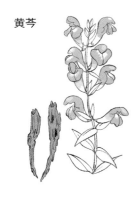

黄芩

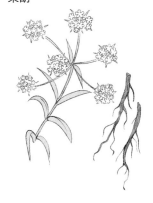

柴胡

第8章

びっくりしやすい人と短脈　酸棗仁湯

わかりません経方医学 基礎解説　⑩

1　酸棗仁湯の意義

　最近，厚生労働省は抗不安薬や眠剤のほとんどを占めているベンゾジアゼピン系薬剤をできるだけ使わないように目を光らせていますし，海外のメタ解析によると，これらの薬剤を高齢者に長期間使うと生命予後は決してよくありません（本章末尾の参考文献を参照）。レンボレキサント（デエビゴ®）やスボレキサント（ベルソムラ®）は安全ですが，値段がやや高い割にプラセボとそれほど効果は変わりません。

　そのような背景から，もし漢方が不眠や不安症状に少しでも効くなら使ってみたいと思う臨床医は少なからずいます。しかし，漢方医でさえどのように使うべきかわかっていないのが現状です。不眠に使われる漢方エキス製剤には帰脾湯や酸棗仁湯がありますが，どちらも効果が薄いのが現実です。帰脾湯は気血両虚の不眠が目安なので比較的わかりやすいですが，酸棗仁湯の使い方がわからないと感じている医師は多いと思います。

2　酸棗仁湯の使い方と有効率

　酸棗仁湯の使い方に道しるべを付けたのは江部先生の数多い業績のなかの1つです。結論は「酸棗仁湯は胆気不足の不眠に使う。胆気不足の診断はびっくりしやすい性格と短脈があること」

　胆は中医学では無視されていますが，経方医学では膈の動きの力を借りて，気の疏泄（外に出す）と収斂（内に閉じ込める）を司っています。胆気不足（胆気虚）

第 8 章　びっくりしやすい人と短脈　酸棗仁湯

では，いろいろな出来事にビクビクして恐れる，決断が下せないなど不安よりもビクビクするのが特徴で，江部先生は「びっくりしやすい性格ですか」という問診を初診患者に必ず取っていました。

そして，その問診と同等に重要なのが短脈の存在です。短脈は寸脈と関脈の間に大豆2個分ほどポコッと盛り上がる脈を示します（図8-①）。そして按じると軟で弱いのが特徴です。私の経験ではおよそ数十人に1人ほど存在します。それほど頻度が高い脈ではないのですが，短脈があれば迷わず酸棗仁湯エキスを使ってOKです。

当院で短脈の有無にかかわらず不眠を主訴とする58人の患者に酸棗仁湯を投薬したところ，意外にも不眠にはせいぜい30％の有効率でしたが，不眠に随伴するさまざまな症状（めまい，頭重感，動悸，胸部不快感，不安など）には48％の有効率でした（図8-②）。短脈がある患者30人とない患者16人で不眠とその随伴症状への有効率を比べると，短脈があれば48％，なければ18％の有効率でした（図8-③）。

酸棗仁湯を不眠やそれに随伴するさまざまな症状に使うとき，短脈の存在は有力な目安と考えられます。江部先生が発掘した短脈は臨床的な意義があるようです。

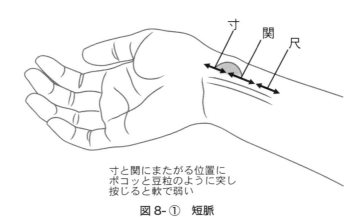

寸と関にまたがる位置に
ポコッと豆粒のように突し
按じると軟で弱い

図8-①　短脈

基礎解説⑩

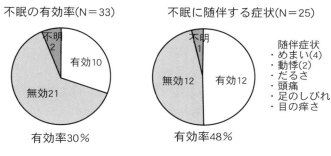

図 8-② 全患者（短脈あり，なしを含む）における不眠およびそれに随伴する症状の有効率

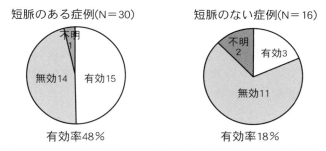

図 8-③ 不眠およびそれに随伴する症状の短脈の有無別有効率

3　経方医学の不眠

　酸棗仁湯には，酸棗仁のほかに，甘草，知母，茯苓，川芎が含まれています。茯苓は安神に使うので酸棗仁との相性は良好です。知母が入っているので陰虚傾向があって，川芎も入っているので頭痛もあるのかもしれません。

　江部先生の教科書に掲載された不眠の鑑別診断は，虚証（気陰血が不足した状態）では①陰虚内熱，②心の気血両虚，③胆気不足，実証（体内に邪が生まれた状態）では④胆鬱熱，⑤痰熱，⑥胃熱などがあります。

　経方医学だけでなく中医学も含めてエキス剤を理論的に使うなら，酸棗仁湯は

③です。①は滋陰降火湯か滋陰至宝湯，②は帰脾湯，④は竜胆瀉肝湯，⑤は竹茹温胆湯，⑥は黄連解毒湯や白虎加人参湯でしょうか。

　しかし，このような治療はあくまで頭でっかちの理論的なものですから，効果はきわめて限定的で，効果が弱いとされるデエビゴ®やベルソムラ®にも劣るでしょう。西洋医学のなかを生きる現代人にとって不眠の漢方治療は現実からかけ離れた存在です。一例として②に対して加味帰脾湯が効いた試しがないのは以下の理由によります。2千年前の気血両虚は，重症の消化管出血，月経過多，鉄不足などによっておそらくはヘモグロビン8g／dL未満の著しい貧血に伴う不眠だったはずです。現代ではそんな重症患者が漢方治療を希望するのは稀ですし，むしろ危険でしょう。

4　現実の不眠

　私の経験では，経方医学がマイナートランキライザーを圧倒的にしのぐことができた症例は，重症のレム睡眠障害と帰国後2週間以上続く頑固な時差ぼけでした。これらの症例はエキス剤では到底太刀打ちできそうになかったので迷わず煎じ薬を使いました。「超えていけ経方医学」で症例検討の予定です。

　私，家族，友人，患者らの経験から経方医学と西洋医学を結合して不眠を分類すると，①不安，怒り，落ち込み，イライラ，恐怖などなどの不安障害，うつ病，心身症，精神病など，②全身や局所の冷えや寒け，③全身や局所のほてりや寝汗，④食べ過ぎ，飲み過ぎによる胃の膨満や胃液の逆流，⑤夜間頻尿です。

　①は医師が最も多く経験する疾患です。この一部は胆気不足の酸棗仁湯が適応です。西洋医学では抗不安薬，抗うつ薬，精神病薬，カウンセリングの適応です。その一部は酸棗仁湯が効くかもしれません。

　②は衛気不足です。冷えているので夜間も衛気は出続ける必要があって衛気は胸に戻ってきません。経方医学では衛気が胸に帰ってくることによって安眠できるのです。私は足背，妻は背部の肩が冷えて不眠となります。薬よりもレッグウォーマー，肩掛け，マフラーが抜群に有効です。後通の衛気不足なら麻黄附子細辛湯が効く場合があります。

　③は陰虚内熱や膈熱による肌気の過剰です。経験的に黄連阿膠湯の煎じ薬，膈熱による寝汗には小柴胡湯が適応です。

④については，就寝前1～2時間に食べ過ぎや飲み過ぎをしないことです。もし，そのようになったら調胃承気湯や麦門冬湯がお薦めです。経方医学的には胃の似痰非痰と大逆上気です（**基礎解説⑫**，**⑮**で詳しく検討します）。

　⑤は②冷えや④飲み過ぎと密接に関係しています。まず，温めましょう。寝る前の1～2時間に飲水を控えましょう。それでもダメなら過活動膀胱には抗コリン薬，β刺激薬，前立腺肥大にはα1遮断薬などが漢方より効くように思います。八味丸は歯ぎしりしたくなるほど有効例は少数です。

　①と⑤の合併には酸棗仁湯が効くかもしれません。そう考えるのは以下の理由によります。

5　臨床の目：私の酸棗仁湯エキスの使用体験

　私は精神的なストレスが強くなると入眠障害や中途覚醒にしばしば見舞われます。半量のマイスリー®，レンドルミン®などを服薬すると1日中眠いので使えませんし，デパス®では弱すぎで無効です。少量のアルコールは入眠には効きますが，中途覚醒には効きません。一方，ストレスとは無関係にビール350mlを夕食後に飲むと夜間尿で1回だけ起きるようになりました。これまでは夜間尿で起きることはなかったので，つい最近の出来事です。

　上記のような背景で，私の右尺骨にはしっかりとした短脈があります。20年前に江部先生に指摘されました。それで，酸棗仁湯エキス（オースギ）を試してみました。寝る前に1包（2g）服薬すると，ビールを飲んでも夜間尿は消えました。夕食後のビールだけではなく，寝る前に水分をある程度飲んでも起きないのです。これは酸棗仁湯が膀胱の緊張を軽減したことによって尿が溜まっても覚醒しなくなったと解釈できます。数カ月前から毎日寝る前に1包服薬しており，ストレスがあっても夜間覚醒は明らかに減っています。妻の観察によると深く寝ているそうです。

　私の経験に基づいて，2023年8月から2024年9月まで短脈の有無にかかわらず不眠を訴える患者56人に寝る前2包（オースギ酸棗仁湯2.0g×2）を処方しました。1カ月後に来院したとき，酸棗仁湯の継続を希望した患者はなんと32人（57％）もいました。予想外によく効きました。寝る前2包をぜひ試してみてください。

第8章　びっくりしやすい人と短脈　酸棗仁湯

【参考文献】
1) Weich S et al：Effect of anxiolytic and hypnotic drug prescriptions on mortality hazards：retrospective cohort study. BMJ 348：g1996, 2014

（灰本　元）

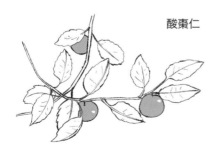

酸棗仁

症例検討会 ⑩ 胸がザワザワする，頭重感，中途覚醒

患者：70代，女性，無職。
基礎疾患：特記すべきことなし。
現病歴：X－1年7月中旬から胸がザワザワする，頭重感，中途覚醒といった不定愁訴が発症し，エキス剤（滋陰降火湯，清暑益気湯，小陥胸丸など），煎じ薬（滋陰清熱＋降気）などを使って治療し，ある程度の効果はあったが，決定的ではなく9月末に自然治癒した。

X年（今年）も7月下旬から昨年と同じように頭が重い，気持ちが落ち着かない，胸がザワザワする，夜中に4～5回も目が覚める，身体の芯に（胸に手を当てながら）熱がある，などの症状が出現した。近医で安定剤などが処方されたが無効だった。

昨年の漢方が効いた気がするので，X＋1年8月下旬に1年ぶりに来院した。

身体所見：血圧140/48mmHg，脈拍72/分，身長155cm，体重50.9kg，BMI 21.2。
漢方問診：クヨクヨする，びっくりしやすい，この季節に気力が落ちる，口渇なし，のぼせあり，寒けはない，冷たいものが好き，頭重感あり（絞めつけられるが拍動性なし），夜間に4～5回目が覚める（日頃，不眠はない），耳鳴なし，めまいなし，咳や痰はない，胸がザワザワする，食欲は低下，1日数回の普通便，下痢はない，四肢の冷えはない，昼間の頻尿なし，夜間尿1～2回（いつもと同じ）。
脈診：両側の寸関尺ともに浮軟滑，按じて滑，両側とも関前に短脈あり。
腹診：心下：H（±），T（±），季肋部：H（±），T（－）。
舌診：暗，やや乾燥，白苔，舌膩なし。
顔面：頬がやや赤い。
治療経過：今回は昨年とはまったく違うエキス剤を1種類だけ処方した。

3週間後に来院した。頭痛は減った。夜間尿1～2回以外に目が覚めなくなった。気分がさっぱりした。頬の赤みも消えた。全体として20/100まで改善した。

第8章　びっくりしやすい人と短脈　酸棗仁湯

脈証，舌証，問診から病態を考える

灰本（院長）：この症例は昨年の夏に滋陰清熱を中心に治療したんですが，当たらずも遠からずといった感じだったため，今回は考え方を一新して治療しました。この患者さんは普段はとても元気な方なのですが，毎年，夏が本番になる前から体調を崩し秋口には自然と回復する方です。

それでは，まず脈診から考えていきましょう。鈴村さんどうですか？

鈴村（中堅薬剤師，漢方初心者）：はい，まず浮脈なので病態の中心は膈よりも上にありそうですが，外邪の存在は漢方問診などから見てなさそうです。年齢的に陰虚もありそうです。軟脈から気虚，滑脈から湿の存在も無視できないと思います。

灰本：軟脈は気虚以外にも原因がありますが，わかりますか？

鈴村：軟脈は気虚と営衛不和かと。

灰本：もう1つあるよ。

鈴村：うーーん，何だろう？

灰本：ちょっと難しいかな？　軟脈は湿が少しあるときにも現れる脈です。滑脈より軽い湿です。覚えておきましょう。

もう1つ，この症例には特徴的な脈証があるけど，どんな脈ですか？

鈴村：それは短脈で，胆気不足を表すとされています。

灰本：もっと詳しく説明して。

鈴村：経方医学の教科書によると，寸脈と関脈の間に豆ほどの大きさでポコッと出た脈です（**図 8-①** p.180）。

灰本：そうですね。もう1つ重要なのはそれを押すと軟で弱いのが特徴です。一度，見て触れれば忘れられない脈だね。それじゃ，胆気不足ってなに？

鈴村：胆気不足は，肝（きも）が据わっていないことです。

灰本：具体的にはどんな症状が出るの？　北澤君。

北澤（ベテラン薬剤師，漢方初心者）：（教科書を見ながら）たとえば，びっくりしやすい，クヨクヨすると

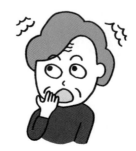

びっくりしやすい…

か，不眠，気力が落ちるなどでしょうか。
灰本：そんな感じだね，江部先生は「肝（きも）が冷えている」とよく言っていたね。
　では，次に腹診を見ましょう。松岡君。
松岡（中堅薬剤師，漢方初心者）：心下の圧痛はさほどないので，心下には痰飲（たんいん）はないといえそうです。
灰本：次に舌診と顔面を見ましょう，耕基先生。
耕基（中堅内科医，漢方初心者）：舌がやや乾燥して頬がやや赤いので陰虚内熱（いんきょないねつ）がありそうだと思います。暗色なので血瘀（けつお）があるかもしれません。
灰本：ありがとう。この頬が赤いのに対し気の上衝（じょうしょう）（苓桂味甘湯（りょうけいみかんとう）の適応，奔豚（ほんとん）とも言う）という考え方は当てはまるでしょうか？　気の上衝とは腎から強い気が平常の気のルートを通らずに直接顔面に駆け上がって起こる上半身のめまい，動悸などの症状を言います。気の上衝は第5章の基礎解説で出てきた奔豚と同じです（図5-④ p.123）。詳しくは「超えていけ経方医学」で症例検討する予定です。
耕基：『傷寒論』によると気の上衝の脈は沈です。この患者は浮脈なので気の上衝は考えにくいです。
灰本：そうですね，苓桂味甘湯や苓桂朮甘湯（りょうけいじゅっかんとう）の腎から気の上衝であれば，脈は沈脈を示しますからね。
　この患者の漢方問診で他に気になるところはありますか？　加藤君。
加藤（薬局長）：はい，口渇はないが冷たいものが好きに関しては，陰虚内熱はあってもさほど強くないのだと思います。のぼせがあるが寒けはない，頭重感がある，胸がザワザワするなどが気になります。脈浮なのですが，陰虚陽亢（いんきょようこう）ほど上半身の熱が強くないですし，なにしろ昨年，滋陰清熱として煎じ薬まで使っても症状が取れていませんから，この患者の多彩な症状の原因は陰虚内熱や陰虚陽亢ではないですね。
灰本：そうです。昨年の教訓から陰虚内熱や陰虚陽亢ではないと思います。それに陰虚陽亢の場合，頭痛やめまいなどを訴えることはあっても，胸がザワザワすると訴えてくることは私には経験がないね（図3-⑪ p.79）。

短脈と胆気不足

灰本：そうすると，この症例はどこに注目して鑑別すべきだろうか。鈴村さん，どうですか？
鈴村：私なら短脈があることに注目します。
灰本：なるほど，短脈ね。耕基先生ならどこに注目する？
耕基：そうですね，やはり短脈に注目したくなりますね。昨年の滋陰清熱もあまり効果がなかったようですので。
加藤：この患者さんは昨年も短脈はあったのでしょうか？
灰本：短脈はありました。しかし，訴えた症状が熱中心だったため，胆気不足よりも陰虚内熱と考えて治療したところ，効かなかったわけではないけれども，効いたともいえない。陰虚内熱や陰虚陽亢に煎じ薬で治療すると1～2週間もあればいつも予想通りに効くのですが，昨年の私にはすっきりしない気持ちが強く残りました。
加藤：あと，体の芯に熱があるというのがとても気になるのですが。
灰本：そうなんだよ，患者さんは胸に手を当てて「体の芯に熱がある」としきりに訴えていたからね。これはどう見ても内熱だと思うんだよね。だから昨年は滋陰清熱を中心に治療したんだが，イマイチだったんだ。
　加藤君ならどこに注目して治療しますか？
加藤：昨年は熱の症状に注目して滋陰清熱＋降気などの治療を行ったが，効果はいまひとつということと，今年は口渇がないということなので陰虚内熱は違うと考えて，昨年とは違う治療をするというのなら，やはり短脈（胆気不足）に注目したいと思います。
灰本：なるほど，北澤君は？
北澤：私も皆さんと同じです。

酸棗仁湯の有効率

灰本：では，短脈にどんな処方を使いますか？

北澤：生薬なら酸棗仁を使います。エキス剤なら酸棗仁湯です。
灰本：酸棗仁湯にはどんな生薬が入っている？
北澤：（教科書を見ながら）酸棗仁湯の生薬構成は酸棗仁，知母，茯苓，川芎，甘草です。
灰本：そうですね。この患者さんに実際に出した処方は酸棗仁湯エキス（オースギ，6.0 g／日分3）で，驚くほど不定愁訴が消えたのでびっくりした症例です。その後，不定愁訴の患者で短脈を見つけたらこの処方を出しています。

　ところで，「胸がザワザワして，芯に熱がある」のは鬲から上の胸に熱があるのは間違いありません。こんなときの不定愁訴に効きそうな別の処方はありませんか？
加藤：「胸がザワザワする」とか「芯に熱がある」ですから，江部先生は「胸に無形の熱」があって，そんな場合の心身症的な不眠や不定愁訴に梔子豉湯を使うとよく言っていました。
灰本：そうなんですよ。今になって思えば，心下が軟らかく痰飲はないこの患者の場合，「無形の熱」を考えておくべきでした。心下が軟らかい患者の胸部の不定愁訴に無形の熱を覚えておいてください。

　それじゃ松岡君，酸棗仁湯エキスの有効率についてじん薬局が調べた結果を簡単に発表してください。
松岡：灰本クリニックで短脈のあるなしにかかわらず主訴が不眠の患者に酸棗仁湯エキス（オースギ，1包2g，2〜3包／日）を処方した患者を調べてみました。不眠に効いたのはわずか30％で予想外に低かったです。ところが，不眠の随伴症状には48％も有効でした。さらにそれを短脈の有無別に調べてみると，短脈があれば5割近くに効果があって，短脈がない患者になると有効率は2割に落ちてしまいました（図8-②，③ p.181）。

　なぜ不眠に効かないかというと，ブロチゾラムやフルニトラゼパムみたいな強力な睡眠薬と比較するからであって，そんな薬がなかった時代には酸棗仁湯はもっと効果があったのではないでしょうか。
灰本：酸棗仁湯は入眠障害にはあまり効きませんが，効いた患者によると睡眠が深くなって中途覚醒がなくなると言います。中途覚醒にはか

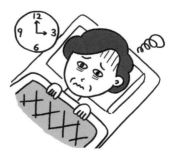

夜中に中途覚醒

なり有効という印象を持っています。問診の取り方によってもっと有効率は高くなるかもしれません。寝る前にまとめて2包飲んだ患者がよく寝られたと話してくれました。その患者に短脈はありませんでした。飲み方の工夫も必要でしょう。

驚いたのは，短脈がある患者のさまざまな不安障害，うつ病に伴う不定愁訴などに有効率が高かったことです。対象患者は心療内科や精神科的な患者でしょう。

酸棗仁湯には酸棗仁以外に茯苓と知母，川芎も含まれています。酸棗仁は不眠に，茯苓は安神作用があります。知母を使うからには背景に陰虚内熱もあることに注意が必要です。川芎は一般的には血を巡らせたり（活血）頭痛止めとして使いますが，何の目的で酸棗仁湯の中に入っているのかは不明です。理由がわからない場合，私は煎じ薬で処方するときには川芎を入れません。

加藤：短脈については中医学でも日本漢方でも記載を見たことがありません。江部先生の『経方医学』には短脈の文献学的記載が多く載っています。江部先生は埋もれていた短脈とその病態を現在に復活させたと思います。

最後に，短脈と胆気虚については江部先生が『経方医学』4巻で詳しく記載していますので，参考として最後に書き出しました。

灰本：今日は短脈と酸棗仁湯について学びました。短脈には臨床的な意味がありそうですね。経方医学の知識がまた1つ増えました。

次回から胃腸症状5例の症例検討が始まります。これまでとはかなり違う経方医学の議論になりますので期待してください。

症例検討会⑩

灰本ポイント　酸棗仁湯（図8-①，②，③）

❶短脈は寸と関の間にポコッと豆状に出る脈，胆気虚を表す。
❷胆気虚はびっくりしやすい，おどおどした性格。不眠，めまい，頭痛，動悸，胸部不快感，だるさなどいわゆる不定愁訴。
❸不眠とその随伴症状への有効率は短脈があれば48％，なければ18％。
❹寝る前に酸棗仁湯エキス2包を服薬すると不眠への有効率が上がる。

【参考】
(金匱・血痺虚労病第六 19) 虚労，虚煩不得眠，酸棗仁湯主之。
【酸棗湯方】**酸棗仁**二升　甘草一両　知母二両　**茯苓**二両　芎藭二両（深師有生姜二両）

上五味，以水八升，煮酸棗仁，得六升，内諸薬，煮取三升，分温三服。（梁師有生姜二両）

(虚労病で，虚煩（時々心煩する）し眠ることができないものは，酸棗仁湯がこれを主る)

● 江部先生の解釈（『経方医学』4巻）

条文中に「虚労」とあるが，これは，気血津液あるいは五臓六腑が疲弊した虚労病ではない。その呈する症状から【一見虚労病のごとく見えるが，時に心煩し，眠れないもの】という意味に解釈する。これは「胆気不足」の証であり，「食亦（食べることはできるが，大変疲れやすく倦怠感が強い）」が特徴。

● 胆気不足の一般的症状

不安感，不眠，決断力がない，ビックリしやすい，怒りを外に向けられず，むしろ自分に向けてしまう，疲れやすい，口乾，口苦，めまい，動悸，胃のもたれ，腹脹など多彩な症状が現れる。

● 短脈：短くて豆の如し

両関前に多く出現し，胆気不足（**気虚**）を表す。（按じて無力であることが必須条件）

● 「温胆」の意味（『経方医学』4巻より）

温胆湯あるいは黄連温胆湯など「温胆」と称している処方がある。

処方内容は，竹筎，半夏，枳実，橘皮，茯苓，大棗，生姜，炙甘草あるいは黄連を加えたもの。清熱＋化痰＋行気（理気）であり，竹筎，黄連などの寒涼薬を使用しながら「温胆」の名を用いている。この「温胆」は温補の意味ではない。

「胆（きも）を冷やす」と言うが，これは「ハッとする」「ヒヤッとする」という意味であり，決して「身体が冷える」という意味ではない。「温胆」の意味は，「冷えた胆（きも）を温める」ということであり，温熱薬で温めるということではない。

● 胆気不足に必要な生薬

酸棗仁＋茯苓。現在の日本において胆気不足を呈する患者は，かなりの割合で「挟痰」していることが多いので，酸棗仁＋茯苓に化痰薬，行気薬が必要となることが多い。

第8章　びっくりしやすい人と短脈　酸棗仁湯

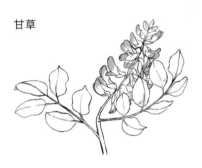
甘草

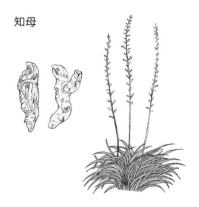
知母

第9章

心下は軟らかいが痞える　半夏瀉心湯

わかりません経方医学 基礎解説　⓫

1　腹部症状の見方

1　胃や心下の症状

　「胃の調子が悪い」を主訴とする患者を診るとき，西洋医学では胃痛ならH2ブロッカーやプロトンポンプ阻害薬（PPI），胃重感や嘔気があればモサプリドやドンペリドンなどの胃消化管運動改善薬，テプレノンなどの防御因子増強薬，消化酵素薬などと，お決まりな処方になることが多いでしょう。組み合わせても数カ月もすればネタは尽きてしまい，医師は諦め，そして患者は来なくなります。一方，漢方ならもっと粘ることができます。経方医学では多くの胃の症状に対するエキス剤があるからです。

　漢方問診を詳しく取ると「胃の調子が悪い，胃が不快」には，重い，張る，痛い，もたれる，吐き気，嘔吐，痞える，胃が冷える，胃が熱い，胃液が上がってくる，ゲップが出るなど多彩です。それに不随して，口が渇く，冷たいものが好き，温かいものが好き，空腹時あるいは食後に悪化，便が出たら胃がスッキリする，下痢しやすいなどの症状もあります。これに，脈診，舌診，腹診からの情報を組み合わせれば，胃・心下・膈において気と陰の流れがどのようになっているかを推察し，処方を組み立てることができます。

2　問診

　1年を通して冷たいものが好きか，温かいものが好きか。胃の症状の鑑別には

第9章　心下は軟らかいが痞える　半夏瀉心湯

どちらを飲むと良くなるかは重要です。冷たいものが好きなら胃熱，温かいものを好むなら胃寒（多くは虚寒）であることは間違いありません。ただし，これは1年を通してであって，夏は冷たいもの，冬は温かいものを好むのは当たり前で，病的ではありません。ですから，「1年中を通してか」と，必ず質問してください。

しかし，年中冷たいものが好き，これだけでは虚熱（＝陰虚内熱）なのか実熱かはわかりません。その鑑別については白虎加人参湯や調胃承気湯の症例検討会で解説します。

一方，年中温かいものが好きで，冷たいものの飲食で胃痛や下痢が発症するなら胃寒であることは間違いありません。そして，実寒なのか虚寒なのかは比較的簡単に区別できます。実寒は冷水を異常にたくさん飲んだ後，大型冷凍庫や冷蔵庫に入った，クーラーで冷えた，川釣りで雪止め水に浸かったなど，外から冷えが入ってきた（外寒邪と言います）エピソードがあり，基本的に急性です。処方は呉茱萸湯です。もちろん虚寒もそれらの誘因で症状が悪化しますが，季節に無関係で，冷たいものを飲むと胃痛，腹痛，下痢などが必ず発症します。基本的に慢性疾患です。さらに夜明けか起床直後の下痢があれば虚寒であることは間違いなく，人参湯や真武湯が極めて有効です。

3 飲水量からの診断

飲水の多い人と少ない人がいます。当院では心不全患者の水制限が必要な場合に管理栄養士さんへ水制限の指導を行ってもらいますが，彼女たちから飲水量について患者の実態を聞くにつけ，その漢方的な意義を考え始めました。

口渇があってもほとんど水を飲まない人がいます。私も薬剤師の加藤仁君もそのくちです。真夏の早朝，私は午前6時頃から45分早足散歩に出かけ，帰ってきたときは汗びっしょり，シャワーを浴び下着を着替えます。口渇もまあまあありますが，ほとんど水を飲みたくありません。飲むと心下（みぞおち）が重くなって朝食が食べられないからです。

加藤君もまったく同じ体質を訴えています。飲むと心下がもたれる，が共通しており，2人とも心下の抵抗や圧痛は強いほうです。これから言えることは，私たち2人は心下に比較的強い飲があって，1日の飲水量はせいぜい800〜1,000mlを超えません。一方，着替えるほどの大量の汗が出たときにガバガバと冷水を飲

める人，つまり1日に1,800〜2,000mlも飲める人は心下に飲はないと言えるでしょう。

陰虚内熱の口渇は後者であって，冷たい飲水を少なくとも1.5L以上/日飲める患者です。もし陰虚内熱に心下の飲が加わればその限りではありません。

このように，心下の飲は心下の腹診と同時に正確な飲水量を聞き出して，それも勘案したほうがよいと思います。

4 心下の硬さと圧痛

江部先生によると，みぞおちを胸部に向かって圧迫するとその硬さによってH（Hardness）（−），（±），（1＋），（2＋），（3＋）まで5段階，自覚的な圧痛の強さ（Tenderness）や押さえたときの顔面の表情の変化から（−）〜（3＋）まで同じく5段階で表現します。とにかくたくさん腹診をおこなって，心下のHとTを自分なりに分類するところから始めるとよいと思います（図7-② p.159）。

心下の圧痛が（±）〜（−）なら，心下に飲はないか，あってもわずか。その場合，胃が張るのはガス症状（気だけが滞る，中医学の気滞）の可能性が高く，三黄瀉心湯や半夏瀉心湯の適応になります。

一方，心下にH（1＋）〜（3＋），T（1＋）〜（3＋）では心下に飲があり，（1＋）から（3＋）に向かって心下の飲は強くなります。半夏，白朮，茯苓の生薬が入った処方，半夏厚朴湯，平胃散，胃苓湯，半夏白朮天麻湯などを使います。もし胸部症状が中心の飲なら茯苓飲を使います。

2　半夏瀉心湯の原典

1 『傷寒論』『金匱要略』にはなんと書いてある？

（傷寒・太陽病下149）傷寒五六日，嘔而発熱者，柴胡湯証具，而以他薬下之，柴胡証仍在者，復与柴胡湯。此雖已下之，不為逆，必蒸蒸而振，却発熱汗出而解。若心下満而鞕痛者，此為結胸也。大陥胸湯主之。但満而不痛者，此為痞，柴胡不中与之，宜半夏瀉心湯。

【半夏瀉心湯方】半夏半升（洗）　黄芩　乾姜　人参　甘草（炙）各三両　黄連一

第9章　心下は軟らかいが痞える　半夏瀉心湯

両　大棗十二枚（擘）。
上七味，以水一斗，煮取六升，去滓，再煎取三升，温服一升，日三服。
（傷寒に罹って五，六日が経ち，嘔吐して発熱があれば，すでに柴胡湯証であるのに，医者が誤って他の薬で誤下したが，それでもなお柴胡湯証があれば，また柴胡湯で治療すればよい。これは已に誤下してしまったとはいえ，重大な誤治ではない。柴胡湯を服用するとそのあと必ずまず悪寒戦慄が現れ，その後に発熱し汗が出て病は癒える。もし心下部が膨満して硬く，痛む場合は結胸証なので大陥胸湯で治療する。もし心下部がただ膨満して不快なだけで痛みがなければ，痞症なので柴胡湯は適応せず，半夏瀉心湯で治療する）

（金匱・嘔吐噦逆下利病第十七 10）嘔而腸鳴，心下痞者，半夏瀉心湯主之。
（嘔吐して腸鳴が起こり，心下が痞える場合には，半夏瀉心湯で治療する）

　半夏瀉心湯の条文はこの2つだけです。
　「但満而不痛者，此為痞　→　満するが痛まず，これを痞となす」「嘔而腸鳴，心下痞者　→　嘔して腸が鳴り，心下痞するもの」という一文から，心下痞は他覚症状ではなく，自覚症状であることがわかります。半夏瀉心湯は「心下が張るが痛みはない，嘔気があって腹が鳴る」そんな症状に使っています。胃痛には使っていません。

2　これらの症状が発症する仕組み

　上記の条文によると，すでに傷寒後（寒けや発熱が始まって）5～6日経過しています。その間に寒邪が肌から膈，心下，胃に内陥します。基礎解説①②の第10節「『傷寒論』『金匱要略』が難しいワケ」p.30で説明したように，寒邪は肌から膈を経由して心下にたやすく入ってきます。それに対して胃気はパワーアップして，膈，心下，胃に居座った寒邪との間で邪正闘争が起こり，膈熱，心下飲，胃熱が発症します。飲と寒邪が結合して心下に寒飲も少し発生します（図9-①）。
　この一連の寒邪の動きと胃気の反応が心下の痞え，腹鳴，嘔吐，ゲップの症状はあるが胃痛はない病態を作り出します。胃気を守る人参が半夏瀉心湯に含まれているのですから，胃気は暴発して心下の痞え，腹鳴，嘔吐，ゲップなどの症状が発症すると考えられます。

基礎解説⑪

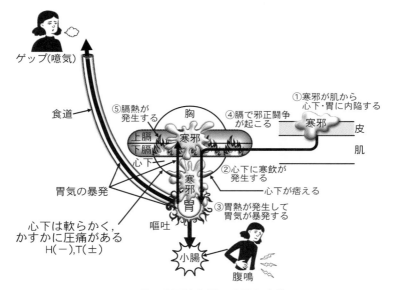

図9-①　半夏瀉心湯の病態と症状

　もう一つの半夏瀉心湯証の仕組みは、**症例検討会⑪**のようにひどい下痢が発症して（あるいは強い下剤を使ってしまった），胃気が暴発しても半夏瀉心湯の症状は起こり得ます。

3　構成生薬とその疑問

　半夏瀉心湯は意外に複雑な生薬構成で，半夏（心下の痰を取るおよび吐き気止め），黄連（胃熱を冷ます），黄芩（膈熱を取る），人参（胃気を守る），乾姜（心下の寒飲を取る）です。心下はH（−）で軟らかいのですが，T（±）は飲が少しだけ存在する証拠ですから乾姜を入れることになります（**図9-②**）。
　この処方構成を真剣に考え始めるとだんだん頭が混乱してきます。たとえば「なんで黄芩が入っているの？」膈熱があるはずですが，患者の所見（問診，腹診，脈診など）からどこにそれを見て取れるか，私たちは未だ解決できていません。
　次に「なんで人参も入っている？」疑問を持ち始めたらきりがありません。そ

第9章 心下は軟らかいが痞える 半夏瀉心湯

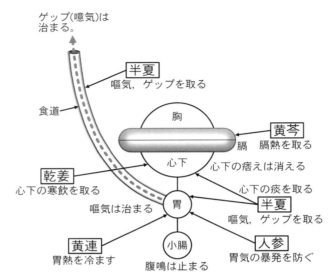

図9-② 半夏瀉心湯の生薬とその作用点

れが経方医学の奥深さです。黄芩や人参をただの思いつきや偶然で入れるほど『傷寒論』を作った古代医はアホではありません。西洋医学の影も形もなかったという時代性ということもありますが、私たちよりもずっと天賦の才と観察力があって論理的です。それぞれの生薬を使うとき必ず意図を持っています。暴発した胃気は胃の動きを止め、ガスを胃に溜め、上（食道）に向かってゲップや嘔気、下に向かって小腸の蠕動亢進や腹鳴を起こしたのではないでしょうか（**図9-①，②**）。胃気を暴発から守るために人参を入れたのでしょう。

現時点で臨床的には自覚症状の心下が痞える、張る、ゲップなどがあっても痛みはない。他覚的には心下はH（−），T（±）だけを心に留め置けばよいと考えています。

３ 具立的な使い方，多変量解析の結果から

私たちがおこなった慢性胃炎138例の多変量解析によると（フィト2000年，本書末に全文を掲載），半夏瀉心湯が有効な要件は，心下に圧痛がほとんどない

(軟らかいこと，しかし深く押していけば最後に少し痛みが出現する)，ゲップ（噫気，噯気）でオッズ比が高かったのです。

心下が軟らかいのを意外に感じる人も多いでしょう。江部先生も私たちの結果をたいそう褒めてくれ，「半夏瀉心湯の心下は意外に軟らかい。3本の指で上に向かってゆっくり少しずつ強く深く圧迫していくと，最後になって患者の顔面が少しゆがんで圧痛がわずかにある」と語っていました。この腹診がH（−），T（±）なのです。

私たちの経験でもそんな患者のゲップに極めて有効ですが，同じゲップでも心下のH（1＋）〜（3＋）の硬い患者には効きません。

4　参考として大黄黄連瀉心湯（だいおうおうれんしゃしんとう）（エキス剤では三黄瀉心湯）

大黄黄連瀉心湯（大黄と黄連のみの構成。エキス剤の三黄瀉心湯には大黄，黄連，黄芩が含まれる）は心下に張りや痞えを訴えますが，心下には湿も飲も存在しないので心下を押しても圧痛も抵抗もない（H（−），T（−）），つまり「心下を押してブカブカ状態」なのが診断の決め手となります。経方医学では無形の熱と呼んでおり，それによって心下の気の昇降不利が起こり心下〜胃に空気が溜まっているだけの病態です。脈には特徴はありません。

(傷寒・太陽病下 154）心下痞，按之濡，其脈関上浮者，大黄黄連瀉心湯主之。
【大黄黄連瀉心湯方】大黄二両　黄連一両．
上二味，以麻沸湯二升漬之，須臾絞去滓。分温再服。
(心下部が痞え膨満しているが，押さえると軟らかく，関脈が浮の場合は大黄黄連瀉心湯で治療する）

(傷寒・太陽病下 164）傷寒大下後，復発汗，心下痞，悪寒者，表未解也。不可攻痞，当先解表，表解乃可攻痞，解表宜桂枝湯，攻痞宜大黄黄連瀉心湯。
(傷寒に罹った患者に猛烈な攻下を行った後，さらに発汗法を用いたところ，心下部に痞満が現れ，悪寒するようになった場合はまだ表証は除かれていない。痞の治療を急いではならず，まず解表を行うべきで，表証が取れてから痞を治療すればよい。解表には桂枝湯を，痞を治療するには大黄黄連瀉心湯を用いるのがよい）

第9章　心下は軟らかいが痞える　半夏瀉心湯

　『傷寒論』の症状は「心下痞」と「按じて濡」と書いてあるだけです。濡とは大変軟らかいという意味でH（-），T（-）となります。半夏瀉心湯とよく似ていますが，半夏瀉心湯の硬さHは（-），圧痛Tは（±）ですから，心下は軟らかくて押さえていくとわずかに圧痛があります。一方，まったく抵抗も圧痛もない（江部先生は心下がブカブカと言っていました）のが大黄黄連瀉心湯です。

　ちなみに『傷寒論』には「麻沸湯に漬ける」という記載があります。麻沸湯とは，江部先生によると「沸騰した湯に生薬を数十秒～数分間漬しただけのものを服用する方法を取っている。まるでお茶を注ぐが如くであり，大黄と黄連の香りや苦味によって胃や小腸の蠕動を亢進して気を動かすことだけを期待した処方である」。

　煎じなくて気味だけで治療する薬ですから，重症ではありません。使い方は，ブカブカに感じるほど軟らかく圧痛がまったくない心下，自覚症状は心下が痞え，張るときです。

（灰本　元）

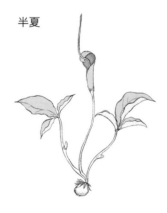

半夏

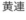

黄連

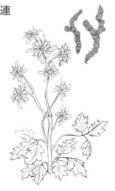

症例検討会 ⑪　ゲップと嘔気

患者：50代後半，女性，パート勤務。
基礎疾患：特記すべきことなし。
現病歴：X年1月初診。1週間前に下痢があり（5〜6回/日），数日続いて治癒したが，その後からゲップ，嘔気，上腹部膨満，食欲低下が出現した。胃痛はなかった。発熱や寒けなどの上気道症状もなかった。
身体所見：血圧156/94mmHg，脈拍61/分，身長157cm，体重62.0kg，BMI 25.2。
漢方問診：イライラしない，不安は強い，暑がり，汗が多い，軽度の上半身のほてり，口渇あり，冷たいものが好き，寝付きが悪く中途覚醒もある，夢は多くない，耳鳴りはない，咽が詰まる，咳や痰は出ない，日頃から上腹部膨満がある，ゲップは出やすい，排便は2回/日（軟便），下肢の冷えはない，夜間尿なし。
脈診：両側とも沈，弦，按じて弱くはない，滑とも渋ともいえない。
舌診：やや紅，乾燥，薄い白苔，膩苔はない。
腹診：心下〜胸脇部は軟らかく，心下を深く押すとわずかに圧痛があった（心下H（−），T（±））。
治療経過：この急性の嘔気，ゲップ，上腹部膨満に対してエキス剤Aを処方した。数日以内にこれらの症状は消えた。

第9章　心下は軟らかいが痞える　半夏瀉心湯

問診と腹証から病態を考える

灰本（院長）：今回の症例は「胃の不定愁訴」の症例です。上腹部症状の患者は大変多くて，それに使う処方もたくさんあり鑑別に悩まされます。日常診療では意外に厄介です。

　胃のさまざまな症状に対しては私たちが行った多変量解析の結果もあります。この科学的な方法は鑑別診断に決定的な進歩をもたらしますので，併せて紹介します（慢性胃炎の多変量解析の論文を章末に掲載）。

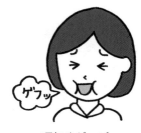

嘔気やゲップ

　さて，この症例は下痢が1週間前に数日間続いて，その後から嘔気，ゲップ，上腹部膨満の症状が現れています。漢方問診は急性期ではなく日頃の状況を聞き取っています。

　では，具体的に見ていきます。この症例の病態をまずどこから考えようか？鈴村さん。

鈴村（中堅薬剤師，漢方初心者）：まず，発熱，寒け，上気道症状がないので外邪があるようには思えません。

灰本：そうですね，下痢が起こったとありますが，腹の中に邪はまだあるのだろうか？

鈴村：1週間前に起きた下痢の原因となった外邪は，下痢が治まったのでもうないと思いますが……。でも，嘔気やゲップ，上腹部膨満はあるから胃に邪が移った可能性もあります。どうなんでしょう？

灰本：どうなんだろうね。まだ外邪が胃に存在するのかもしれないし，存在しないのかもしれない，どう判断すればよいか？

鈴村：私は，ほとんど邪はないと思いますが，胃の症状が残っているので，あるのかもしれないです。

灰本：なるほど，それは後から議論することにして，他の病態はあるだろうか？

鈴村：そうですね，虚の状態になっているのではないかと思います。

灰本：どうして虚の状態になったのかな？

鈴村：うーーーん，なんだろう？

灰本：ちゃんと書いてあるでしょ。

鈴村：あっ，下痢が数日続いて気が出ていってしまったからです。

灰本：そうだね，では下痢が数日続くとどんな状態になりますか？

鈴村：はい，まず下痢で気が出てしまうから気虚になって，陰液も出ていってしまい陰虚（いんきょ）にもなっている状態ではないかと思います。

灰本：その通りです。小腸を動かしている胃気が下に落ちてしまい，胃気は不足しています。つまり，胃の気陰両虚（きいんりょうきょ）の状態になっているといえますね。冷えはないから陽虚とはいえないです。そのような状態が続いたのが原因で胃に症状が起きてきたと考えられます。

　ここで，もともとの体質としての気陰両虚があって胃の症状が起こった場合と，邪が小腸に入り下痢を起こした結果，胃気の不足と陰虚となって胃に症状が発生した場合の2つの可能性がありそうですね。

　もともとの体質は後から考えることにして，先ほどから問題になっている邪はまだ残っているのだろうか？

北澤（ベテラン薬剤師，漢方初心者）：私は邪が残っていると思います。

灰本：その邪はどこへ入ってきた？

北澤：胃とその上にあたる胸，膈，心下ではないかと……。

灰本：胸・膈・心下に入ってきた根拠は？　胸の症状は何もないけど。それに脈が沈だから，邪があるとしたら膈よりも下にあると思うのだけど。

北澤：そうですねー，確かに症状は何もないし脈にも合わないです。そうすると胃と心下かな？

灰本：胃と心下に外邪が残っている可能性は確かにあるけど，症例の所見と合わないところがあるんだよね。

北澤：うーん，何でしょう？

灰本：松岡君，どうかな？

松岡（中堅薬剤師，漢方初心者）：はい，もし邪があるとすればお腹を押したときにもっと痛がるのではないかと思いますが。

灰本：その通り，いいところに目を付けたね。外邪が胃や心下に残っているならもっと硬くて痛がるはずです。しかし，この症例のお腹はフニャフニャで，心下を3〜4cmもグッと押して最後に少しだけウッとなるそんな症例です。さすが

にこの状態では胃や心下に外邪が存在するとは思えません。

　加藤君どう思う？

加藤（薬局長）：はい，おっしゃる通りだと思います。もし邪が残っていればその場所で邪正闘争が起こり，熱が発生したり，その周りの筋肉も硬く収縮すると思いますからこの腹証にならないと思います。もっと痛がってもおかしくないと思います。

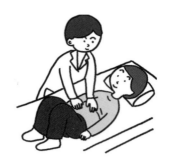

心下はフニャフニャ，最後にウッ

灰本：そうだね，下痢によって胃に虚が発生したことが，この患者の主訴の原因で，すでに邪は消えていると言えますね。

もともと気陰両虚があった？

灰本：この漢方問診は日頃の状況を聞いているのですが，舌診と問診からこの症例はどんな人だと考えられるだろうか？　耕基先生。

耕基（中堅内科医，漢方初心者）：まず口渇と舌の乾燥から陰虚傾向で，冷たいものが好きなので内熱もありそう。不安が強い性格なので胆気虚もあるのかな。

灰本：ありがとう。陰虚傾向と内熱が多少あってもおかしくないね。ただ，胆気虚と診断するには脈に短脈がないし，びっくりしやすいという記載もないので断定は難しいと思います（図8-① p.180）。これ以外に便が1日に2回でやや軟便であることを考えると，胃と小腸の気虚とそれに伴う湿がもともとあるのかもしれないですね。

　では，これまでの議論からこの症例の診断はどうなりますか？　松岡君。

松岡：はい，もともと気虚や陰虚内熱の傾向のある人が，1週間続いた下痢によってさらに気が下に落ち，陰液も失った結果，気虚と陰虚が悪化した症例です。

灰本：大変よくまとめていますね。気虚と陰虚はどの臓腑にあるの？

松岡：胃と心下？

灰本：胃の気虚や陰虚はあるけど心下に気虚という考え方はありませんね。

では，心下をグッと押して最後にわずかに出る「ウッ」となるものは何だろう？　北澤君。
北澤：飲ですか？
灰本：そうだね。もし飲の量が多いならば，もっとお腹は硬くなるかな。サラッとした飲がほんの少しだけあると考えられるけどね。ここまでをまとめるとどうなる，加藤君。
加藤：はい，もともと気虚と陰虚内熱傾向の患者が下痢をきっかけに，胃気が下に落ち，陰液も不足した結果，胃の気陰両虚が悪化して，また心下にほんの少し飲が溜まって胃の不快な症状が出てきてしまったと思います。

上腹部症状に対するエキス剤とその鑑別

灰本：気陰両虚がもともとあって下痢がさらにそれを悪化させた。加藤君がまとめてくれた病態と考えるのが一番自然だと思います。ではこのような症例にはどんな処方を使えばよいのだろうか？
　鑑別すべき処方は山のようにあります。上腹部の症状に対して，経方医学のエキス剤と，そうではないけれど経方医学的に使えるエキス剤を挙げてみてください。
加藤：たくさんありますよ。人参湯，真武湯，麦門冬湯，白虎加人参湯，三黄瀉心湯，柴胡桂枝湯，小柴胡湯，半夏瀉心湯，半夏厚朴湯，四君子湯，平胃散，五苓散，胃苓湯，茯苓飲，大柴胡湯，調胃承気湯です。おおよそこの辺りの処方が該当するかと思います。
灰本：やはりたくさんありますね。これを鑑別するのは骨が折れますね。
　この処方のなかで除外できそうなものを挙げてください。耕基先生。
耕基：まず下痢を起こした後に調子が悪くなったのだから，下剤である調胃承気湯は使えません。同じように大柴胡湯は大黄が入っているのでこれも違います。
北澤：冷たいものを好むのだから温める処方の人参湯や真武湯も使わないでしょう。

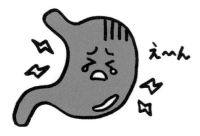

胃が泣いている

第9章　心下は軟らかいが痞える　半夏瀉心湯

加藤：五苓散，胃苓湯，茯苓飲は，基本的に心下に多くの飲が溜まっているものに使う処方です。今回は胃や心下に圧痛はほとんどないので該当しません。半夏厚朴湯も気の滞りと痰飲(たんいん)が結びついたもの，西洋医学的に咽喉頭神経症に使用する処方だから該当しませんね。

鈴村：柴胡桂枝湯，小柴胡湯は急性期の膈熱(かくねつ)の症状，典型的には頭汗(ずかん)や寒熱往来(かんねつおうらい)があるときの胃症状に使用する処方だと以前の症例検討会で習いました。この症例にはドンピシャとは言えません。

灰本：だんだん絞られてきたね。それじゃ，逆に使えそうな処方は？　耕基先生。

耕基：気陰両虚の状態ですから麦門冬湯，白虎加人参湯は使えそうです。

灰本：なるほど。ここまでで残っている処方は大黄黄連瀉心湯(だいおうおうれんしゃしんとう)（三黄瀉心湯で代用），半夏瀉心湯，麦門冬湯，白虎加人参湯ですね。

　さて，さらに鑑別していかなくてはいけませんが，どうしようか？　北澤君。

北澤：そうですね，まず日頃から口渇があることに注目すると白虎加人参湯がよさそうです。

灰本：うん，悪くないよね。主訴に強い口渇があるとなおよいと思うけど，白虎加人参湯は確かに悪くない。じゃあ麦門冬湯はどうかな？

北澤：うーん，どうでしょう……。

灰本：麦門冬湯の条文には何て書いてある？

加藤：麦門冬湯は『金匱要略』に1条文だけです。

（金匱・肺痿肺癰欬嗽上気病第七 10）大逆上気，咽喉不利，止逆下気者，麦門冬湯主之。
（本来下に向かうべき気が逆に激しく上り，咽喉が機能不全をおこす。気を下に下せば症状は消える。麦門冬湯がこれを治療する）

　麦門冬湯は胃気や胃陰が逆流して喉に上がって喉不快感が出てくるときに使っているのですが，この症例にはそんな症状はありませんね。経方医学ではこの処方を逆流性食道炎に使っています（図13-①　p.262，②　p.263）。

灰本：では，白虎加人参湯は原典に何と書いてある？

加藤：白虎加人参湯は『傷寒論』に4条文，『金匱要略』に1条文ありますが，一番重要と思われる条文は次のものです。

(傷寒・太陽病下）傷寒無大熱，口燥渇，心煩，背微悪寒者，白虎加人参湯主之。
(傷寒の病に罹ったが顕著な発熱はなく，口の中が乾燥して口渇があり，イライラして不穏で，背中に軽い悪寒を感じる場合は，白虎加人参湯で治療する)

　白虎加人参湯は，熱はあっても軽く，口が渇き，心煩し，背部に微悪寒のあるものに使われるとあります（図12-① p.248，② p.249）。
灰本：その通りです。この条文で大切な箇所は強い口渇で，乾きで心臓がもだえるほど強いことですが，この症例にはそれはありません。それに背部微悪寒もありません。悪くはないけど，これが第一選択の処方ではないね。まぁ，第二候補といったところでしょうか。
　大黄黄連瀉心湯はどうでしょうか？　これはエキス剤にはないので，処方する場合には三黄瀉心湯で代用してよいと思います。大黄黄連瀉心湯の条文はどうなっていますか？　鈴村さん。
鈴村：はい，次のように書いてあります。

(傷寒・太陽病下 154）心下痞，按之濡。其脈関上浮者。大黄黄連瀉心湯主之。
(心下が痞満し，押さえると軟らかく，浮脈が関上の部位に現れている場合は，大黄黄連瀉心湯で治療する)

灰本：ありがとう。自覚症状として心下が痞えて，押さえると軟らかい。しかし脈は合わないね。関上の脈が浮はまだ外邪が存在していることを表しているのだと思います。でもこの処方は悪くないと思います。
　次に半夏瀉心湯の条文はどう？　加藤君。
加藤：はい，少々長いですが大切な条文ですので全部読みます。

(傷寒・太陽病下 149）傷寒五六日，嘔而発熱者，柴胡湯証具，<u>而以**他薬下之**</u>，柴胡証仍在者，復与柴胡湯。此雖已下之，不為逆，必蒸蒸而振，却発熱汗出而解。若心下満而硬痛者，此為結胸也，大陥胸湯主之。<u>但**満而不痛者**，此為**痞**</u>，柴胡不中与之，<u>宜半夏瀉心湯</u>。
(傷寒に罹って五，六日が経ち，嘔吐して発熱があれば，すでに柴胡湯証になっているのに，医者が誤って他の薬で攻下してしまった。しかしそれでもなお柴胡湯証があるなら，また

207

第9章　心下は軟らかいが痞える　半夏瀉心湯

柴胡湯で治療すればよい。これはすでに攻下してしまったとはいえ，重大な誤治ではない。柴胡湯を服用するとその後必ず悪寒戦慄が現れ，その後に発熱し汗が出て病は癒える。もし心下（心窩部）が膨満して硬く，痛みがあるのであれば，これは結胸証なので大陥胸湯で治療しなければならない。もし心下（心窩部）がただ膨満して不快だけで痛みがないのであれば，これは痞症であるから柴胡湯ではなく，半夏瀉心湯で治療する（**図9-** ① p.197））

（金匱・嘔吐噦逆下利病第十七 10）**嘔而腸鳴，心下痞者，半夏瀉心湯主之。**
（嘔吐して，腸鳴が起こり，心下が痞えた感じがある者は半夏瀉心湯で治療する）

灰本：まず条文中に下線を付けた「他薬下之」とありますね。これは「誤下」といって，本来，下してはいけない患者に下剤で無理に下痢を起こさせてしまったことを示しています。その結果，寒邪が内陥して肌→膈→心下→胃へ入り，「満而不痛，此為痞」，つまり心下や胃の辺りが脹満するが痛まない（これを痞と言います）という症状が発症したのです（**図9-**①）。この痞を治すのに半夏瀉心湯がよいと言っているのです。痞というのは「つかえる」という意味です。

　心下痞というのは症候ではなく症状のことを言っています。しかし実際に患者さんが「心下がつかえる」と訴えることは現代の日本ではあまりありません。多くは「胃の調子が悪い」とか「胃が重い」「胃の辺りが脹る」などさまざまな言葉で訴えます。それをきちんと拾い上げることが大切です。

　この症例は1週間前に下痢を起こしており，その後，急性の嘔気，ゲップ，上腹部膨満が発症していますので，この条文にかなり当てはまります。

さらに処方を鑑別していく

灰本：ここまでで候補に挙がった白虎加人参湯，大黄黄連瀉心湯，半夏瀉心湯を考えると，鈴村さん鑑別できますか？
鈴村：白虎加人参湯であれば，強い口渇，心煩（胸心部がもだえる）が必須で，後通の衛気不足による背微悪寒もあってもよいようです。ところが，この患者は陰虚内熱による軽い口渇はありますが，心煩や後通の衛気不足の症状はありませんので今回の症例にはイマイチ当てはまりません。

ですから，大黄黄連瀉心湯，半夏瀉心湯が最終候補になりますが，それでいいですか？

灰本：OK です．正直，この２つはどちらの処方も効くのではないか思います．しかし，処方を最後まで鑑別することは，しっかり条文を読み，条文から処方するべき根拠を得るということです．そうなると，この患者の症状は，半夏瀉心湯の条文，下痢の後に登場した心下痞や満で胃痛はないという原典に一番近いといえます．実際にこの症例に処方したのは半夏瀉心湯エキス（クラシエ，6.0g／日分2）で，数日で改善しています．

さてここまでいろいろ話してきましたが，皆さん「鑑別する」ということがどういうものかわかりましたか？

加藤：要するに初めてこの処方を作った人の原典に戻り，条文をしっかり読み込むことが大切です．漢文であるから難しいけれども翻訳もありますし，江部先生の『経方医学』もあるのですから，コツコツ努力を重ねていけばなんとかなるような気がします．

灰本：最後に，最近気づいた点を紹介します．松岡君，小柴胡湯と半夏瀉心湯の構成生薬を挙げてください．

松岡：（教科書を見ながら）えーと，小柴胡湯は柴胡，黄芩，半夏，人参，生姜，大棗，甘草（図7-⑦ p.164）です．それから半夏瀉心湯は黄連，黄芩，半夏，人参，乾姜，大棗，甘草です（図9-② p.198）．

灰本：それじゃ，違う点はなに？

松岡：うーん，柴胡と黄連，生姜と乾姜ですね．

灰本：経方医学では生姜と乾姜の効能は違いますが，日本の生姜は中国の乾姜に該当しますから，大きな違いはないと考えて OK です．するとどうでしょうか？

松岡：柴胡と黄連だけが違うってことですか？

灰本：その通り．黄連が入れば心下痞と嘔，満，腹鳴の胃腸症状だけとなり（図9-②），柴胡が入れば発熱や寒熱往来に伴って実にさまざまな症状が出現します（図7-⑤，⑥ p.163）．たった１つの生薬だけが違う．これをどう考えるか，小柴胡湯や半夏瀉心湯の本質に迫る問題ですので，今後の宿題としましょう．

第9章　心下は軟らかいが痞える　半夏瀉心湯

臨床の目：多変量解析からみた半夏瀉心湯

灰本：最後にもっと簡単に半夏瀉心湯にたどり着く方法を紹介しておきます。

　私が名古屋百合会の仲間と2000年に行った多変量解析という方法を使った無作為化比較試験です。タイトルは「胃の不定愁訴に対する処方の無作為化比較試験」。『フィト』という名古屋百合会が発刊した雑誌に載っています。詳細はこの本の巻末に全文を掲載しましたので，ぜひ参考にしてください。

　この研究に使った4つの処方は人参湯，柴胡桂枝湯，半夏瀉心湯，平胃散です。胃の不定愁訴（10種類の訴え）とこれらの処方の有効性に関する多変量解析を行ってみると，半夏瀉心湯が有用な要因は「心下が軟らかい」「ゲップ」の2つの要因が明らかとなりました。心下が軟らかくゲップが出る症例にはおよそ9割も有効でした。

　この結果を知っていれば自動的に半夏瀉心湯を処方できます。当時も，たぶん今でも画期的な研究方法だったと自負しています。なにしろ結果がオッズ比という数字で表せますからすごくわかりやすい。2000年当時，漢方の世界に多変量解析を取り入れたのはおそらく私たちが世界初だったでしょう。しかし，その後，日本の漢方医がこの方法を発展させなかったのは大変残念ですね。

　それでは，今日はここまでにしましょう。皆さん，お疲れさまでした。

症例検討会⑪

灰本ポイント　　半夏瀉心湯（図9-①，②）

❶外感病や下痢により胃気が消耗し失調。心下痞（心下が痞える），ゲップ，嘔吐。
❷腹診で心下は軟らかくH（−），深く押すとわずかに圧痛T（±）。
❸胃には空気と心下に少しの飲があるのみ。
❹人参（守胃），黄芩（膈熱を冷ます），乾姜（心下の寒飲を取る），半夏（止嘔），黄連（胃熱を冷ます）。

第10章

実体験！　調胃承気湯の真髄

わかりません経方医学 基礎解説　⑫

1　調胃承気湯の調胃とはどういう意味？

　私が長らく疑問だったのは，大黄＋芒硝＋甘草というたった3種類の，それも一見，下剤にしか見えないような処方が「なんで調胃」なのか，ということです。それに，承気とはいったい何なのか？　漢和辞典で「承気」を調べると「蒸気」と同じと書いてあります。つまり，承気は100℃の熱水から湧き上がってくる熱い蒸気の意味なのです。

　これを人体に当てはめると，熱いマグマのような胃液が胃から食道を伝わって上に昇ってくる，胃にはマグマ溜まりが存在する，そんな病態を考えたくなります。

　熱いマグマやマグマ溜まりを中医学では痰熱，江部先生は痰に似ているが痰とは違うという意味で「似痰非痰」と呼んでいます。とにかく熱くドロドロして蒸気が昇っている病状を想像してください。

2　調胃承気湯の体験記

　私が調胃承気湯を発見したときの病状をお話ししましょう。この処方の神髄がすべて含まれており，これだけでこの処方のほぼすべてを理解できます。当時の記録をそのまま掲載します。

　「早春，ある日の夕食前，私は食卓に座って夕食が出来上がるまで新聞を読んでいた。その時，宅配便が届いた。岐阜県の山深い患者の実家から摘み立ての「ふきのとう」がどっさりと送られてきたのであった。早速，夕食のメニューを変更，ビールを飲みながら特大の天然ふきのとうの天ぷら8個を一気にパクパクと食

第 10 章　実体験！　調胃承気湯の真髄

べた．食べ終わった頃から胃がもたれ，それ以上なにも食べられなくなり，その後はどんどん悲惨な状況へと進行した．早春の野草の苦みは毒性があって，それによって胃の動きが完全に停止，麻痺性イレウス状態となったのである．心下の満だけでなく，座位でも熱い胃液が昇ってきて吐きそうになるのだが（これが承気），吐くほど嘔気は強くない．臥位になると熱いマグマが喉まで上がってくるので半座位で寝るしかなかったが，とても寝られたものではなかった．その間，便はまったく出なかった．胃は完全に麻痺性イレウス，小腸も軽度の麻痺性イレウスなのでマグマは便として排出されるはずはなかった．早朝になっても腹満感は消えず，朝食どころかお茶さえも飲めなかった（**図 10-①**）．

　そこで，私はこれまでの経方医学の知識と江部先生の講義の記憶を総動員して脳を巡らせた．嘔気はあっても胃に溜まったドロドロのマグマを吐けそうにない，吐けば体力も消耗するから，なんとか下へ落とす方法はないものか．麻子仁丸や大黄甘草湯では弱過ぎる，熱を取りながらこのマグマを下へ落とす処方はないか．あれこれ考えているときに江部先生の似痰非痰が浮かんできた．そうだ，もしかするとこの病態が調胃承気湯ではないか．

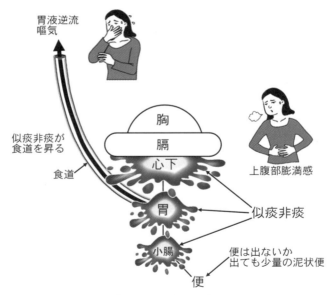

図 10-①　調胃承気湯の病態と症状

江部先生の講義で「下痢になるまで頓用で飲み続ける」を思い出した。そこで，午前8時の診療前から1.5時間おきに調胃承気湯エキスを4回も飲んだ。もちろん昼食も腹満で食べられなかった。最後の服薬は午後1時30分頃，すると2時過ぎからドロドロした臭い便が出始め，出るたびにみぞおちの熱い水位がどんどん臍下まで落ちていくのが実感できた。夕方の5時頃までに排便はおよそ10回ほど，マグマ＝似痰非痰＝ドロドロの便は出きってしまい，胃も腸もすっきり，朝も昼も食べていないので猛烈に空腹感が湧いてきた（図10-②）。

夕食の内容は覚えていないが，普通のおかずとご飯とビールも飲んでもまったく支障はなかった」

この体験から「調胃」の意味が明らかとなりました。調胃承気湯を下剤と捉えるのは正しくありません。主に胃に溜まった熱いマグマを冷まし溶かしながら胃から小腸へ移動させる（落とす）こと。それを小腸から便へ移動させる（排出する）ことによって，胃の症状，胃液の逆流の症状，時に下腹部満を取り去るのがこの処方の正しい理解です。

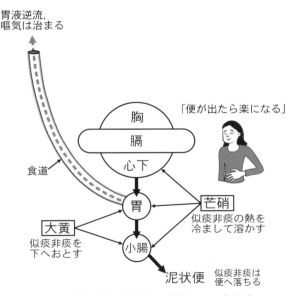

図10-②　調胃承気湯の生薬とその作用点

第10章　実体験！　調胃承気湯の真髄

3 調胃承気湯の原典には何が書いてある？

さて，原典には何と書いてあるか。調胃承気湯の条文は多いので，その一部を挙げてみましょう。

(傷寒・太陽病中 105) 傷寒十三日，過経，譫語者，以有熱也，当以湯下之。若小便利者，大便当鞕，而反下利，脈調和者，知医以丸薬下之，非其治也。若自下利者，脈当微厥，今反和者，此為内実也，調胃承気湯主之。
【調胃承気湯方】芒硝半升　甘草二両（炙）　大黄四両（去皮，清酒洗）。
上三味，以水三升，煮取一升，去滓，内芒消，更煮両沸。頓服。
(傷寒に罹って十三日が経ち，表邪は他経に伝入して（陽明病期に入ること），患者がうわ言を発するようになるのは，実熱があるからで，湯薬で攻下して治療しなければならない。もし尿がよく出ていれば，大便は硬くて出にくくなるはずなのに，今それに反して下痢があり，しかも脈と証が合致しているならば，医者が丸薬で攻下したから下痢しているのであって，誤った治療の結果である。もしもともとから下痢をしているなら，脈象は微厥のはずなのに，今それに反して調和しているならば，裏実証であり，調胃承気湯で治療する)

(傷寒・太陽病中 123) 太陽病，過経十余日，心下温温欲吐而胸中痛，大便反溏，腹微満，鬱鬱微煩，先此時自極吐下者，与調胃承気湯。若不爾者，不可与。但欲嘔，胸中痛，微溏者，此非柴胡湯証，以嘔故知極吐下也。
(太陽病に罹って十日余り経過し，心下部が気持ち悪く吐きたがり，胸中は痛み，大便はかえって軟便で，腹部は軽度に膨満し，気分は滅入って不愉快である。この状態が大吐，大下の治療を受けた後に起こったものならば，調胃承気湯で治療すればよい。しかしそうでないのなら調胃承気湯を用いてはいけない。もしただ吐きたがる，胸中が痛む，大便が少し軟便というだけであれば，これは柴胡湯証でもない。嘔吐があることから，本証は大吐，大下の結果生じたものだとわかるからである)

(傷寒・陽明病 207) 陽明病，不吐，不下，心煩者，可与調胃承気湯。
(陽明病に罹り，まだ催吐法も攻下法も使用しておらず，イライラして不穏な状態になったのであれば，調胃承気湯で治療すればよい)

(傷寒・陽明病 249）傷寒吐後，<u>腹脹満者</u>，与調胃承気湯。
(傷寒の患者が催吐法で治療された後に，腹部膨満する場合は，調胃承気湯で治療すればよい)

　下線には，自ずから下痢，脈は微，心下は温々として吐きたい，胸も痛い，大便は軟便（溏），腹部は少し張って，自ずから吐いたり下痢したりする，吐けず下痢せず，うつうつと心臓のあたりがモヤモヤする，嘔吐の後まだ腹部が脹る，などが並んでいます。私の症状とほぼそっくりです。

　この条文には，寒邪が皮・肌から膈を経由して心下や胃に入ってきて発症したように記載されています。調胃承気湯の原因は私のように口から胃へ邪（大量のふきのとう）が直接侵入するルートだけでなく，寒邪の内陥やそれが臓腑に展開して（寒邪の伝搬と言います），胃気と寒邪の邪正闘争が起こり，その結果，熱いマグマが心下，胃，小腸に溜まるという仕組みもあり得るのです。

4　調胃承気湯の使い方と生薬の作用点

　私の体験記は調胃承気湯の症状，使用法の極意がすべて書いてあります。
①熱いマグマが胃〜小腸に存在する。江部先生は「似痰非痰」と呼んだ。
②便は少量の泥状便でもよいし，便が出なくてもよい。
③マグマ（似痰非痰）を胃から小腸へ落とし，小腸から便として排出するまで連続して頓用で飲み続け，泥状便が出始めたら服薬を止める。

　病態をまとめると，熱いマグマ（似痰非痰）が胃〜小腸まで充満する，胃の動きがほぼ止まり，小腸もほぼ止まる，熱いマグマは食道へ逆流し胸が焼ける，胃あるいは腹部全体の腹満がおこる。少しずつ軟便が頻回に出ることもありますが，まったく出ないこともあって患者によって異なります（**図 10- ①**）。

　便が出ると上腹部の症状が改善するのが共通で，診断の決め手となります。この決め手さえあれば，逆流性食道炎を含むすべての胃症状に調胃承気湯は有効です。

　心下〜小腸には熱があるので口渇があり冷たい水を飲みたいのですが，胃はマグマで満ちているのでまったく飲めないか，少し飲めるだけです。心下〜胃〜小腸には明らかな圧痛があります。私のように必ずしも下痢にはなりませんので注意が必要です。脈は遅，微，弦，滑などの記載があって一定しません。心下に強力な似痰非痰があるため，胃から気は昇れないので，むしろ脈は微・遅となるこ

ともあって，江部先生がこの意外な脈証を強調していました。
　構成生薬は大黄，芒硝，甘草です。大黄は似痰非痰というドロドロに溜まった熱いマグマを胃から小腸へ向かって下方向へ落とし，芒硝は胃や小腸に溜まっている熱いマグマ（似痰非痰）を冷やし溶かす作用です。甘草は大黄，芒硝の鋭い作用をいくぶん和らげる作用だと考えられます（**図10-②**）。

5　大承気湯との鑑別

　調胃承気湯は頓服で便が出るまで1〜2時間ごとに服薬しますが，大承気湯は朝と夜に定期的に服薬します。
　大承気湯の1日の大黄の摂取量は調胃承気湯に比べて少なくなっています。厚朴と枳実という調胃承気湯の似痰非痰にはとても効きそうにない，パッとしない理気薬が含まれています。大承気湯はドロドロから水分が少なくなってすでにカチカチ，カサカサ便（燥屎）になりつつあるときに使います。1日2〜3回定期的に服薬して排便が毎日しっかりあれば胃の症状も取れる，というのんびりした処方で，切羽詰まったときに使う調胃承気湯とは対照的です。

6　臨床の目

　灰本クリニックでは食後の胃のさまざまな症状にどんなエキス剤を開業以来使ってきたかはたいへん興味深いものです。それは私自身の食後の胃もたれやゲップなどにどのような漢方エキス剤を飲んできたかとも関連します。若年〜50代までの患者には平胃散，半夏瀉心湯がほとんどでした。ところが，患者が60歳を超える頃から次第にそれらの効力や人気が落ちて，70歳近くになると調胃承気湯の処方数が増えてきます。胃，小腸の気や腹力が落ちてきた年代に一致しているので，似痰非痰を自力で胃から小腸へ，小腸から便へなかなか排出できなくなったからだと考えています。
　調胃承気湯のメーカーによると，日本の生産量のおよそ9割を灰本クリニックが消費しているとのことです。ということは，日本のほぼすべての漢方医はこの処方を下剤と捉えており，正確な使い方を知らないのです。
　当院の患者の100〜150人が定期的に服薬しています。私は無益な処方を決

して漫然と使わない性格なので，継続するときは毎回「本当にこの薬は胃や腹部の症状に効いていますか」と，必ず確認して処方しているので無駄な処方はほとんどないと思います。

　西洋医学的には胃のさまざまな症状，腹部膨満，逆流性食道炎などが適応で，何度も繰り返しますが，排便は下痢だろうが便秘だろうがどっちでもよくて，「便が出たら楽になる」のが決め手です。この処方は下剤ではなく，胃に溜まった熱いマグマを冷やし溶かしながら胃から下へ移動させる（落とす）こと，つまり，胃から排出することに主眼が置かれています。

（灰本　元）

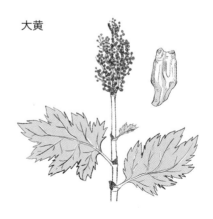

大黄

症例検討会 ⑫ 上腹部〜心窩部の痛み

患者：40代後半，女性，常勤事務職。
基礎疾患：特記すべきことなし。
現病歴：X年12月27日初診，12月10日から上腹部〜心窩部の痛みがあり，K病院からファモチジン，ミヤBMなどが処方され，飲んだり飲まなかったりしていたが約1週間で軽快した。

X+1年12月20日から再び痛みが増悪，痛みは食後に悪化，夜中にも悪化してしばしば覚醒した。11月頃から軟便気味で1回/日（それ以前は普通便），便が出ると腹痛は改善傾向にあった。

ピロリ菌の除菌は10年前に終了，2年前に胃カメラ検査をしたが異常なかった。胃痛は日ごろからしばしば発症していた。

身体所見：血圧121/63 mmHg，脈拍78/分，身長154cm，体重49.8kg，BMI 21.0。
漢方問診：疲れやすい，イライラする，不安が強い，不眠はない（胃痛がないとき），軽度の口渇，雨の前に頭重感がある（頭痛薬は不要），温かいものを好むが冷たいものを飲んでも胃痛や下痢はない，咳や痰は出ない，しばしばゲップと上腹部の腹満や胸やけもある，日ごろから食欲は旺盛ではない，1カ月前から軟便で1日1回の排便（それ以前は普通便），夜間尿なし，頻尿なし，下腿浮腫はない，手足の先端と足底が冷えるが足背は冷えない。月経は30日周期，胃痛と月経は関係ない。
脈診：両側の寸関尺ともに沈，細，按じて渋，やや弱い。寸関は弦。
腹診：心下：H（2＋），T（2＋），胸脇部：H（1＋），T（1＋）
舌診：淡紅，乾燥なし，薄白苔，膩舌や瘀斑はない。
治療経過：

12月27日からファモチジン10mg 2錠 分2，ドンペリドン10mg 3錠 分3，消化薬などを処方したが無効。

1月4日に胃カメラと腹部エコーを実施，胃カメラは除菌後胃で痛みの原因になる所見はなく，肝胆膵にも異常はなかった。

1月4日から上記の胃薬を終了して，漢方エキス剤1種類を処方した。

1月14日，脈拍78/分，体重51.3kg，胃痛は服薬後から数日以内に消えた。便中Hb2/2陽性だったので，大腸カメラも検査したが，異常はなかった。

症例検討⑫

脈証と腹証から病態を考える

灰本（院長）：それでは，この胃痛の漢方治療について議論しましょう。

この患者さんは定期的に来院している患者ではありません。胃痛があり他院で投薬を受けて治ったり悪くなったりを繰り返していて，いよいよ我慢できなくなり当院を受診したようです。

2年前に胃カメラを受けて異常はなかったのですが，患者の強い希望で今回も胃カメラと腹部エコーを実施しました。その結果，異常所見はあり

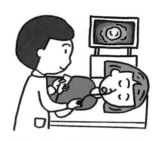

胃カメラで異常所見はなし

ませんでした。検査までの数日間はとりあえずファモチジン，ドンペリドン，消化薬を処方しましたが，効果はありませんでした。痛みは心窩部から上腹部に限定しています。西洋薬で効果がないので漢方薬を試すことにしました。

それではまず脈診から見ていきましょう。鈴村さん，この脈はどうでしょうか？

鈴村（中堅薬剤師，漢方初心者）：はい，まず左右の寸関尺が沈脈でカゼ症候群のような外邪の存在はないと思います。次に病状の主体は膈よりも下にあって，細脈なので陰虚か血虚がありそうですが，月経年齢であることを考えると血虚のほうがより可能性が高いと思います。按じて渋なので血瘀もありそうです。やや弱い脈ということなので気虚もありそうです（図 3-⑤ p.74, ⑥, ⑦ p.75, ⑨ p.76）。

灰本：ありがとう，脈からは気血両虚，血瘀がありそうですね。ところで，寸関の弦脈は何を意味しますか？

鈴村：弦脈は膈に機能不全があるのかなぁと。

灰本：江部先生は弦脈について，ちょっと表現が乱暴になるんだけど，誰かがピストルやナイフを自分に向けて脅してきたらすぐに弦脈になると言っていたね。これはどんな状態？

鈴村：えーー，何だろう？

灰本：いきなり凶器を向けられたら緊張するでしょ？

鈴村：あーー，そうか，まず緊張しますね。

灰本：弦脈は緊張すると出てくる脈です．それと先ほど，鈴村さんが言ったように膈に邪が存在し，膈の機能不全が起こっても出てくる脈です（図3-⑩ p.77）．さらにもう1つ弦脈には重要なものがあります．北澤君どう？

北澤（ベテラン薬剤師，漢方初心者）：肝鬱(かんうつ)ですか？

灰本：肝鬱はストレスなどによって膈に機能不全が起きていることですよ．それ以外で．松岡君はどう？

松岡（中堅薬剤師，漢方初心者）：う～ん，なんでしょう？

鈴村：あっ，痛みですね．そういえば江部先生の本に書いてありました．

灰本：その通り，痛みでも弦脈が出やすくなります．それでは脈診から言えることをまとめて，鈴村さん．

鈴村：はい，気血両虚，渋脈から血瘀，弦脈なので痛みか肝鬱あるいは膈不利がありそうだと言えます．

灰本：そうなりますね．しかし，実は渋脈にはもう1つあって食べ過ぎて消化不良を起こしている状態では滑脈になりますが，さらにそれがひどくなって食積(しょくせき)という状態になると渋脈が出ます．覚えておいてください．

　次に舌を考えよう，北澤君．

北澤：はい，何もなさそうです．

灰本：この舌証からは何もわからないね．じゃあ腹診は？

北澤：心下がH（2＋），T（2＋）で，胸脇部もH（1＋），T（1＋）なので，心下に強い痰・飲がありそうです（図7-② p.159）．

灰本：そうですね，心下に痰・飲がありそうです．胸脇部のH（1＋），T（1＋）だから膈にも問題がありそうだね．もし心下にあるのが空気だったらどんな腹証になる？

北澤：軟らかく，押していって最後に少しだけ「ウッ」となるかもしれません．

灰本：そう，半夏瀉心湯(はんげしゃしんとう)や三黄瀉心湯(さんおうしゃしんとう)が効くような腹証になるよね．だからこの症例の場合は，心下にあるものは空気ではなく痰や飲でしょう．

　心下や胃の痰・飲とは具体的に言うと未消化な食べものです．肺から出てくる本物の痰があるわけではありません．ドロッとしているなら痰，サラッとしているなら飲と言いますが（図1-⑥ p.19），いずれも便の元になるような液状成分です．

220

問診を加えて処方を鑑別する

灰本：次は漢方問診を見ていこう。何か気になるところはあるかな？　松岡君。

松岡：まず「雨の前に頭重感がある」です。

灰本：これには何を処方する？

松岡：五苓散（ごれいさん）です。

灰本：そう，前にも出てきたね。他に気になる点は？

松岡：「しばしばゲップ，腹満（上腹部），胸やけなどもある」という点です。

灰本：これを西洋医学的に診断すれば慢性胃炎や逆流性食道炎と言えるね。その前の「温かいものを好むが冷たいものを飲んでも胃痛や下痢はない」からは何が言えるかな？

松岡：お腹が冷えているわけではないと言えそうです。

灰本：そうすると○○湯は効かないね。○○湯はなに？

松岡：人参湯（にんじんとう）は効かないとなります。

灰本：正解！　ついでにお腹が硬いから△△湯も効かなそうだけど。

松岡：先ほど出た半夏瀉心湯も効かないと思います。

灰本：そう，人参湯，半夏瀉心湯は処方の鑑別から除かれるわけです。他に気になる点は？

松岡：あとは「11月から軟便気味で1回/日（それ以前は普通便），便が出ると腹痛は改善傾向」というところです。

灰本：この2つの症状はすごく特徴的だね。それ以外には？

松岡：「下腿浮腫はない」ので下半身には湿はないかなと。それと「手足の先端と足底が冷えるが足背は冷えない」とあるので，脈外の気や前通の衛気（えき）の不足がありそうです（図1-⑧ p.22，⑪，⑫ p.27）。

灰本：そうですね，前通の衛気はどこから来る？

松岡：胃です。

灰本：そうです，だから「胃気の不足」がありそうだということになります。

　問診はすごいね。しっかり問診すると，問診だけでも気と陰の流れがかなりわかるんですよ。ここまでをまとめるとどうなりますか？

松岡：雨の前に頭重感があるので五苓散が使えるかもしれない，温かいものを好

むが冷たいものを飲んでも胃痛や下痢はないから人参湯は効かないでしょう。併せて腹証から半夏瀉心湯も効かない。軟便気味で便が出ると腹痛は改善傾向がポイントになりそうで，胃気の不足もありそうです。

灰本：ありがとう。今，松岡君がまとめてくれた通りだと思います。

さらに処方の鑑別を深める

灰本：さらに処方の鑑別を続けましょう。加藤君。

加藤（薬局長）：まず，冷たいものを飲んでも胃・腹痛は出ないので寒証の人参湯や真武湯は除外できます。気陰両虚の麦門冬湯や白虎加人参湯も除けます。

　次に胃痛や上腹部の痛みが痰や飲で起きているのかということです。腹証の心下の抵抗（H（2＋））も圧痛（T（2＋））も強いので，水よりももっとドロドロしたものがありそうです。それに便を出すと少し楽になると本人が言っていますが，サラッとした飲が中心の平胃散や五苓散を飲んで改善するような症状の人がそんなことを言うだろうか？　北澤君どう思う？

北澤：平胃散などで改善するような人がそんな表現をするとは思えません。

灰本：そうだよね，平胃散や五苓散はピントが合っていないと思う。

加藤：便を出すと楽になるという症状の人に水をさばく処方を使うと余計に悪くなりそうです。

灰本：そうだね，ズレているね。

　そうすると，熱いドロドロの便の元になる液状成分を江部先生は似痰非痰と定義したけど，処方としてはどうなりますか？　加藤君。

加藤：はい，似痰非痰ならば調胃承気湯を使います。

灰本：ありがとう。ところで，加藤君は気陰両虚の麦門冬湯や白虎加人参湯を除外できるとサラッと言ったけど，本当に除外できるだろうか？

加藤：そうですね，気陰あるいは気血両虚があるので麦門冬湯はまったくダメとは言えませんが，麦門冬湯の条文には「大逆上気，咽頭不利」（本来下に向かうべき気が逆に激しく上り，咽喉が機能不全をおこす）とありますから，胃気が上に向かって出る食道炎に使いますが，麦門冬湯では胃気が落ちてもせいぜい胃までで，それより下まで胃気を落として排便で楽になるなんてことにはなりません。

白虎加人参湯だと胃熱症状があるので，かなりの口渇が出るはずですが，この症例は「口渇が軽い」とあるので合わないと思います。
灰本：なるほど，よくわかりました。耕基先生，大柴胡湯はどうでしょうか？
耕基（中堅内科医，漢方初心者）：条文を読むと，大柴胡湯は柴胡湯証があって小柴胡湯を使ったり，寒熱往来がある患者と記載されているので，この患者にはピッタリとは言えませんが。
灰本：大柴胡湯はねー，わかりにくい処方だよ。陽明病と少陽病が合併したときに使います。この処方は「わかってきたかも経方医学」で症例検討しましょう。この患者でも可能性がないとは言えませんが，少陽病はなさそうなので今回は外します。

調胃承気湯と大承気湯の違い

灰本：そうすると，調胃承気湯，大承気湯を使うことになりますが，どう区別しますか？　調胃承気湯は大黄，芒硝，甘草が構成生薬です。大承気湯は大黄，芒硝，枳実，厚朴です。
耕基：正直どちらを使っても効きそうですが，ここはやはり条文に立ち返るべきかと思います。
灰本：なるほど，ではそれぞれの条文を見てみよう。

● 調胃承気湯

(傷寒・太陽病中70) 発汗後，悪寒者，虚故也。不悪寒，但熱者，実也。当和胃気，与調胃承気湯。
(発汗法を行ったのにまだ悪寒がする者は，虚の状態になっているからだ。もし悪寒がなく，発熱だけがあるなら，体内に実寒があるためである。この状態では胃気を調和させねばならず，調胃承気湯で治療する)

(傷寒・陽明病207) 陽明病，不吐，不下，心煩者，可与調胃承気湯。
(陽明病に罹り，まだ催吐法も攻下法も使用しておらず，イライラして不穏な状態になっているなら，調胃承気湯で治療すればよい)

第10章　実体験！　調胃承気湯の真髄

(傷寒・発汗吐下後病247) 太陽病，過経十余日，心下温温欲吐而胸中痛，大便反溏，腹微満，鬱鬱微煩。先此時極吐下者，与調胃承気湯。若不爾者，不可与。但欲嘔，胸中痛，微溏者，此非柴胡湯証，以嘔故知極吐下也。
芒消半升　甘草二両　炙　大黄四両　去皮　清酒洗
右三味，以水三升，煮取一升，去滓，内芒消，更煮両沸，<u>頓服</u>。
(太陽病に罹ったが，表証が消失して十日余りが経過し，胃の辺りが熱くムカムカして吐きたがり，胸中は痛み，大便はかえって稀い水様便で，腹部は軽度に膨満し，気分がふさいで不愉快である。この状態が大吐や大下の処置を受けた後であれば，調胃承気湯で治療するとよい。しかしそうでないのなら調胃承気湯を用いてはいけない。もしただ吐きたがる，胸中が痛む，大便が少し稀いだけなら，これは柴胡湯証でもない。嘔吐があるということから，本証は，大吐，大下の結果生じたものだとわかる)

● **大承気湯**

(傷寒・陽明病208) 陽明病，脈遅，雖汗出不悪寒者，其身必重，短気，腹満而喘，有潮熱者，此外欲解，可攻裏也。手足濈然汗出者，此大便已硬也，大承気湯主之。若汗多，微発熱悪寒者，外未解也。其熱不潮，未可与承気湯。若腹大満不通者，可与小承気湯，微和胃気，勿令至大泄下。大承気湯。
(陽明病に罹り，脈は遅で，汗は出ているが悪寒がなければ，患者は必ず身体が重だるく感じ，息切れし，腹部は膨満して息が喘ぐようになる。そして潮熱が現れると，表証はやがて除かれることを意味し，攻下法を用いて裏証を治療してよい。手足に絶え間なく汗が出ていれば，大便はすでに硬く結している証拠で，大承気湯で治療するとよい。もし発汗がもっと多く，しかも軽度の発熱悪寒が伴っていれば，表証はまだ除かれていない。発熱があってもそれが潮熱でなければ，大承気湯を用いてはいけない。もし腹満が顕著で大便が通じていないなら，小承気湯で治療することが妥当で，少し胃気を調和するだけで十分であり，過度の瀉下は禁物である)

(傷寒・発汗吐下後病257) 陽明病，下之，心中懊憹而煩，胃中有燥屎者，可攻。腹微満，初頭硬，後必溏，不可攻之。若有燥屎者，宜大承気湯。
【大承気湯方】
大黄四両　去皮　酒洗　厚朴半斤　炙　枳実五枚　炙　芒消三合
右四味，以水一斗，先煮二味，取五升，内大黄，煮取二升，去滓。内芒消，更煮

令一沸，分温再服。得利者，止後服。
右四味，以水一斗，先煮二物，取五升，去滓。内大黄，更煮取二升，去滓。内芒消，更上微火一両沸，分温再服。得下，余勿服。
（陽明病の患者を下して治療したところ，心中がなんとも言い難いくらいモヤモヤして煩躁するようであれば，すでに胃・腸に燥屎が出来ているので，薬で攻下すればよい。もし腹部膨満が軽度で，大便の出始めは硬いが，その後は水様の下痢便であれば，攻下してはいけない。もし燥屎がある場合は，大承気湯を用いるとよい）

灰本：耕基先生，条文を見るといろいろ書いてありますが，重要なポイントは何でしょうか？

耕基：確かにいろいろな症状が載っていますが，虚心坦懐に便の性状に的を絞ると調胃承気湯は大便がかえって軟らかい（大便反溏），大承気湯は大便がすでに硬い，わずかに硬い（大便已硬，大便微硬）と書いてありますから，この患者では胃部症状が出始めた頃から大便は軟便になっているので，調胃承気湯がピッタリ合います。

灰本：調胃承気湯は「大便反溏」とあるように，便が詰まっているのにかえって軟便（溏）か下痢になっていると書いてあります。調胃承気湯は便が硬くても使えなくはないが，基本的にはドロドロの便が詰まっている状態，江部先生流に言うと「似痰非痰」に使用する処方です。この患者でも胃痛が悪化する12月の少し前から軟便になっています。

加藤君，『傷寒論』に載っている調胃承気湯の条文をかいつまんで説明して。

加藤：はい，発汗吐下後病247条にある「心下温温欲吐」は胃の辺りが熱くて吐きたくなる，「而胸中痛」は胃液が上に上がって（逆流性食道炎に近い）痛む，だけど「大便反溏」とあり便はドロドロの状態で「腹微満，鬱鬱微煩」，腹がやや張って，モヤモヤして吐きたくなる，「先此時極吐下者」，その症状が極まって下剤や催吐剤を使わなくても吐いたり下したりするときに使うのが，調胃承気湯になります（**図10-①** p.212）。

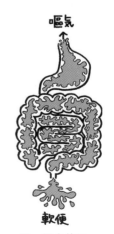

胃〜腸全体にドロドロの熱いマグマが充満

また、太陽病中篇の70条に「実也，当和胃気」とあるように，病態は胃にドロドロの便が溜まっているので実証です。それを下に落とす，つまり便として出すことによって胃や上腹部の症状を取るのが調胃承気湯です。

「調胃」の意味と臨床の目

灰本：この患者にピッタリ合いそうですね。「承気」というのは漢和辞典で調べてみると「下剤」という意味ではなく，下から上に気が上がってくることを「承気」と表現します。草かんむりの付いた「蒸気」も同じ意味です。

ここで重要なのは大承気湯が「調胃」ではないということです。「調胃」とわざわざ付けるのは，それが「胃の症状を取り去る」から付けているわけです。だから調胃承気湯は便秘の症状を取るのが目的ではなく，胃の不調を取り去る目的で開発された処方だということです。

実際にこの症例には調胃承気湯（ツムラ，2.5g/回）を便が出るまで連続して飲んでもらい，2日ほどで良くなっています。大黄は下剤として使っているのではなく胃のドロドロした熱い似痰非痰を小腸に落とす役割です。ドロドロ熱を冷ますのは芒硝の役割です。

最後に灰本クリニックでの調胃承気湯の服薬指導をどのように行っているかを説明してください。加藤君。

加藤：はい，まず麻痺性イレウスのような急性疾患の場合，エキス剤1包を便が出てスッキリするまで2時間ごとに6～7回服用していただき，泥状便が出始めたら服用を中止するように指導しています。ほぼ『傷寒論』の原典に近い服薬方法です。

便秘が原因で腹満や腹痛，胃のムカつきなどが慢性的に続いている場合は個人差がありますが，1日に1～3回/日，1回1包2.5gを服用してひどい下痢にならない程度に使用するように指導しています。

灰本：急性疾患の場合は，しっかり溜まっているドロドロ便を出さないといつまで経っても良くなりませんので，このようなやや過激な指導になります。でも，大承気湯でもよいような気がしますが，それはどうですか？

加藤：大承気湯も使えなくはありませんが，この処方は原典によると定期処方と

して1日数回飲みます。基本的にコロコロ便（燥屎）に使います。

　それに対して調胃承気湯は頓用で便が出るまで飲み続けますので，結果として大黄や芒硝の量は多くなります。それに，1回に含まれる芒硝の量は調胃承気湯のほうが大承気湯より多いので，ドロドロ便の熱を取り去る効果も優れています。

松岡：一般の漢方便秘薬には大黄甘草湯や麻子仁丸がありますが，それと調胃承気湯はどう違うのでしょうか？

灰本：それらの処方と調胃承気湯は病態がかなり違っています。ドロドロの熱い便を排出するには「芒硝」が大切です。大黄甘草湯や麻子仁丸には熱を取る芒硝は入っていません。ドロドロの熱い便（似痰非痰）に対し芒硝でその熱を冷ましながら排出するということです（図10-②p.213）。この違いが重要です。

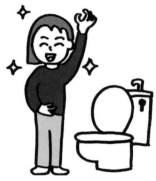

ドロドロ便を出してスッキリ

　日本で最も多い症状の1つである胃痛・上腹部痛の患者で，熱いドロドロした液状成分が胃に溜まっている，それが胃から小腸へ出ると楽になるというキーワードと病態を知っていれば自信を持って調胃承気湯を使うことができます。逆流性食道炎の一部にも応用できます。

　灰本クリニックでは常時100〜150人が調胃承気湯を服薬しています。多くの先生方に経方医学的な病態を知ってもらって，もっと使って欲しい処方です。

　それでは今日はこれで終わりにしましょう。

第 10 章　実体験！　調胃承気湯の真髄

症例検討会⑫

灰本ポイント　　調胃承気湯（図 10-①，②）

❶心下，胃，小腸に熱いマグマが大量に溜まる（似痰非痰）。吐き出せない，便にも出せない。
❷胃痛，嘔気，熱い胃液が食道に逆流，便は出ないか，少量の泥状便。
❸腹力が落ちた高齢者のさまざまな胃症状。排便で胃や小腸の痛みが楽になるのが特徴。
❹大黄は胃と小腸の蠕動を亢進，熱いマグマを胃から小腸へ落とす。芒硝はマグマの熱を取る。

大黄

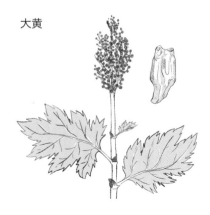

第11章

胃気を守る　人参湯

わかりません経方医学 基礎解説 ⑬

1　人参湯の一般的な知識

　人参湯は『金匱要略』に記載された処方名ですが，『傷寒論』では理中丸という処方名を使っています。人参・乾姜・白朮・炙甘草，たった4味の組み合わせからなり，単純な処方です。わかりやすく言えばお腹を温めて下痢や胃痛・腹痛を止める薬です。「理」とは「筋目を通す」というのがもともとの意味で，「中」とは中焦（上腹部の意味です），つまり腹部の筋目を通す薬という命名です。

　胃も小腸も腎も冷えきって発症する下痢（中医学の脾腎陽虚）にきわめて有効で，特徴的なのは夜中の下痢，早朝起床直後にトイレに直行する下痢で，これらを五更泄瀉と言います。五更泄瀉は人参湯の必要十分条件で有効率は9割に達します。

　なぜ，夜明け（五更）に下痢が起こるのか，そこに秘密がありそうなので，まずそこから考えてみましょう。

2　経方医学には2種類の人参湯がある

1 前通の衛気を補い，走らせる

　基礎解説①，②で解説したように，経方医学では前通の衛気は体幹の腹側，上肢の内側を手掌まで，下肢の腹側と内側を足底まで走ります。前通の衛気が不足すれば，この領域に冷えが起こります。人参湯に含まれる乾姜は胃気を前通領域に走らせてこの領域を温めることができます。

2 夜明けに下痢などいろいろな症状が発症する仕組み

　もう1つの人参湯は胃と小腸の寒飲(かんいん)の治療です。寒飲とは冷えと病的な飲が結合した病態です。胃や小腸が冷えて、飲が溜まると胸～胃～小腸のいろいろな症状が発生します。前胸部不快感、胃痛、嘔気、下痢、下腹部痛などです（**図11-①**）。

　ここで疑問なのは、単に冷えて胃痛や下痢が起こるというなら、わざわざ夜明けや夜中に起こらなくてもよいのではないでしょうか。五更とは夜明けのことです。昼間に臓腑や外殻に出ていた気が就寝前に胸に戻ってくることによって円滑に眠りにつけます。胃から気が全身に向かって出始める時間帯が五更（午前4～5時頃）です。出始めた胃気が寒飲の存在によって暴発すれば、胃痛が発症し、暴発した胃気が上に向かえば嘔気、嘔吐や胸部不快感、下に向かえば下痢や下腹部痛は必至となります（**図11-①**）。

　夜明けに胃気が出始めたとき、いきなり暴発するのが五更泄瀉の仕組みです。

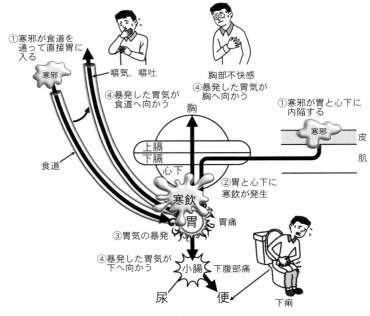

図11-①　人参湯の病態と症状

3 寒飲が胃に発生するワケ

　寒飲が胃に発生しやすいのはなぜでしょうか。胃には常に食事や飲料が入ってきます。飲料はもちろん食事にも大量の水分が含まれるので，胃はいつも大量の陰液を処理しています。長い人生では食べ過ぎ，飲み過ぎ，疲れ，ストレスなどで胃の働きが落ちる場合も多々あって（胃の気虚），そういう場合，胃は陰液を十分に処理できなくなり胃に飲が発生します。

　もう1つの理由は，夏でも冬でも冷たい飲料やアイスクリーム，シェイク，ソフトクリームなど冷たいものが簡単に食べられる現代の環境では，寒邪はいつも口から胃に侵入しています。その寒邪は胃の飲と容易に結合して寒飲となるでしょう（**図11-①**）。

　ところで，冬でも冷たいものを食べられる，おそらくそのような人には胃の陰虚や気陰両虚に伴って胃に虚熱（陰虚内熱）が存在しています。つまり，胃陰虚＋陰虚内熱＋寒飲という複雑な病態が出来上がっている人も多いと思います。

　一方，クーラーや冬の寒さ，つまり寒邪は常に人体を狙っており，体内に入ろうとします。寒邪は肌から内陥して心下に到達して心下痞を発症させます。こんなとき半夏瀉心湯の適応になるのはすでに**基礎解説⑪**で学習しました（**図9-①** p.197）。

　心下に内陥した寒邪が強ければ容易に胃へ伝搬するでしょう。寒邪が強くなくても，もともとの体質に胃気虚や陽虚があれば容易に胃に伝搬するでしょう（**図11-①**）。

　寒邪が肌から入ってきて胃に伝搬すると胃に寒飲が生じます。この場合，胃寒実証と呼びます。一方，胃の気虚（時に気陰両虚）を背景にして胃に寒飲が自然に生じたときは胃虚寒証（中医学の陽虚）と呼びます。呉茱萸湯が胃実寒証，人参湯が胃虚寒証，そのように使い分けるのが経方医学です。

3　人参湯に含まれる生薬の役割

　人参湯には人参，乾姜，白朮，炙甘草の4つの生薬が含まれています。乾姜は胃を温め，胃や心下の冷えと飲をさばき，白朮は心下，胃，小腸の飲を尿に排出する役割があります（**図11-②**）。

第 11 章　胃気を守る　人参湯

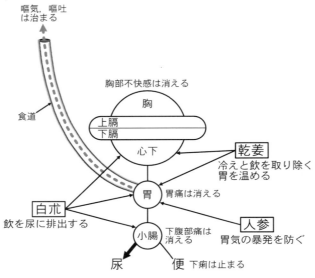

図 11-②　人参湯の生薬とその作用点

　心下や胃の寒飲にはこの 2 つの生薬だけで十分ではないか？　問題はいったい人参にはどんな役割があるのか？　そんな疑問が湧いてきます。
　中医学では胃気を補うとされますが，江部先生はそうではなく胃気の暴発を防ぐ役割が中心だと考えていました。いわゆる守胃です。胃気は上にも下にも外にも暴発しますから，はなはだ多彩で複雑な症状が出現します。私たちは目くらましにだまされたような感覚に陥ります。夜明けの下痢，五更泄瀉も胃気の下方向への暴発によって起こります。ですから，人参によってまず胃気の暴発をきっちり守ることが先決となります。そして，乾姜で心下，胃の寒飲を取り去り，白朮で飲を尿に流し去る，そのような 3 つの生薬の単純な組み合わせとそれらの連携がこの処方のすごいところなのです（図 11-②）。

4　人参湯の原典には何が書いてある？

　『傷寒論』の原典は漢文と同じです。漢文をのっけから食わず嫌いの読者も多いのですが，ここは虚心坦懐に下線の漢字だけ拾い読みしてください。しょせん

常用漢字ですから見るだけでもなんとなく意味は通じます。それで十分です。単語の意味を知らないとアウトの英語とはまったく違います。たとえば「了」の意味がわからないなら，漢和辞典で調べればすぐに条文のいわんとするところがわかります。

(傷寒・霍乱病386) 霍乱，頭痛，発熱，身疼痛，熱多欲飲水者，五苓散主之。<u>寒多不用水者，理中丸主之</u>。
【理中丸方】人参　乾姜　甘草炙　白朮各三両.
上四味，搗篩，蜜和為丸，如鶏子黄許大。以沸湯数合，和一丸，研砕，温服之，日三四，夜二服。腹中未熱，益至三四丸，然不及湯。湯法：以四物依両数切，用水八升，煮取三升，去滓，温服一升，日三服。
(霍乱の病に罹り，頭痛発熱して，身体が痛み，熱が多くて水を飲みたがる場合は五苓散で治療する。寒気が強くて水を飲みたがらない場合は理中丸で治療する)

①若臍上築者，腎気動也，去朮加桂四両；<u>A 吐多者，去朮加生姜三両</u>；下多者還用朮；<u>B 悸者，加茯苓二両</u>；<u>C 渇欲得水者，加朮</u>，足前成四両半；<u>D 腹中痛者，加人参</u>，足前成四両半；<u>E 寒者，加乾姜</u>，足前成四両半；<u>F 腹満者，去朮，加附子一枚</u>。服湯後，<u>如食頃，飲熱粥一升許</u>，微自温，勿発掲衣被。
(もし臍上が跳動するなら，腎気が動いているからで，朮を除き，桂枝四両を加える。頻繁に嘔吐する場合は朮を除き，生姜三両を加える。よく下痢するなら元の朮の入った処方に戻す。動悸する場合は，茯苓二両を加える。口渇して水を飲みたがる場合は，朮をさらに追加し合計四両半にする。腹が痛む場合は，人参を追加し合計四両半にする。寒がる場合は乾姜を追加し合計四両半にする。腹満する場合は，朮を除き，附子一枚加える。湯薬を服用して，1回の食事を終えるくらいの時間が経過したら，熱い粥を一升ほど飲むと，自然に身体が温まってくるので，衣服をはだけたりまくったりして身体を冷やしてはならない)

② (傷寒・陰陽易差後労復病396) <u>大病差後，喜唾，久不了了，胸上有寒，当以丸薬温之，宜理中丸</u>。
(大病が治癒した後，しばしば泡唾を吐きだし，これが長期にわたってなかなか止まらないのは，胸に寒飲があるからで，温性の丸薬で治療しなければならず，それには理中丸が適している)

第 11 章　胃気を守る　人参湯

③（金匱・胸痺心痛短気病第九 5）胸痺心中痞，留気結在胸，胸満，脇下逆搶心，枳実薤白桂枝湯主之；人参湯亦主之。
(胸痺が原因で心中（胸部）が痞えた感じがするのは，胸の気の流れが滞り留まっているからで，胸満や脇下部から心窩部に向かって槍で刺されたと感じるくらいの不快感が生じる。突然発症した場合には枳実薤白桂枝湯で治療する。また以前より症状がある場合には人参湯で治療する)

　霍乱(かくらん)とは口から寒邪が入ってきて発症する急性の胃腸症状の総称です。人参湯はこの病態に使われています。条文を久しぶりに読んでみると，人参湯を飲んだ後に熱いお粥を食べるように書いてあることに気づきました（①の二重下線：服湯後，如食頃，飲熱粥一升許）。実際に書いてある通りにすると効果は倍増します。
　大病が治ってきたときに胸に冷えがあると唾液が止まらないものや（②の下線），胸痺(きょうひ)（強い胸痛や胸部不快感）があって脇から槍で突かれたような強い痛み（③の下線）にも使っています。
　さらに私が興味をそそられたのは波下線の文章です。①の文章の A 波下線：嘔吐があれば白朮を除いて生姜を加えよ。B 波下線：動悸があれば白朮を除いて茯苓を加えよ。C 波下線：口渇で水を飲むなら白朮を加えよ。D 波下線：腹痛なら人参を増やせ。E 波下線：寒（冷え）があるなら乾姜を加えよ。F 波下線：腹満があれば白朮を除いて附子を加えよ。
　古代の漢方医がそれぞれの生薬をどう使い分けているか，手に取るように理解できます。『傷寒論』や『金匱要略』の処方は古代の漢方医が考え抜いて出来上がっており，1 つひとつの生薬とその組み合わせには必ず意味があることを教えてくれています。

5　臨床の目

1 古典的な人参湯の症状

　『傷寒論』『金匱要略』に載っている人参湯の症状は，頭痛，発熱，体の痛み，冷たい水を飲みたくないときの胃・腸の症状，胸に冷えがあって大病後の唾液が多い，胸の不快感で脇から心に槍で突かれたような痛み，です。

2 現在の臨床では

　冷たいものは絶対に飲まない，飲むと腹部症状（胃痛，嘔気，下痢，下腹部痛）が出現する，夜明けや起床直後にトイレに直行する下痢，プロトンポンプ阻害薬（PPI）がなかった時代の胃潰瘍の胃痛など，冷えて起こる胃腸症状に抜群によく効きます。これらの症状には有効率は7割を超えます。五更泄瀉には9割が効きます。

　外科の先生は胃がん・大腸がん術後は自動的に大建中湯（だいけんちゅうとう）を処方していますが，それは間違いです。当院では大腸がん術後患者を大学病院のある大腸がん外科医と併診している場合が多いのですが，術後の下痢に私が人参湯を使って下痢を止めているのを横目で見て，その先生は大建中湯でなくてもよく効くのに驚いていました。冷えて起こる術後イレウスなら大建中湯でもよいのですが，下痢や腹痛なら人参湯のほうが圧倒的に効くことを知っておいてください。

　腹部手術後は強い気虚によってしばしば腹部は冷えています。人参湯はそのような術後患者はもちろん，腹部が冷えている患者全般の腹痛や下痢，それ以外でもたとえば冷えと関連した胸痛，唾が多い，頭痛，前通領域の冷えに応用できます。

（灰本　元）

症例検討会 ⑬　大腸がん術後の下痢

患者：40代，女性，臨床心理士。
基礎疾患：横行結腸がん手術（Stage 2A）
現病歴：X年11月に赤色便で初診，大腸カメラで横行結腸に進行大腸がんと診断された。翌月，大学病院で切除術を受け，抗がん剤の適応にならなかった。術後に体重が47kgから42kgまで減少した。体重減少に対してスルピリドの服薬を継続した。
　X＋2年4月の定期受診日の際に術後から続く1日1〜6回の慢性下痢を訴えた。
身体所見：血圧98/68 mmHg，脈拍90/分，身長165 cm，体重47.8 kg，BMI 17.6。
漢方問診：クヨクヨしやすい性格，イライラはない，落ち込みやすい，手術前から血圧が低く立ちくらみがある，ほてりはない，口渇・頭痛・めまいなどはない，以前は冷たいものが嫌いではなかったが，術後は嫌いになった，咳や痰は出ない，もともと食事量は少ない，術後に食欲は低下，食後30分に下腹部満が出現して下痢になる，下痢は1日に1〜6回で脂っこいものを食べたとき，クーラーなどで冷えたときや夜明けにも発症（術前にはなかった），手足の先端が冷える，夜間尿はない，排尿回数は多くない，下肢の浮腫はない，術後に閉経。
脈診：右の寸・関・尺は浮，軟，按じて弱，左の寸・関・尺は沈，軟，無力。
舌診：淡紅，薄白苔，乾燥なし。
腹診：心下と胸脇内側：H（2＋），T（1＋），振水音あり。
治療経過：エキス剤Aを投薬すると下痢は止まり，軟便が1日〜隔日1回へ激減した。

症例検討会⑬

脈証と症状から病態を考える

灰本（院長）：それでは今回の症例を議論していきましょう。この患者の主訴は術後に発症した慢性的な下痢です。大腸がん術後には比較的よく見かける症状です。

　まず，脈診から見ていきましょう。では毎回，脈診を答えてもらっている鈴村さん。

鈴村（中堅薬剤師，漢方初心者）：気虚のように思います。

灰本：どんな脈を気虚と思ったの？

鈴村：弱脈や無力とあるし，下痢を主訴としているので。

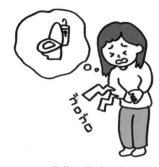

術後に発症した
慢性的な下痢

灰本：下痢は気虚だけが原因ではないけれども，これだけ脈が弱くて無力だと気虚はあるね。じゃ，軟脈は何を表している？

鈴村：軟脈は気虚か湿があるときと習いました。

灰本：おっ，ちゃんと覚えていたね。では，症状から気虚を疑わせるのはどこだろう？

鈴村：下痢と BMI が 17.6 の痩せ型であることなどが気虚と思います。

灰本：体重がもともと少ないのも気虚といえそうですが，この患者は術後の2年間に体重も食欲も落ちているからねー，気虚は間違いないね。

鈴村：そうですね，全体的にいろいろ足りてなさそうです。

灰本：いろいろとは具体的に言うと？

鈴村：陰虚とか……。

灰本：陰虚を表す症状はある？

鈴村：う〜ん，ほてりも口渇もないしなぁ。う〜ん，やっぱり気虚メインで！

灰本：他に付け加えることは何かありますか？　北澤君。

北澤（ベテラン薬剤師，漢方初心者）：そうですね，低血圧というのは気虚に該当しそうですが。

灰本：そう，気虚だと低血圧になりやすいね。もっと他に特徴的なことが書いて

237

あるけど？
北澤：あとは食後の下痢とか脂っこいものを食べたときやクーラーなどで冷えたとき，それに夜明けに下痢が発症するとか。
灰本：どれが一番重要だと思う？
北澤：そうですね，クーラーで冷えたときと夜明けに下痢になるだと思います。
灰本：そうだよ，これは気虚でいいのかな？
北澤：どうでしょう？
加藤（薬局長）：まぁ，気虚は確かにありますが，それプラス温める力が不足しているので陽虚と診断してもよいと思います。
灰本：この人は冷えているのは間違いない。陽虚にもレベルがあって，たとえばクーラーで冷えて発症するのと，クーラーがなくても冷えて発症するのとではそのレベルが違うね。それに夜明けの下痢は決定的に陽虚だね。

気虚の下痢か，陽虚の下痢か

灰本：この人の下痢に関して，薬局の聞き取りで何か特徴的なことは言っていなかった？
加藤：薬局の聞き取りでは，冷たいものを飲むと途端に下痢になるとは言っているので冷えはあります。でも，時間的なことは何も言っていなかったです。五更泄瀉のような朝方の下痢などは何も話されていないです。
灰本：そうですか。カルテには夜明けに下痢すると記載がありました。毎日ではないのかもしれない。下痢の問診では下痢になる時間帯の把握はとても重要なんですが，松岡君，どうして時間帯の把握が大切なのかな？
松岡（中堅薬剤師，漢方初心者）：夜明けの下痢を五更泄瀉と言います。明け方や朝起きてすぐの排便が下痢であったり，夜中に腹痛や便意で目が覚めてトイレに行くと必ず下痢になるという特徴的な症状だから，時間の把握が大切だと習いました。
灰本：じゃ，五更泄瀉が見られるとどのような診断になりますか？
松岡：診断……。
灰本：そう診断，これはめっちゃ重要なんだけど。

耕基先生どうですか？

耕基（中堅内科医，漢方初心者）：診断としては胃と小腸に気虚があるとかでしょうか？

灰本：ちょっと違うかな。鈴村さんどう？

鈴村：処方じゃなくて診断ですか？

灰本：そう，処方するためにはきちんと診断してはじめて処方を決められるのだから，どう診断したかが大切なんです。

鈴村：……。

灰本：じゃ，松岡君。

松岡：五更泄瀉があれば，お腹が冷えている，陽虚かなー。

灰本：その通り。加藤君，この患者は気虚か陽虚か，どっちだと思う？

加藤：そうですね，陽虚だとしたらもう少し冷えの症状が強かったり，自覚的な冷えがありそうなのですが。一応手足の先端が冷えるとはありますが，これは女性の多くが訴えるのであてになりません。陽虚の患者は夏でもカーディガンを羽織ってくるイメージがあるのでちょっと違うかなと思います。

灰本：夏でもカーディガンはすごい陽虚だよ。この患者は普段どんな格好で薬局に来ていますか？

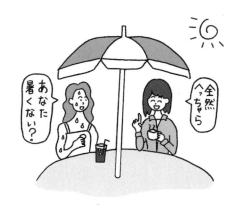

陽虚の患者は夏でも
カーディガンを羽織っている

加藤：季節に合わせた格好で来局されますよ。

灰本：そうですか。普通の格好だけどクーラーで下痢とか夜明けの下痢は陽虚で間違いないよ。

それではここまでこの症例をまとめてみましょう。北澤君。

北澤：はい，低血圧，痩せ，食欲はなかったので，もともと気虚があって開腹手術後に食欲がさらに落ちて体重も減り脈も弱いので気虚が悪化して下痢となった。そしてクーラーと冷たいものを飲んだり，夜明けにも下痢が悪化するので気虚から少し進んで軽い陽虚といったほうがよいと思います。

第 11 章　胃気を守る　人参湯

経方医学では下痢をどのように鑑別するか

灰本：その通りです。よくまとまっています。では気虚，陽虚以外に下痢の鑑別診断はありますか？　北澤君。

加藤：湿熱で下痢になりますが，この方には湿熱はないと思います。あとは猪苓湯（ちょれいとう）を処方するような気陰両虚の下痢でしょうか。

灰本：まぁ，湿熱はないね。漢方問診からもまったくそれを疑うものはないから。術後だし，痩せているし，冷えはあっても熱はまったくないし。気陰両虚は下痢の原因でもあり得るし，長く下痢が続いた結果としても十分考えられるね。猪苓湯はまた後で検討しましょう。

　その他に下痢の鑑別診断はあるかな，耕基先生。

耕基：ストレスによる下痢はあると思います。

灰本：漢方用語ではそんな下痢を何と言いますか？

耕基：……。

灰本：みなさん，経方医学はちょっとわかってきているけど，中医学用語をほとんど知らないねー。加藤君，どうですか？

加藤：肝鬱（かんうつ）です。

灰本：そうですね。中医学の教科書には下痢の鑑別に必ず肝鬱が書いてはありますが，肝鬱だけで年余にわたって慢性的に長く続く下痢の患者はまずいないね。気虚や陽虚が必ずあります。肝鬱だけなら下痢より腹痛が中心だね。

　そうすると今回の症例の下痢は，気虚によるもの，陽虚によるもの，気陰両虚によるものの3つになりそうだね。耕基先生，それぞれ処方は何があるでしょうか？

耕基：気虚なら四君子湯（しくんしとう）か啓脾湯（けいひとう）で，陽虚なら人参湯（にんじんとう）です。

灰本：もう1つ処方があるんだが，鈴村さん。

鈴村：五更泄瀉（ごこうせきしゃ）に真武湯（しんぶとう）！

灰本：そう，よくできました。この患者は五更泄瀉があるから人参湯だけでなく真武湯も有力な候補に挙がります。ところで気陰両虚の下痢ならどんな処方になる？耕基先生。

耕基：さっき加藤先生が言った猪苓湯です。

灰本：加藤君，ちょっと横道にそれるけど，猪苓湯を簡単に解説してみて。

加藤：猪苓湯は祛湿薬（猪苓・茯苓・沢瀉・滑石）が中心ですが，特徴は1つだけ強力な滋陰薬の阿膠が入っていることです。

　条文は『傷寒論』『金匱要略』に3つあって，そのうち少陰病の条文に下痢があります。

(傷寒・少陰病319) 少陰病，下利六七日，咳而嘔渇，心煩不得眠者，猪苓湯主之。
【猪苓湯方】猪苓（去皮）　茯苓　沢瀉　阿膠　滑石（砕）各一両
上五味，以水四升，先煮四物，取二升，去滓，内阿膠烊尽。温服七合，日三服。
(少陰病に罹り，下痢になってから六，七日が経ち，咳嗽，嘔吐，口渇があり，イライラして安眠できない場合は，猪苓湯で治療する)

灰本：そう，意外にも猪苓湯は下痢に使うんですよ。泌尿器の症状に使うと思っているかもしれないけど，『傷寒論』では本来，下痢に使っているんですよ。他に気になる処方はありますか？
耕基：少し気になるのは振水音があるというところです。茯苓飲のような祛湿も入った処方のほうがいいかなと思うのですが。
灰本：なるほど，振水音ですか。茯苓飲は膈やその上の胸の飲に使うけど下痢には使わないねー。
　それじゃ，胃に振水音があるときの下痢にはどんな処方がよいでしょうか？加藤君。
加藤：胃苓湯，四君子湯，人参湯でしょうか。胃苓湯は五苓散と平胃散を合わせた処方で胃の飲（水）を取るにはよい処方ですが，温める力はありません。四君子湯も同じように温める力はありません。この患者には温める力が必要なので乾姜が入っている人参湯がよいと思います。

人参湯と真武湯の違い

灰本：人参湯の処方構成は？　鈴村さん。
鈴村：（教科書を見ながら）はい，人参，乾姜，白朮，炙甘草です。
灰本：人参湯には白朮も乾姜も入っているので，振水音にも十分対応できます。

第 11 章　胃気を守る　人参湯

先ほどちょっと出た真武湯はどうしょうか？　加藤君。
加藤：真武湯は桂枝去桂加茯苓白朮湯に附子を加えた処方ですから，芍薬，茯苓，白朮，附子，生姜，大棗，炙甘草です。『傷寒論』に2つの条文があります。

(傷寒・太陽病中82) 太陽病発汗，汗出不解，其人仍発熱，心下悸，頭眩，身瞤動，振振欲擗地者，真武湯主之。
(太陽病のため発汗法を行なったら，汗は出たが，患者は依然として発熱し，また心下部に動悸を感じ，頭はめまいがして，全身の筋肉が跳動し，身体が揺れ動いて立っておられず，地面に倒れそうになった者は，真武湯で治療する)

(傷寒・少陰病316) 少陰病，二三日不已，至四五日，腹痛，小便不利，四肢沈重疼痛，自下利者，此為有水気。其人或咳，或小便利，或下利，或嘔者，真武湯主之。
【真武湯方】茯苓　芍薬　生姜各三両　切　白朮二両　附子一枚　炮　去皮　破八片
上五味，以水八升，煮取三升，去滓，温服七合，日三服。
(少陰病に罹り，二,三日で治癒せず，四,五日になった頃，腹痛，小便が出にくい，四肢が重だるくて痛む，下痢などの症状が現れたなら，これは陽虚によって水気が出来たためである。患者に，あるいは咳嗽，あるいは小便がよく出る，あるいは下痢，あるいは嘔吐するなどの症状がある場合は，真武湯で治療する)

条文を虚心坦懐に読むと，動悸，めまい，四肢の痺れ痛み，下痢などに使っていますが，下痢よりも他の症状が中心のように思います。
灰本：茯苓，白朮が入っているので胃や小腸の飲は取れると思うけど，芍薬が入っているから胃気が下に落ちるし，多少冷やすから下痢が悪化する可能性もあるねー。芍薬は皮・肌の水を心下へ還流させるために必要だけど，患者に浮腫(肌水)はないから真武湯より人参湯のほうが無難だね。

耕基先生，灰本クリニックではお腹が冷えた下痢や夜明けの下痢の患者さんに人参湯と真武湯はどっちが人気ですか？
耕基：真武湯もまあまあですが，比較すると，圧倒的に人参湯ですね。
灰本：そうですね，夜明けの下痢に真武湯は少しずれるね。真武湯は心下に飲があり，それにより浮腫やめまいといった水に関連する多彩な症状に使う処方です。有名な処方だけどなまじ手を出してもズバっと効く印象はないね。でも，的確に

症例を選べれば結果は違ってきます。真武湯は「わかってきたかも経方医学」で症例検討します。

加藤：確かに動悸，めまい，四肢の痺れ痛みに真武湯だけで良くなったという症例は少ないように思います。

灰本：実際この症例には気虚に冷えを合併しているので軽〜中くらいの陽虚と考えて人参湯エキス（クラシエ，6.0g／日分2）を処方しました。劇的に効いて下痢は消えました。手術してくれた大学病院の先生がびっくりするほどです。

　しかし，今考えると冷えは強くないし，大腸がん術後にかなり痩せた体重が戻ってきたばかりのときなので気陰両虚の下痢も合併していたと思うね。だから猪苓湯も併用したほうがよかったと思うね。

臨床の目

灰本：それでは最後に人参湯の条文を見てみましょう。

(傷寒・霍乱病386) 霍乱，頭痛，発熱，身疼痛，<u>熱多欲飲水者，五苓散主之。寒多不用水者，理中丸主之</u>。
【理中丸方】人参　乾姜　甘草（炙）　白朮各三両。
上四味，搗篩，蜜和為丸，如鶏子黄許大。以沸湯数合，和一丸，研砕，温服之，日三四，夜二服。腹中未熱，益至三四丸，然不及湯。湯法（人参湯）：以四物依両数切，用水八升，煮取三升，去滓，温服一升，日三服。
(霍乱病に罹り，頭痛，発熱して，身体が痛み，熱が多くて水を飲みたがる場合は，五苓散で治療する。寒気が強く水を飲みたがらない場合は，理中丸〈人参湯〉で治療する)

　以上のように『傷寒論』の霍乱病(かくらんびょう)に使っています。霍乱病とは急性の嘔吐，下痢です。邪が皮・肌からではなく口から入ってくるのが特徴で，よく「鬼の霍乱」と言いますよね，あの霍乱です。熱が多いときは五苓散，寒が多いときは人参湯と書いてあります。人参湯は中医学的には陽虚の代表処方です。経方医学では人参で胃気の暴発を守り，白朮で飲（水）を取り，そして乾姜で温める，たった4つの薬味なのに必要にして十分です（図11-① p.230，② p.232）。

第 11 章　胃気を守る　人参湯

北澤：人参湯で血圧が上がる患者をときどき見かけるのですが，この患者の血圧は上がりましたか？
灰本：人参湯を飲む前の収縮期外来血圧は 90 〜 100mmHg でしたが，飲み始めた後は 100 〜 110mmHg で 100 以下はなくなりました。上がっていると思います。
松岡：症例検討会②で，前通の衛気不足による前胸部の冷えにも人参湯を使っていましたが，それ以外でどんな症状に効くんでしょうか？
灰本：冷えて起こる上腹部や下腹部の痛みにはよく効くよ。30 年前，シメチジンやファモチジンしかなかった時代，胃潰瘍の痛みが薬でコントロールできなかった患者も多くいて，人参湯にはずいぶんお世話になりました。急性期の胃潰瘍で痛がっている患者のほとんどは冷たいものを飲むと悪化しましたから。

人参湯の服用で血圧が上がる

　今日は大腸がん術後の冷えて起こる下痢に人参湯を検討しました。人参の効果は単純に胃気を補うとはいえないように思います。胃腸が冷えて胃気が下向きに暴発して下痢や腹痛を起こしているので，その胃気の暴発を守るための人参だと考えられます（図 11-①，②）。

　胃気の暴発については「超えていけ経方医学」の症例検討会で詳しく議論しましょう。今日はこれで終了です。皆さんの経方医学がだんだん深まって，サクサクと答えられるようになったので心地よい症例検討会となりました。

症例検討会⑬

灰本ポイント　人参湯（図 11-①，②）

❶冷たいものが嫌い，冷たいものを飲むと胃痛，腹痛や下痢，夜中や夜明けの下痢。
❷胃が冷えたことによって胃気が暴発，胃気が下に向かい腹痛と下痢。
❸胃気が上に向かうと胸部不快感，嘔気や嘔吐。
❹人参で守胃，乾姜で胃・小腸を温め，白朮で胃と小腸の飲を尿へ流す。

第12章

脱水が起こす胃症状　白虎加人参湯

わかりません経方医学 基礎解説 ⑭

1　使い方がわかりにくいこの処方，こんなとき原典に戻る

　白虎加人参湯はどんなときに使うか，わかりにくい処方です。こんなとき原典に戻ると正しい使い方が理解できます。

　胃の気と陰の両方が不足した病態を胃の気陰両虚と言います。この病態は慢性疾患でも急性疾患でも患者が多いので，ぜひとも理解しておきましょう。

　経方医学で胃の気陰両虚に使えるエキス剤は麦門冬湯と白虎加人参湯ですが，この2処方は『傷寒論』や『金匱要略』の書かれた本来の病態や使い方を理解していない医師が多いのです。麦門冬湯で生薬が6種類，白虎加人参湯で7種類含まれています。『傷寒論』や『金匱要略』にはおよそ100種類の生薬が登場しますので，100から6種類の生薬を選び出すのは $_{100}C_6$ の組み合わせ，つまり天文学的数字となります。『傷寒論』『金匱要略』の処方の生薬構成は偶然であるはずがありません。

　古代の漢方医が考え抜いて選んで組み合わせているのです。まず，彼らがどのような患者に使ったのか，どのような理論で使ったのかをしっかり理解しましょう。

2　胃の気陰両虚が発生する病態

　急性の発熱性疾患，細菌感染症，がん手術直後，初回の抗がん剤後，人工心肺を使った心臓外科手術後，糖尿病の急性増悪など体重が3～5kg以上も減れば必ずと言ってよいほど急性の胃の気陰両虚が発症します。

　慢性疾患では心不全，慢性呼吸器疾患，担がん患者，もともと痩せた患者，高

齢になって体重が減ってきた患者では，背景に胃や腎の気陰両虚があると考えてよいでしょう．このような患者が胃の不定愁訴を訴えたら常に胃の気陰両虚を念頭に入れておきましょう．

　胃気が不足すれば元気がない，食欲がない，前通領域の衛気不足（足底などが冷える），肺や心へ向かう気や脈外の気も不足するのでいろいろな症状が発症します．胃陰が不足すると胃に内熱が発症します．そうすると口渇，冷水や常温水を多く飲みたくなります．

3　飲がある場合とない場合の鑑別

　胃陰が不足して口渇があっても1日にせいぜい1L未満しか水を飲まない患者は心下に飲がある可能性が高いでしょう．そのような患者では心下に圧痛がある場合が多く，一方，口渇があって心下に飲がないなら1日2Lも飲めるでしょう．「口渇はあるが飲まない」のは心下に飲があると中医学の教科書に記載がありますが，それだけでは臨床的にどんな患者なのかいまひとつ想像できません．そこで，1日の飲水量を患者に問うてみましょう．私は500mlのボトルを診察室の机に置いて「このボトルを1日何個ほど飲んでいる？」と必ず聞いています．そうすると飲があるかどうか具体的に理解できるようになります．

　飲がある患者は，飲むと胃が重くなる，チャポチャポする，食べる量が落ちるので水分を飲みたくありません．せいぜい1日800ml,多くても1Lを超えません．そのような患者で心下の圧痛も（1＋）〜（3＋）なら飲は確実です．しかし，時には心下に抵抗や圧痛がまったくないにもかかわらず飲水量が少ない患者もいます．

4　白虎加人参湯の条文からわかる発症の仕組み

　『傷寒論』と『金匱要略』に記載された白虎加人参湯の条文を以下に列挙しました．

（傷寒・太陽病上26）服桂枝湯，大汗出後，大煩渇不解，脈洪大者，白虎加人参湯主之．

【白虎加人参湯方】知母六両　石膏一斤（砕）　甘草二両（炙）　人参二両　粳米六合．
上五味，以水一斗，煮米熟，湯成，去滓。温服一升，日三服。
（桂枝湯を服用し，大量の汗が出た後，激しい煩熱と口渇があって，脈象が洪大ならば，白虎加人参湯で治療する）

（傷寒・太陽病下 168）傷寒若吐，若下後，七八日不解，熱結在裏，表裏倶熱，時時悪風，大渇，舌上乾燥而煩，欲飲水数升者，白虎加人参湯主之。
（傷寒の病を吐かせたり，下したりしたが，七，八日経過してもまだ治癒せず，かえって熱邪が裏に凝結し，表裏ともに熱して，時々悪風があり，口渇は極めて強く，舌の表面が乾燥してイライラし，水を多量に飲みたがる場合は，白虎加人参湯で治療する）

（傷寒・太陽病下 169）傷寒無大熱，口燥渇，心煩，背微悪寒者，白虎加人参湯主之。
（傷寒の病に罹ったが顕著な発熱はなく，口の中が乾燥して口渇があり，イライラして不穏で，背中に軽い悪寒を感じる場合は，白虎加人参湯で治療する）

（傷寒・陽明病 222）若渇欲飲水，口乾舌燥者，白虎加人参湯主之。
（もし口渇があって水を飲みたがり，口の中も舌も乾燥している場合は白虎加人参湯で治療する）

（金匱・痙湿暍病第二 26）太陽中熱者，暍是也。汗出悪寒，身熱而渇，白虎加人参湯主之。
（日射病になるほどの暑さが太陽に入ること（外殻から体内に入る）を暍と言う。汗が出て悪寒し，体が熱して口渇する場合は，白虎加人参湯で治療する）

（金匱・消渇小便利淋病第十三 12）渇欲飲水，口乾舌燥者，白虎加人参湯主之。
（もし口渇があって水を飲みたがり，口の中も舌も乾燥している場合は白虎加人参湯で治療する）

　条文には発熱，大量の汗，嘔吐，下痢などがまず存在して，その結果，西洋医学的に脱水が発症，そして口渇，舌乾燥，身熱（上半身が熱い）などの症状が起

第12章　脱水が起こす胃症状　白虎加人参湯

こった場合に白虎加人参湯を処方すると書かれています。それに背部微悪寒の記載もあって、これは背景に後通の衛気不足の患者、つまり腎の気陰両虚があって、それに急性の胃の気陰両虚も加わったと考えられます。

　白虎加人参湯は基本的に急性期に使います。脱水によって胃の気陰両虚が発症して、胃気が暴発して上に向かい、心煩（胸がざわざわ）、上半身が熱い、口渇、冷たいものを飲みたい、舌乾燥などが発症します（図12-①）。私の経験では、脱水によって1週間で2kg以上の体重低下があって、同時に胃の虚熱の症状（食欲低下、嘔気、嘔吐）や上半身のほてりを訴えて来院するのが、白虎加人参湯の適応患者です。脱水を訴えてくるのではなく、胃症状を訴えているので体重の変化に気づかないと診断は難しいかもしれません（図12-①）。

　専門的になりますが、白虎加人参湯は陽明胃実熱証ではなく陽明胃虚熱証に分類されます。しかし、考え方を変えると太陽病や陽明病に分類されるべきではなく、腎陰虚を背景にして胃の気陰両虚も加わったのですから、少陰病に分類されるべきかもしれません。

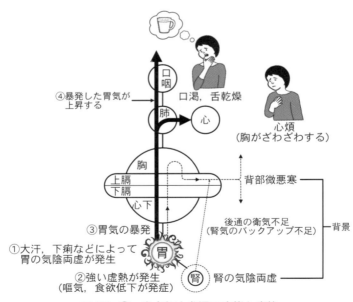

図12-①　白虎加人参湯の病態と症状

太陽病，陽明病，少陰病という経方医学の専門用語は，寒邪が皮・肌から臓腑に侵入し，伝搬していく，そのいろいろな段階を示す用語です。寒邪が皮・肌に存在する段階は太陽病，胃に伝搬すると陽明病，腎に伝搬すると少陰病と定義します。寒邪の伝搬は「わかってきたかも経方医学」や「超えていけ経方医学」で詳しく説明します。

　ちなみに，陽明胃実熱証は調胃承気湯や大承気湯の適応となり，これについてはすでに**基礎解説⑫**と**症例検討会⑫**で学習しました。

5　白虎加人参湯の生薬構成と人参の意義

　白虎加人参湯は胃の陰を補う知母，胃の虚熱を取る石膏，食べものそのものの粳米（餅米のこと），胃の調整薬の甘草，それに守胃の人参を組み合わせた単純な構成となっています。石膏の存在は虚熱といえども熱は強いことを示しています。そのような強い胃熱はもはや胃気暴発と言い換えられるので，守胃の人参まで投入して胃気暴発を防ごうとしています（**図12-②**）。胃熱がさらに強い場合は黄連を加えます。エキス剤なら三黄瀉心湯や黄連解毒湯を加えてもよいでしょう。

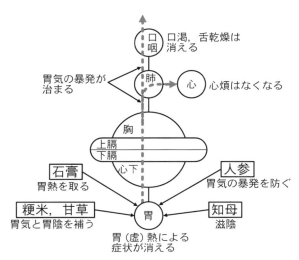

図12-②　白虎加人参湯の生薬とその作用点

6　目からウロコの症例

　『傷寒論』と『金匱要略』に記載された白虎加人参湯の条文から，大量に汗をかいた後，嘔吐や下痢の後などで胃気と胃陰を消耗したことによって虚熱を発症し，舌の乾燥，口渇，身熱，心煩などに加えて，大量に水を飲む場合に使っています。それに加えて，後通の衛気不足による背部微悪寒がある患者，つまり腎の気陰両虚が背景にある患者と付記されています。

　ところが，背部微悪寒がなくてもこの処方は使えます。最後に目からウロコの症例を挙げてみます。

　30代後半の男性，事務系会社員，身長183cm，体重74kg。主訴は「夏のフルマラソンの途中に大量の汗で脱水になると嘔吐して走れなくなる。これをなんとかして欲しい」というものでした。患者は100kmの山岳マラソンに月1回参加しています。時には160kmもの山岳レースを走るそうです。そのトレーニングの一貫として平地のフルマラソンも走っていたのです。

　症状の始まりを詳しく聞くと，走っているときは身体が熱いし口も渇く，特に夏は猛烈。水を飲めているうちは走れるが，そのうち胃が水を受け付けなくなり嘔吐が始まると走れなくなり棄権となる，というものでした。こんな症例を診たことはありませんでした。

　しかし，私は迷わず白虎加人参湯を煎じ薬で処方しました。どう見てもすでに学習した今回の症例にピッタリではありませんか。その効果はてきめんで，患者は給水ポイントに煎じた白虎加人参湯を置いて，それを飲みながら走ったのです。その後，一度も嘔吐はなく，いつも「絶好調です！」と，にこやかに診察室に入ってきます。昨今は煎じるのが面倒なのでエキス剤を溶かして給水しています。

　この患者の平時には背部微悪寒はないので腎の気陰両虚もありませんし，胃腸は快調なので胃の気陰両虚もありません。夏のフルマラソン時だけに脱水による胃症状，つまり急性の胃の気陰両虚のよる胃虚熱と胃気の暴発が発症するのです。

　原因のいかんにかかわらず脱水があって，口渇，体がほてる，そして胃症状があるなら白虎加人参湯を使ってみましょう。この他，たとえば糖尿病の急性増悪期も強い口渇，冷たいものを大量に飲む，身体がほてるなどが起こり得るので白虎加人参湯の適応になります。

（灰本　元）

症例検討会 ⑭　抗がん剤後の胃部不快感

患者：70代，女性，無職。
基礎疾患：肺がん術後，肺気腫＋喘息，高血圧。
現病歴：肺気腫と喘息，高血圧などで20年前から定期的に通院中だった。降圧薬（オルメサルタン，インダパミド）と吸入薬（アドエア®）を定期的に服薬，吸入していた。喫煙歴：20本/日×50年，飲酒歴：ビール1缶＋日本酒1合。

　X年1月に右肺S6に径33mmの肺がんが見つかり，がんセンターでまず抗がん剤（Stage 2b～3，扁平上皮がん），その後に下葉切除の方針となり，同年3月11日から抗がん剤の治療が開始になった。

　同年4月1日から抗がん剤2クール目を受け，その直後から下痢（3～4回/日），倦怠感と同時に嘔気が続いて食欲と体重が低下した（1週間で約2kg減）ので4月8日に来院した。

身体所見：血圧134/57 mmHg，脈拍105/分，身長150cm，体重47.8kg，BMI 21.2。
漢方問診：いつもは元気がよいが，抗がん剤後からだるい，不安が強い，クヨクヨする，胃が気持ち悪くて常に不眠気味，夢は見ない，上半身がほてる，頭痛・めまいはない，軽い咳が出るが痰はほとんど出ない，口が渇き冷たい水ならたくさん飲める，温かいものは飲みたくない，抗がん剤による1日数回の下痢（抗がん剤治療以前はなかった）と嘔気，食欲はない，腹痛はない，頻尿はない，夜間尿1回，クーラーや冬に足背が冷える，下肢の浮腫あり（夕方に靴下の痕が付く程度）。
脈診：右：寸・関・尺は浮，軟，滑，数，按じて無力。
　　　　左：寸・関・尺は沈，滑，数，按じて弱。
舌証：暗紅，薄い白苔，乾燥あり。
腹証：H（1＋），T（1＋），季肋部：H（1＋），T（1＋）
治療経過：倦怠感，嘔気，食欲低下に対してエキス剤1種類を7日間処方，数日後に胃部不快感や口渇は消えて食欲が戻った。1週間で体重は2kg増加した。

第12章　脱水が起こす胃症状　白虎加人参湯

舌証と問診から病態を考える

灰本（院長）：さて，この症例について順番に考えていきましょう。

　この患者さんは肺気腫の定期観察のためにCTを撮ったときに偶然，肺がんが見つかりました。肺がんそのものの症状はありませんでしたが，抗がん剤によって体はかなり痛めつけられていました。嘔気，食欲低下，体重低下，顔色不良などがありました。

　鈴村さん，この患者さんは今どのような状態なのだろうか？

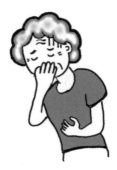

抗がん剤でヘロヘロ

鈴村（中堅薬剤師，漢方初心者）：そうですね，ヘロヘロの極みです。

灰本：そうだね，なんかヨタっているという感じだね。いつもはシャキッとした人なんだけどね。精神的にも相当参っていたしね。

　じゃあ，ヘロヘロのことを漢方で何て言うの？

鈴村：いろいろ足りない系ですよね。虚と言います。

灰本：そう，虚と言うね，では何が足りないの？

鈴村：気も陰も足りていません。

灰本：そう，気も陰も不足ですね。では鈴村さん，気について説明してください。

鈴村：えっと，気は身体を良くも悪くもするもので，イメージカラーはクリーム色，気が不足するとクリーム色は白色〜青色に近くなっていき，気が多過ぎるとオレンジ色に近くなっていくイメージのものです。

灰本：江部先生は気と陰を一緒にして何と言っている？

鈴村：気は温かく流れる水，つまり温水です。気と陰は平常ではいつも一緒に流れている（図1-① 左 p.10）。これは何度もこの講義で聞きました。

灰本：では，この患者さんは鈴村流で何色になっているのかな？

鈴村：白色から青色に近くなっていると思います。搾り取られている感じ。

灰本：じゃ，加藤君，気と陰をもう一度説明して。

加藤（薬局長）：陰は滋養を含む身体の隅々を流れ潤しているものだと思います。

血以外の液状栄養成分を陰液と言って，西洋医学的に言うならリンパ液，組織間液みたいなもので，それを走らせるために存在するのが気（図1-①）。気は胃から肺を経由してそのときに宗気（酸素）を貰いながら心に行き，脈管の中の赤い血を走らせる脈外の気へと変化します。そして血は脈絡という閉鎖された空間＝血管の中を流れている赤い陰液のことです（図1-⑧ p.22）。

灰本：そうですね。この気と陰液の定義は基本中の基本だからしっかりと覚えておいてください。では，その陰液が不足していることはどこからわかるのかな？　松岡君。

松岡（中堅薬剤師，漢方初心者）：まず体重が減少したこと，下痢をしていること。

灰本：下痢は抗がん剤が原因で，胃と小腸が気虚になったことによって食べた栄養素が小腸でうまく分別されないことでおこり，下痢便に気も陰液も漏れ出ています。その結果としてさらに気虚＋陰虚になるね。他には？

松岡：うーん，あとは何でしょう？

灰本：決定的にこの症状があるから陰虚だ！　というものがあるけれど。鈴村さんどう？

鈴村：口が渇いて大量の冷たい水なら飲めること。

灰本：その通り。症状は口が渇くだけど，身体の所見からみるともっとわかりやすい症候があるよ，耕基先生。

耕基（中堅内科医，漢方初心者）：舌証の紅，暗，乾燥ありでしょうか。

灰本：そうです。この舌証だけで陰虚があるといえます。
　ここまでをまとめてみようか，北澤君。

北澤（ベテラン薬剤師，漢方初心者）：この患者さんは，口が渇く，冷水を大量に飲めること，舌が紅，乾燥ありだから陰虚があり，ヘロヘロだから気虚もある，つまり強い気陰両虚の状態です。

脈証を加えて病態の理解を深める

灰本：ここで脈にも触れておきましょう。
　この患者さんの脈の数（脈拍が多いこと）は何を表していると思う？　北澤君。

北澤：脈拍が105回/分と速くなっているので，脱水症状があると思います。

第12章　脱水が起こす胃症状　白虎加人参湯

灰本：そうだね，脱水のときは脈が速くなるね．では，この脈は寒と熱で言うとどちらになるだろう？

北澤：冷えで脈が速くなるのは想像できないので，熱だと思います．

灰本：その通り，数脈は熱があることを表しています．では，滑脈は何を表しているのだろう？　加藤君．

加藤：そうですね，滑脈は本来なら湿の存在を表していると考えたくなりますが（図3-⑧ p.76），この患者さんの漢方問診などから湿は多少の下肢のむくみからしか読み取れないので，湿は多少存在するものの，実際にはこの患者さんの気虚がさほど強いわけではないことを表しているのではないかと思います．

灰本：なるほど，確かに滑脈は元気な脈だからね．症状に「上半身がほてる」と記載があるから，強い陰虚内熱によって数脈になったとも考えられるけどね（図3-⑪ p.79）．滑脈が湿を示すのか，強い陰虚内熱を示すのか，湿の症状はほとんどないので強い陰虚内熱の可能性が高いね．

　では耕基先生，浮と沈はどう考える？

耕基：右の脈は浮いてはいますが（図3-⑤ p.74），按じて無力なので気虚で浮いていると考えます（図3-⑥ p.75）．左の脈は沈んでいて弱いので気虚と陰虚を表していると思います．

灰本：ちょっと違うかな．按じて弱いのと沈んで弱いのは気虚といえるけども陰虚とはいえないよ．陰虚は細い脈です（図3-⑦ p.75）．この患者にはそれはありません．気虚でも浮脈になるけど，それとは別に病態の中心が膈より上にあっても脈は浮きます．しかし，脈が浮でも沈でも気虚は按じると弱いのが特徴です（図3-⑥）．

　浮脈を診たときに，まず除外しないといけないことがもう1つあります．WEB参加のK先生どうでしょうか？

K先生（ベテラン開業医，循環器と漢方）：急性疾患のときですね．

灰本：その通り．まず浮脈を診たときは外邪（寒邪あるいは熱邪）による急性疾患を鑑別しなければいけません．では，この患者さんには外邪の存在を表している症状や所見はありますか？　北澤君．

北澤：そのような症状や所見はないと思いますが．

灰本：ないですね．だからこの浮脈は感染症のような外邪によるものではないといえます．按じて無力だから気虚で浮いているんですね．

さらに寸脈が浮いているから，横隔膜（膈）より上に邪があり，それを何とかしようとして頑張って，なけなしの胃気を膈から上に送り込むから脈が浮いてしまう（図3-②p.72）。気と陰液を上に送り込むことによって重要な臓器（心，肺，脳など）を守るために頑張っていると思います。
　では，ここまでの舌証，問診，脈証の情報をまとめるとこの患者さんの状態はどのような状態になっている？　松岡君。

松岡：気陰両虚と陰虚内熱です。

灰本：確かに松岡君の言うように，気陰両虚と陰虚内熱，その2つはこの患者さんのベースにあるね。では，この胃の症状はどうして起きているの？　耕基先生。

耕基：胃そのものに熱があるからだと思います。実熱なのか虚熱なのかはわかりませんが。

灰本：実熱はないでしょ。胃の実熱という病態に使うのは調胃承気湯だよ。食べ過ぎて胃の中にドロドロ熱が溜まっているときに使う。ところが，この患者はほとんど食べられていないから，実熱ではなくて虚熱です。
　この患者の問診で他に何か気になることはないですか？　鈴村さん。

鈴村：この患者さんは「クーラーや冬に足背が冷える」と言っていますので，後通の衛気の不足があると思います（図1-⑪，⑫p.27）。この患者さんのベースには腎に陰虚か気陰両虚があることを表していると思います。この患者さんは抗がん剤でヘロヘロになって，胃に気虚と同時に虚熱（陰虚内熱）が発生したのだと思います。

胃の虚熱に対する処方の鑑別

灰本：なかなか冴えているね。その通りです。
　さて，胃の虚熱（陰虚内熱）だとすると，処方として何が適当なのかを考えましょう。胃の症状に使う漢方処方はたくさんあるけど，耕基先生，普段，胃の症状のある患者さんにどのような処方を出しますか？

耕基：そうですね，いっぱいありますが，まず半夏瀉心湯，人参湯，茯苓飲，半夏厚朴湯，五苓散，平胃散，麦門冬湯，調胃承気湯などですね。

灰本：そう，いっぱいありますね。ではこの患者さんの症状に合いそうな処方は

第12章　脱水が起こす胃症状　白虎加人参湯

ありますか？

耕基：強い口渇があり下痢もあるので，五苓散もある程度は効きそうですが，この急性の症状を緩和するだけの力があるかどうか……。ヘロヘロなので胃を守る意味で人参を使いたくなりますが，内熱があるから乾姜（かんきょう）という強力に温める生薬が入っている人参湯は使えないですね。

加藤：五苓散は違うと思います。江部先生によると，五苓散は胃の中の水を代謝する，悪い水を良い水に置き換える，と言っていました。この患者に胃の中に悪い水（飲）はありません。胃はむしろ，からっぽで乾燥しています。五苓散はお門違いですね。

松岡：滋陰するという意味では麦門冬湯がよいかなと思いますが，それだけで熱が取れるかどうか疑問はありますが。

灰本：麦門冬湯の構成生薬は？

松岡：（教科書を見ながら）人参，麦門冬（ばくもんどう），半夏（はんげ），粳米（こうべい），大棗（たいそう），甘草（かんぞう）です。

灰本：滋陰は麦門冬と粳米，守胃（しゅい）は人参です。胃の気陰両虚で起こってくるある症状に使っています。これは別の機会に症例検討することにして，確かにこの患者さんでは麦門冬湯は当たらずといえども遠からずです。

　だけど，この症例には決定的に足りない生薬があるね。何かわかるかな？

耕基：熱取りの生薬が欲しいですよね。

灰本：そう，熱取りがないね。胃の熱を取るのにどんな生薬を使いますか？　北澤君。

北澤：黄連（おうれん）か石膏（せっこう）でしょうか？

灰本：うん，そうだね。どちらも甲乙つけ難いんだけど，『傷寒論』では石膏は熱証の全般に使っているし，黄連は心の熱か，胸の熱，胃の熱を取るのに使っている。石膏のほうが黄連より作用は強い。だからこの場合は石膏がよさそうだね。

耕基：半夏瀉心湯には黄連が入っていますが。

灰本：そうだね。でも半夏瀉心湯には温める作用が強い乾姜も入っているからねー，プラスマイナスで黄連の効能が消えるでしょう。

松岡：五苓散，茯苓飲，半夏厚朴湯だと水をさばいて胃を乾燥させる処方だから，かえって悪くなりそうです。

灰本：そうだね。きっと悪くなるだろうね。そうすると黄連，石膏，人参，滋陰の生薬（麦門冬，知母（ちも）など）が入っている処方がいいよね。何かあるかな？　加

藤君。
加藤：人参＋石膏だと白虎加人参湯ですね。

白虎加人参湯を正しく知る

灰本：そうです。もうこれしかない！ 唯一無二の処方ですね。使った処方は白虎加人参湯エキス（クラシエ，6.0 g／日分 2）です。
　松岡君，『傷寒論』『金匱要略』の白虎加人参湯の条文を全部挙げてみてください。
松岡：えーと，……『傷寒論』には 6 条ありますが，2 条は同じ文章なので 4 条を挙げます。『金匱要略』は 1 条だけです。

(傷寒・太陽病上 26) 服桂枝湯，大汗出後，大煩渇不解，脈洪大者，白虎加人参湯主之。
(桂枝湯を服用し，大量の汗が出た後，激しい煩熱と口渇があって，脈象が洪大ならば，白虎加人参湯で治療する)

(傷寒・太陽病下 168) 傷寒若吐若下後，七八日不解，熱結在裏，表裏倶熱，時時悪風，大渇，舌上乾燥而煩，欲飲水数升者，白虎加人参湯主之。
(傷寒の病を吐かせたり下したりしたが，七，八日になってもまだ治癒せず，かえって熱邪が裏に凝結し，表裏ともに熱して，時々悪風があり，口渇は極めて強く，舌表面が乾燥してイライラし，水を数升と多量に飲みたがる場合は，白虎加人参湯で治療する)

(傷寒・太陽病下 169) 傷寒無大熱，口燥渇，心煩，背微悪寒者，白虎加人参湯主之。
(傷寒の病に罹ったが，顕著な発熱はなく，口が乾燥して口渇があり，イライラして不穏で，背中に軽い悪寒を感じるものは，白虎加人参湯で治療する)

(傷寒・陽明病 222) 若渇欲飲水，口乾舌燥者，白虎加人参湯主之。
(もし口渇があって水を飲みたがり，口や舌が乾燥していれば，熱は体の内部にある。白虎加人参湯で治療する)

第12章　脱水が起こす胃症状　白虎加人参湯

(金匱・痙湿暍病第二 27) 太陽中熱者，暍是也。汗出悪寒，身熱而渇，白虎加人参湯主之。
(太陽の熱にあたり過ぎることを（熱射病のこと），暍と呼ぶ。汗が出るのに悪寒がして，身体は熱く，口渇があるものは，白虎加人参湯で治療する)

灰本：ありがとう。この条文から考えると，白虎加人参湯は基本的に寒邪が背部から侵入して，膈→心下→胃に伝搬して寒邪と胃気がぶつかって熱が発生，そこでもともとあった胃の気陰両虚や陰虚内熱の影響で強い口渇が発症，たくさんの水を飲むが嘔気が強くそれ以外の食べものは食べられないという病態に使う処方です（**図 12-①** p.248）。

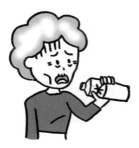

食べられないが，
強い口渇あり

　条文に胃の症状はありませんが，脱水が背景にあるときの急性胃炎や胃のいろいろな症状を訴える患者のほうが臨床的に多いと思います。患者は脱水を訴えてくるわけではないので1〜2カ月前の体重の変化が重要です。−2kg 以上減って，嘔気，嘔吐，食欲低下，だるいが主訴で，口渇，冷水を飲みたい，ほてる，熱がこもっているなどがあれば白虎加人参湯かな，と疑います（**図 12-①**）。

　経方医学では急性の胃の気陰両虚による胃虚熱＋胃気暴発と診断します。経方医学で邪の伝搬を焦点とした分類を六経弁証と言いますが，邪が伝搬して胃に入った状態を陽明病と言います。白虎加人参湯は陽明胃虚熱証だといえます。それに対して陽明実熱証の処方は何でしょうか？　北澤君。

北澤：うーん，調胃承気湯かなー。

灰本：その通り，調胃承気湯はすでに**症例検討会⑫**で勉強しました。

　話を白虎加人参湯に戻すと，この患者さんのように抗がん剤の影響による胃症状にも白虎加人参湯を応用できます。実際に処方した数日後には口渇や胃部不快感は消え，十分に食事が摂れるまでに回復し，下痢も止まり1週間足らずで体重が2kg も戻すことができました。

江部先生もこの処方の解釈を変更した

灰本：白虎加人参湯は粳米，甘草，知母で補陰，人参で胃気の暴発を防ぎ（守胃），石膏で清熱というたった5味でこれだけの力を発揮する処方です（**図12-②** p.249）。

西洋医学的には点滴で補液，ドンペリドンなどの制吐剤や整腸剤を出すくらいしか方法がないけれど，これでは短期間に嘔気を止めて食欲を戻すような満足する結果を得られないことが多いです。

加藤君，何か追加することはありますか？

加藤：『傷寒論』太陽病下篇169条にある「背（部）微悪寒者」という文言は，灰本先生からも簡単に説明がありましたが，重要な点なので江部先生の考えの変化について補足します。

白虎加人参湯は中医学では陽明実熱証だと考えられています。江部先生も『経方医学』4巻を書いた2003年頃はそう考えておられたようです。しかし，『経方医学』5巻が発刊された2015年にはその考えはまったく変わっています。

「背（部）微悪寒者」は慢性的に後通の衛気の領域が冷えており，ベースに腎の気陰両虚がある。そのうえで外邪が胃に伝搬して口渇や冷飲多量（冷たい水をたくさん飲む）の症状が発症した，つまり，白虎加人参湯は陽明虚熱証であるとはっきり記載しておられます。

灰本：加藤君ありがとう。江部先生も10年間に進化したということですね。

これについて少し解説を加えます。経方医学のなかで寒邪の伝搬を中心に病態を捉える方法を六経弁証と言います。陽明病はその1つの段階で，皮・肌から胃に寒邪が入ってきたときに使う用語です。しかし，患者の体質によって（たとえば胃の気陰両虚）胃の中で内邪が生まれたときも陽明病という用語を使うことができます。つまり，胃に病態の中心があれば陽明病といえるのです。それには熱証と寒証があって，前者は陽明実熱証と陽明虚熱証，後者は陽明実寒証と陽明虚寒証です。

陽明胃実熱証はすでに学習しました。胃にドロドロしたマグマが溜まった状態，そうです，調胃承気湯です。今回の白虎加人参湯は陽明胃虚熱証になります。つまり，調胃承気湯と白虎加人参湯は胃の病態に使う処方で裏表の関係にありま

第12章　脱水が起こす胃症状　白虎加人参湯

す。ついでに陽明胃実寒証は呉茱萸湯，陽明胃虚寒証は人参湯で，この2つの処方も裏表の関係です。

　どうです，面白いと思いませんか。まったく違った処方に見えても経方医学の基本となっている解剖，生理，病理，薬理は同じなのです。

　今日も中身が濃い症例検討ができました。奥深い経方医学の一端に触れることができたと思います。皆さん，お疲れさまでした。

症例検討会⑭

灰本ポイント　　白虎加人参湯（図12-①，②）

❶ 強い脱水（感染症，下痢，熱中症，抗がん剤による嘔吐など）に伴う胃の気陰両虚と陰虚内熱。
❷ 強い口渇，冷水を多飲（温かい湯を嫌う）を伴う胃症状，上半身のほてりや心煩（胸が熱くモヤモヤ）。
❸ 人参で守胃，石膏で胃の虚熱を取る，知母で胃陰を補う。

知母

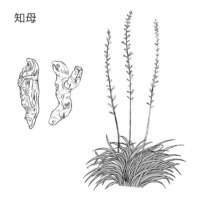

第13章

従来の使い方は間違っている　麦門冬湯

わかりません経方医学 基礎解説 ⑮

1　ほとんどの日本の医師は使い方を間違っている

　麦門冬湯（ばくもんどうとう）は咳や痰などの肺の症状にはまったくといってよいほど効きません。

　私の漢方歴は35年に及びます。開業したばかり駆け出しの頃，この処方をカゼや肺炎の患者にたくさん使ってみましたが，まったく効きませんでした。開業1年後の39歳，漢方の学習や研究を目的として名古屋百合会を結成しました。32年も経った今でも毎月症例検討会を継続しています。

　名古屋百合会ではそれぞれの医師が持ち回りで最近の半年間に経験したこと，考えたことを発表するコーナーがあって，私はそこで40歳の頃，麦門冬湯はインチキな漢方薬だと断定したのをよく覚えています。

　今でもカゼの急性期に他院でこれを処方された患者が少なからず来院していますが，効いたと答えた患者はまずいません。

2　原典には何と書いてある？

　麦門冬湯の原典は『金匱要略』の肺痿肺癰咳嗽上気病篇（はいいはいようがいそうじょうきびょう）にただ1条文あるのみです。ここでよく理解して欲しいことが2つあります。

　1つ目は，肺の症状の咳，痰，喘，肺，胸などの用語や漢字は『金匱要略』にも『傷寒論』にも頻繁に登場しますが，以下に示す原典の麦門冬湯の条文にはそのような症状はまったく記載されていないことです。

　もう1つは，麦門冬湯には6種類の生薬が含まれていますが，偶然にこの組み合わせが出来るはずはありません。もし100種類の生薬から6種類を選択し

第13章　従来の使い方は間違っている　麦門冬湯

て組み合わせたなら，処方数は $_{100}C_6 = 100 \times 99 \times 98 \times 97 \times 96 \times 95$ となり天文学的な数字となります。『傷寒論』『金匱要略』の処方構成は生薬数が少ないのが私にとっては最大の魅力なのですが，これは古代漢方医が考えに考え抜いて組み合わせたものなのです。

　それでは原典を読んでみましょう。

（金匱・肺痿肺癰咳嗽上気病第七 10）大逆上気，咽喉不利，止逆下気者，麦門冬湯主之。
【麦門冬湯方】麦門冬七升　半夏一升　人参三両　甘草二両　粳米三合　大棗十二枚．
上六味，以水一斗二升，煮取六升，温服一升，日三夜一服。
（本来下に向かうべき気が逆に激しく上り，咽喉が機能不全をおこす。気を下に降ろせば症状は消える。麦門冬湯がこれを治療する）

　大逆ですから猛烈に気が上っている，咽喉頭がイガイガあるいは不快となる，猛烈に上昇するその気を下に降ろしたい患者に麦門冬湯を使え，と書かれています。この大逆上気して咽喉頭が不快になるのは現代的にはどんな病気なのか？　これを解決すれば，この処方を無効でインチキな処方から有意義な処方に転換することができます。

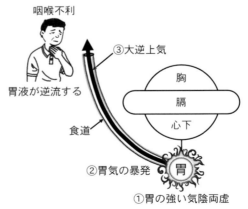

図 13-①　麦門冬湯の病態と症状

262

よくよく考えてみると，これは，医師なら誰でも知っている，60歳以上の医師・薬剤師が自らも経験している「逆流性食道炎」なのです。条文を何度読んでもこれ以外に考えようがありません。その発生機序は，背景にある胃の強い気陰両虚によって胃気が暴発し，暴発した強い胃気によって胃陰（胃の内容物）が重力に逆らって食道から喉まで上がるのです（図 13-①）。

3 生薬の構成と意義

構成生薬は麦門冬，人参，半夏，粳米，大棗，甘草です。このうち，粳米，大棗，甘草は基本的に食べもので胃気と胃陰を補っています。最も重要な生薬は胃の陰を補う（滋陰）の麦門冬，守胃の人参，吐き気止めの半夏です（図 13-②）。半夏は痰や飲をさばくというよりも吐き気止めとして使っています。もし痰や飲をさばきたいなら粳米や大棗などは痰や飲のもとになるので一緒に使う道理はありませんし，半夏＋生姜あるいは乾姜を使うはずです。

ここでは人参が最も重要な生薬として機能しています。胃液の逆流は基本的に胃気が胃陰を伴って強い力で重力に逆らって勢いよく食道に上っています。つまり胃気の暴発です。それを抑えるには半夏や麦門冬だけでは無理で，胃気を暴発から守る，すなわち守胃の人参がどうしても必要となるのです。

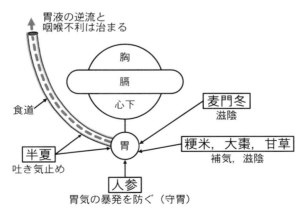

図 13-② 麦門冬湯の生薬とその作用点

4 麦門冬湯の逆流性食道炎への有効性についての臨床研究

　麦門冬湯の逆流性食道炎への有効性を明らかにするために，灰本クリニックとじん薬局では2つの切り替え試験を行いました。2つの試験はまったく異なる年月と異なる患者群に実施しました。

①ラベプラゾール錠10mg（プロトンポンプ阻害薬〈PPI〉）が有効な患者群に，ファモチジンOD錠20mg×2錠（H2阻害薬）と麦門冬湯エキス剤（コタロー，2.5g/包）2～3包/日併用への切り替え試験。

　試験期間は2017年5月～2019年8月の2.4年，対象数は302名（男性116名，女性186名）。有効判定は自覚症状の改善もしくは症状改善を維持できた患者が2カ月以上処方を継続したいとの希望があった場合とし，併用を希望せず麦門冬湯エキス剤単独処方を希望した場合も有効と判断しました。結果は204名（男性96名，女性186名）が有効で，有効率は68%でした。

②ファモチジンOD錠20mg×2錠と麦門冬湯エキス剤（コタロー，2.5g/包）2～3包/日併用して有効だった患者群に，ファモチジンOD錠20mg×2錠へ切り替え試験（②-1試験）。さらにその後，ファモチジンOD錠20mgが有効だった患者群に麦門冬湯エキス剤（コタロー　2.5g/包）2～3包/日への切り替え試験（②-2試験）。

　試験期間は2019年9月～2020年8月の1.0年，対象数は182名（男性59名，女性123名）。有効判定はVASスケールを用いた自覚症状の改善値で5以上としました。併用群での有効率は68%でした。

　②-1試験では，併用群のうち有効だった患者群にファモチジンOD錠20mgへの切り替えによって75%が有効でした。

　②-2試験では，ファモチジンOD錠20mgが有効だった患者群に麦門冬湯エキス剤への切り替えで35%が有効でした。

　この結果から，ラベプラゾール錠10mgからより安全性が高いファモチジンOD錠20mgと麦門冬湯エキス剤の併用療法への切り替えは，およそ70%の患者に満足できる効果を発揮することができました。ファモチジンOD錠20mgから麦門冬湯エキス剤への切り替えでも35%に効果を認めました。

5 臨床の目

　逆流性食道炎の胸焼け，胸部不快感，咽頭不快感には3種類の漢方エキス剤が対応します。頻度が高い順に麦門冬湯，調胃承気湯，茯苓飲です。半夏瀉心湯はゲップや心下痞に使いますが，はっきりと胃液が上がってくる症状には効きません。

　調胃承気湯が効くタイプの逆流性食道炎は意外に多く，特徴は排便があればみぞおちがすっきりして，胃液も上がらなくなることです。排便と胃液逆流の関係を考えたことがない鈍感な患者も多いので，「便が出ると胸焼けなども良くなりますか」という質問が大切です。そのときに，便の回数や下痢しているかどうかはまったく問題にせず，便が出たら胃症状や逆流症状が楽になるか聞いてください。

　茯苓飲が効く症例は少ないのですが，当院では4人の患者がこの処方を大変好んでいます。心下や胃の症状ではなく，胸部全体の不定愁訴です。茯苓飲は「わかってきたかも経方医学」で詳しく症例検討します。

　この3つのなかでファモチジンOD錠20mg×2錠と併用すると逆流性食道炎に最もよく効くのが麦門冬湯です。

　PPIは数ヵ月の短期間の服薬なら問題はありませんが，世界の4大ジャーナルの2つ『JAMA』(Journal of American Medical Association)と『BMJ』(British Medical Journal)に長期服薬の予後に関する大規模観察研究が数多く発表されており，数年の服薬によってH_2阻害薬と比べて総死亡リスクが25％も上昇すると報告されています（本文末の参考文献参照）。腸内細菌の攪乱が想定されています。

　PPIからファモチジンOD錠20mg×2へ変更すると多くの患者は症状が悪化するのですが，私たちの切り替え試験の結果によるとファモチジンOD錠20mg×2錠に麦門冬湯を併用すると約7割の患者が満足していました。

　麦門冬湯は長期投薬で死亡リスクが上昇する可能性があるPPIの投薬を大幅に減らせるのです。PPIの長期投薬による死亡リスクの上昇については以下の文献をお読みください。

第13章　従来の使い方は間違っている　麦門冬湯

【参考文献】
1) Xie Y et al：Estimates of all cause mortality and cause specific mortality associated with proton pump inhibitors among US veterans：cohort study. BMJ 365：l1580, 2019
2) Maggio M et al：Proton pump inhibitors and risk of 1-year mortality and rehospitalization in older patients discharged from acute care hospitals. JAMA Intern Med 173（7）：518-23, 2013

（灰本　元）

麦門冬

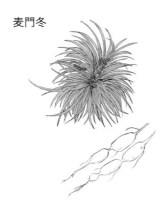

症例検討会 ⑮ 食欲低下，上腹部〜胸部不快感

患者：60代，男性，無職。
基礎疾患：特記すべきことなし。
現病歴：以前から上腹部〜胸部不快感があったが，X年4月初旬に実母が亡くなった後から食欲低下も加わり悪化した。
　胃カメラは半年前に近医で受けて異常はなく，H.ピロリも6年前に除菌済みであった。近医で4月中旬からスルピリド，ファモチジン20mg，テプレノン，六君子湯などが処方されていたが，無効であった。
　X年5月15日に上腹部〜胸部の不快感を主訴にして初診となった。
身体所見：血圧133/76 mmHg，脈拍68/分，身長151cm，体重48.8kg，BMI 21.2。
漢方問診：顔面のほてりはない，めまいや頭痛もない，口渇は軽度で多くは飲まないが，どちらかというと常温水を好む，どちらかというと暑がり，汗は出ない，不眠傾向，夢は多くない，食欲がない，咳や痰は出ない，草むしりなどでかがむと上腹部〜胸部不快感があり，食べ過ぎた後や夜間に悪化することもある，ゲップが出る，排便は1日1〜2回の普通便，下腹部痛はない，排便後に主症状は楽にならない，夜間尿は1〜2回，昼間に頻尿はない，軽い腰痛がある，足背が冷える。
脈診：両側とも寸・関・尺は沈，細，渋か滑かはっきりしない，按じて弱くない。
舌診：淡紅，やや乾燥，膩苔や瘀斑はない。
腹診：心下：H（1＋），T（1＋），　左右季肋部：H（1＋），T（±）
治療経過：テプレノン，スルピリドと六君子湯を止めて，エキス剤1種類を3週間処方した。3週間後食欲はもとに戻り，体重は0.5kg増え，上腹部〜胸部不快感やゲップも3/10になった。

第13章　従来の使い方は間違っている　麦門冬湯

問診と腹診から病態を考える

灰本（院長）：今回の症例は知っていれば答えがすぐに出るけど，知らないと選択肢が多いため答えにたどり着かない，そんな症例です。

　この患者さんはこれまで受診歴はありません。近医を受診していましたが，良くならないので当院に来院しました。

　X年4月初旬に母親を亡くし，いかにも仮面うつ様な表情なのでスルピリドが効きそうな感じの方でしたが，近医ですでに処方されており無効でした。

　この患者には他院から六君子湯が処方されていました。私も開業した頃は胃の症状に六君子湯を使っていたこともあるけど，正直，ほとんど効かないね。逆に胃が不快になった患者もしばしばいました。ここ20年以上まったく処方していません。

　ざっと見てつかみどころの少ない胃腸症状の患者さんだけど，いつものように脈診から見ていこう。北澤君，どうですか？

北澤（ベテラン薬剤師，漢方初心者）：まず沈脈なので膈よりも下に問題があり，外殻に邪はないように思います（図3-②p.72, ⑤p.74）。

　次に細脈は陰虚もしくは血虚が疑われますが，男性なので陰虚のほうが妥当だと思います（図3-⑦p.75）。

灰本：他の所見から陰虚を表しているところはあるだろうか？

北澤：はい，年齢と舌診のやや乾燥でしょうか。

灰本：あと2つくらいはありそうだけど。耕基先生，どうですか？

耕基（中堅内科医，漢方初心者）：不眠傾向は陰虚があるのかもしれません。

灰本：あと1つ。加藤君どう？

加藤（薬局長）：はい，足背が冷えるとあるので後通の衛気不足を表していますから，腎陰虚と考えてよいと思います（図1-⑪，⑫p.27）。

灰本：その通りです。ただし，これらの症状は絶対的に陰虚を示すものではなくて，あるかな〜という程度です。たとえば顔面や足底がほてるなんかがあればしっかり陰虚と言えるけど。北澤君，残りの脈診の情報から何が言えそうかな？

北澤：渋か滑かはっきりしないとありますが，渋なら陰虚ですし，滑なら熱か湿が考えられます。心下はH（1＋），T（1＋）なので飲がある可能性はあります。

灰本：そうだね，細渋で陰虚，細滑で湿あるいは強い陰虚内熱だと頭の片隅に置いておきましょう。でもこの症例でははっきりしません。次に，腹診を見ておこうか，松岡君。

松岡（中堅薬剤師，漢方初心者）：まず，心下がH（1＋），T（1＋）なので飲の存在は否定できないです。左右季肋部はH（1＋），T（±）なので膈不利もあるかもしれないです（図7-②p.159）。

灰本：そうだね，否定はできないね。このくらいの心下のH（1＋），T（1＋）があると江部先生は半夏，栝楼仁をすぐに入れていたね。それほど日本人には心下・膈の飲や痰が多い。だから心下の痰・飲はこの患者でも考えておいたほうがいいね。

問診から病態を考える

灰本：次に漢方問診で気になるところはどうですか？　耕基先生。

耕基：排便後に症状が楽にならないとあるので，調胃承気湯ではたぶん効かないでしょうね。ただ，使える場合もあるので完全に否定するわけにはいきませんが。それにゲップが出ているので以前に出てきた半夏瀉心湯などはどうだろうかと思います。ただ，腹診の所見がちょっと違うとは思います。

灰本：なるほど，耕基先生が言うように調胃承気湯は違うかな。チョロチョロした軟便（大便反溏）もないからね。

　半夏瀉心湯のお腹の所見は心下がもっと軟らかくズボッと5cmくらい入って最後に少しだけウッとなる感じです。半夏瀉心湯もこの症例とは違うように思います。この症例の心下に溜まっているのは半夏瀉心湯のガスっぽくないんだよね。他に気になるところはあるかな？

加藤：草むしりなどでかがむと上腹部〜胸部不快感があり，食べ過ぎた後

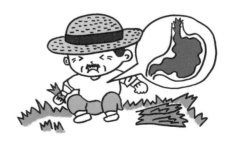

草むしりでかがむと
上腹部〜胸部にかけて不快感

第13章　従来の使い方は間違っている　麦門冬湯

や夜間に悪化するのにヒントがありそうです。

灰本：なるほど，これをどう考えたらよいでしょうか？　耕基先生。

耕基：西洋医学的に診ると，この症状は逆流性食道炎を疑う所見です。

灰本：確かに消化器内科医はまずそう考えるね。それでは，腹診，脈診，舌診，問診から考えられる病態をまとめてください。松岡君。

松岡：まず脈診の細，舌のやや乾燥から陰虚がありそうです。腹診からは心下に飲があって，問診から承気湯類や半夏瀉心湯は除外できそうです。

経方医学で上腹部痛の処方を鑑別する

灰本：そうですね。では，腹部症状に使用する処方を考えていきましょう。
　前回も前々回も胃の症状だったので，たくさんのエキス処方が鑑別の候補に挙がりました。それを思い出しながら考えましょう。

耕基：どれがと言われると迷いますが，なんとなく飲が中心の四君子湯（しくんしとう）や平胃散（へいいさん）がよいかなと思います。

灰本：なるほど，粘っこい似痰非痰（ドロドロ便）の調胃承気湯や屎屑（コロコロ便）の大承気湯（だいじょうきとう）はどうですか？

耕基：問診に便を出しても楽にならない，軟便も便秘もなくて普通便と書いてありますから承気湯は違うと思います（**図 10-**①p.212，②p.213）。

灰本：それじゃ，人参湯（にんじんとう）や真武湯（しんぶとう）はどうでしょうか？　北澤君。

北澤：問診から水を好む，どちらかというと暑がりですから，お腹は冷えていないようです。だからこの2つの処方も違うと思います。

灰本：さて，今日は WEB 参加の先生方にもご意見をうかがいましょう。H 先生ならどの処方を使いますか？

H 先生（開業内科医，心療内科）：私は心療内科が中心なので，お母さんを少し前に亡くされているので柴胡桂枝湯（さいこけいしとう）を使います。

灰本：なるほど，柴胡桂枝湯もよさそうですね。T 先生はどうですか？

T 先生（ベテラン開業医，在宅医療と漢方）：私はやはり逆流性食道炎を疑い，麦門冬湯（ばくもんどうとう）を処方します。

灰本：ありがとうございます。もし飲が原因だと考えると平胃散や茯苓飲（ぶくりょういん）もある

と思いますがどうですか？　加藤君。

加藤：そうですね。飲があっても胸部の不快感がありますので平胃散ではなく茯苓の入った茯苓飲がよいと思います。

灰本：なるほど，茯苓飲は印象が薄い処方なんだよね。心下や胃に効いたという経験はほとんどありませんが，胸隔支飲に使うと書いてあるから，作用点は胃や心下ではなくて胸や膈です。使い方を間違わなければ，これが茯苓飲だ！　というよく効いた症例は数例ありますので「わかってきたかも経方医学」で検討する予定です。

それじゃ，松岡君なら何を使いますか？

松岡：胃陰虚の可能性もあって西洋医学的には逆流性食道炎の症状ですから，まずは麦門冬湯ですかね。

麦門冬湯の処方構成と正しい使い方

灰本：そうですね。実際，この症例に処方したのは麦門冬湯エキス（コタロー，7.5／日分3）です。気陰両虚の胃症状に使う処方です。皆さんに知っておいていただきたい重要な点が原典に書いてあります。加藤君，原典を紹介してください。

加藤：麦門冬湯は『金匱要略』に書かれています。たった1条文ですので大切な条文です。

（金匱・肺痿肺癰咳嗽上気病第七 10）大逆上気，咽喉不利，止逆下気者，麦門冬湯主之。（本来下に向かうべき気が逆に激しく上り，咽喉が機能不全をおこす。気を下に降ろせば症状は消える。麦門冬湯がこれを治療する）

灰本：大きな気が上に逆流して，喉の調子が悪くなる。この条文はどう読んでも逆流性食道炎以外に考えられません（図13-① p.262）。

　私が2009年から2年間，江部先生の外来を見学に行っていた頃，逆流性食道炎に沙参麦門冬湯の煎じ薬を江部先生はよく処方していました。たまたま歯科医の患者さんがいて「プロトンポンプ阻害薬（PPI）と比べてどちらが効いていますか」と私が質問したら，圧倒的に沙参麦門冬湯のほうが効いていると答えてく

第13章　従来の使い方は間違っている　麦門冬湯

れました。

　それで，この条文を読み直してみると咳とも喘とも，胸とも肺とも一言も書いていません。条文通り，麦門冬湯は逆流性食道炎の薬なんだと再確認しました。どうしてこれを咳止めとして処方するのか不思議でしょうがありません。実際に咳に処方しても効かないです。

　処方構成を見てみましょう。半夏が去痰に効くといって処方している先生がいますが，それは違います。この半夏は吐き気止めとして入れているのであって去痰ではありません。麦門冬，粳米で胃の陰を増やし，人参で胃気の暴発を守る，半夏で吐気や逆流を和らげる処方構成です（**図13-②** p.263）。典型的な胃の気陰両虚に使用する処方です。

　経方医学の解剖と生理学の図はすでに示しました（**図1-②** p.15）。

　黒線で示しているルートは正常な気と陰液が上るルートで，陰虚陽亢の強い病的な気は胃からこのルートを上ります。それに対して，食べものや吐物は円筒形のルートを通ります。つまり逆流性食道炎の胃内容物はこちらを通って上がります。麦門冬湯は胃と円筒形のルートに作用する処方です（**図13-①**）。経方医学の教科書には当たり前過ぎて書いてありませんが，気陰が通るルートと食べものや吐物が通るルートは別なのは当たり前です。食べものや吐物が肺を経由するわけがありませんから。胃を中心にしたこの2つのルートの違いは経方医学を理解するときの一丁目一番地です。

　灰本クリニックでは麦門冬湯は逆流性食道炎にしか使いません。これは，知っておくと迷わず処方できます。しっかり覚えておきましょう。

臨床の目

灰本：最後に加藤君，当院とじん薬局で行ったプロトンポンプ阻害薬（PPI）からH2阻害薬＋麦門冬湯の切り替え試験の結果について簡単に説明してください。
加藤：はい，かいつまんで説明します。詳しくは**基礎解説⑮**に書きましたので，そちらを参考にしてください。

　1つ目は，ラベプラゾール10mgの服薬によって有効だった患者群で，ファモチジンOD錠20mg×2錠と麦門冬湯エキス剤（コタロー, 2.5g/包）2〜3包/

日併用への切り替え試験です。有効率は68%で十分に満足な効果がありました。

2つ目は，ファモチジンOD錠20mgと麦門冬湯エキス剤の併用で有効だった群からファモチジンOD錠20mg単独へ切り替え，さらにファモチジンOD錠20mgで有効だった群から麦門冬湯エキス剤へ切り替え試験を行いました。併用群の有効率は68％，ファモチジンOD錠20mgへの切り替えで75％，ファモチジンOD錠20mgから麦門冬湯エキス剤への切り替えで35％が有効となりました。

2つの切り替え試験
① ラベプラゾール → ファモチジン＋麦門冬湯
　　有効 68%　　　無効 32%
②-1 ファモチジン＋麦門冬湯の有効例 → ファモチジン
　　有効 75%　　　無効 25%
②-2 ファモチジンの有効例 → 麦門冬湯
　　有効 35%　　　無効 65%

2つの切り替え試験

PPIの長期間の投薬では死亡リスクや腎不全リスクが高くなる報告がいくつもありますから，7割の患者がファモチジンOD錠20mgと麦門冬エキス剤併用へ変更できることがわかりました。逆流性食道炎の患者にとってかなり良い結果と思います。

灰本：海外の大規模観察研究によるとPPIの長期投薬はH2阻害薬に比べて死亡リスクが上昇すると報告されています。麦門冬湯を使えばPPIを使わずに済む患者が大半です。

私たち漢方を志す者にとって2千年前の知恵を現代に生かせることは幸せなことです。今日の検討会では麦門冬湯を作った2千年前の漢方医の原典に戻ることの大切さを学びました。そして麦門冬湯を作った医師の意図，すなわち経方医学を理解できると雲に遮られていた視界が眼前に開けてくるのです。

それでは今日はこれで終了します。皆さん，お疲れさまでした。

第13章　従来の使い方は間違っている　麦門冬湯

症例検討会⑮

灰本ポイント　麦門冬湯（図 13-①，②）

❶麦門冬湯を咳に使うのは間違っている。
❷原典は「大逆上気，咽頭不利，止逆下気者」，どうみても逆流性食道炎。
❸処方の構成から胃の気陰両虚による逆流性食道炎。
❹人参で守胃，麦門冬で胃陰を補い，半夏で止嘔。

半夏

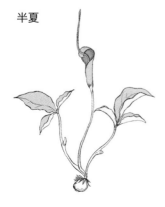

第14章

感冒の咳に効いてますか？　麻杏甘石湯

わかりません経方医学 基礎解説　⑯

1　麻杏甘石湯とは

　麻杏甘石湯（麻黄杏仁甘草石膏湯）を皆さんはどのような方剤だと思っているでしょうか？　多くの医師は感冒を患ったときの咳止めだと思っていませんか。麻杏甘石湯は『傷寒論』と『金匱要略』に初めて登場した処方です。以下に掲載するようにそれぞれ1条文ずつあります。この条文の内容はまったく異なるもので麻杏甘石湯の持つ2面性を示しています。経方医学的にこの処方を考えてみましょう。

2　麻杏甘石湯は喘息に使う

　私（加藤）は北京中医薬大学で麻杏甘石湯を次のように習いました。
「麻杏甘石湯は喘証，特に風熱邪により肺熱が発生し，その熱によって起こる喘証に用いる方剤の1つ」というものです。中医学的には内陥した風熱邪が肺に至り，風熱邪によって肺が化熱して肺熱が発生したために肺の機能不全が起こり喘が起こると考えます。習った当初はなるほどと思っていましたが，『傷寒論』『金匱要略』を読み込んで経方医学を勉強すると喘に使うのは正しいとしても，中医学的な考え方では　風熱邪あるいは熱邪がいきなり肺に侵入するのが，原典の内容と一致しないので腑に落ちず，むしろ経方医学的な考え方のほうが本質を捉えていると思うようになりました。
　条文を読みながらそれを考えてみましょう。

第14章　感冒の咳に効いてますか？　麻杏甘石湯

(傷寒・太陽病中・63) 発汗後，不可更行桂枝湯。汗出而喘，無大熱者，可与麻黄杏仁甘草石膏湯。
(発汗させた後は，再び桂枝湯を用いてはいけない。もし汗が出て息が喘ぎ，発熱がそれほどひどくない場合は，麻黄杏仁甘草石膏湯で治療するとよい)

(傷寒・太陽病下・162) 下後，不可更行桂枝湯。若汗出而喘，無大熱者，可与麻黄杏仁甘草石膏湯。
(攻下した後は，再び桂枝湯を用いてはいけない。もし汗が出て息が喘ぎ，発熱がそれほどひどくない場合は，麻黄杏仁甘草石膏湯で治療するとよい)

　２つの条文は発症の原因が発汗後か下剤で無理やり下痢を起こした（誤下）かの違いだけで，汗が出て高熱がない喘に使っています。喘とはいわゆる「喘息」のことを意味します。『傷寒論』『金匱要略』の時代からはっきりと「咳」と「喘」は区別して書かれており，条文にはどこにも「咳」の記載はなく「喘」に用いるのだとはっきり記載があります。

3　経方医学の麻杏甘石湯

　麻杏甘石湯の病態を経方医学では次のように考えます。発汗不足や誤下を起こしたために，皮・肌（主に皮）にある寒邪を除くことができず，寒邪は皮→膈→胸→肺，あるいは皮→肌→心下→膈→胸→肺へ伝搬し，寒邪は最終的には肺に侵入，侵入した寒邪を除くためにパワーアップして（暴発ではない）肺に送り込まれた胃気との間に邪正闘争が起こり，パワーアップした胃気によって肺の宣散粛降が過剰となり肺の機能不全を引き起こし「喘」が起こる（図14-①）。さらに宣散過多によってすべての気が陰液を伴って皮と肌から多くの汗として出ていくので「汗出」となる。

　これらの病態に対して麻黄で宣散，杏仁，石膏で粛降して肺と膈を整えます（図14-②）。また麻黄＋杏仁で皮・肌の気陰を体内に戻すことによって「汗出」を治療します（図7-④ p.161）。

基礎解説⑯

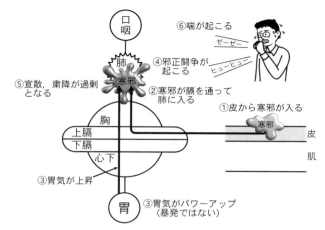

図14-① 麻杏甘石湯の病態と症状

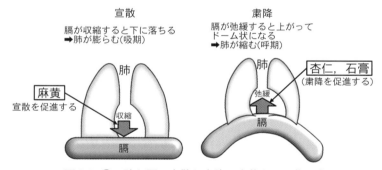

図14-② 肺と膈の宣散と粛降，生薬とその作用点

4 宣散，粛降と麻杏甘石湯

　図14-②を見てください。第1章の肺と心のところで少し触れましたが，宣散と粛降についてもう少し解説します。宣散・粛降と吸期・呼期，膈(横隔膜)の動きの関係はよく混同します。この図を見ながらしっかり覚えましょう。肺は膈（横隔膜）と連動して，宣散と粛降を繰り返しています。

第 14 章　感冒の咳に効いてますか？　麻杏甘石湯

　肺が自立的に膨らんだり，縮んだりするわけではなく，膈の収縮と弛緩が肺を動かしています。膈は収縮すると降下して平坦となり（宣散と言います），肺は膨らみます（吸期）。このときの気管支の空気の流れは下向きです（図14-②）。膈が弛緩したときは上昇してドーム状となり（粛降と言います），肺は縮みます（呼期）。このときの空気の流れは上向きです（図14-②）。肺の伸び縮みや空気の動きの方向から宣散と粛降を考えてしまうと一見逆ではないのか，と思ってしまいますが，肺は自分で伸びたり縮んだりすることはできませんので，膈の伸び縮みの力によって動いているに過ぎません。ですから，宣散と粛降はあくまでも膈の伸び縮みなのです。

　麻杏甘石湯の麻黄は宣散（膈の収縮，肺は拡張し吸気）を促進し，杏仁と石膏は粛降（膈の弛緩，肺は収縮し呼気）を助けます。宣散を助ける生薬（吸気を助ける）が1つ，粛降を助ける生薬（呼気を助ける）が2つ入っている形です（図14-②）。喘息は基本的に息を吸うときよりも吐くときのほうが苦しくなります。それを助けるのが麻杏甘石湯なのです。

5　『金匱要略』の麻杏甘石湯（杏子湯）は肌水を去る

　麻杏甘石湯のもう1つの効能は『金匱要略』に記載された浮腫の治療です。『金匱要略』には次のような記載があります。

（金匱・水気病十四・26）水之為病，其脈沈小，属少陰。浮者為風。無水，虚脹者為気。水発其汗即已。脈沈者，宜麻黄附子湯，浮者宜杏子湯。
（水の病で，脈が沈小であれば，それは少陰病に属している。脈が浮なら風水である。水は無く，虚脹している場合は気の問題である。水が原因なら発汗法で治療すれば癒える。脈が沈の場合は麻黄附子湯で治療し，脈が浮の場合は杏子湯で治療する）

　「水之為病」「浮者為風」「浮者宜杏子湯」（杏子湯は麻杏甘石湯のこと）と書かれており，訳すと「水之為病」から水（湿）の存在を，「浮者為風」は脈が浮いているので邪が外殻もしくは肌に存在していることがうかがえます。これらから，急性疾患に伴う肌水（西洋医学的に皮下の浮腫）だとわかります。この治療に麻杏甘石湯を使うのです。

そのメカニズムは，寒邪が肌へ侵入し，そこにパワーアップされた胃気が送り込まれ邪正闘争が起こった結果，肌熱が発生し，肌の還流路（肌→膈→心下）が阻害され，肌水（肌湿，肉中の湿）が発生します。その肌水（湿）を麻黄で皮肌の走行に沿って気を走らせ，杏仁（内向きベクトル），石膏（下向きベクトル）で肌の還流路を推進し，石膏で肌熱を冷ましながら肌水と肌熱を心下まで落とします（**図2-①** p.55，**②** p.56）。麻黄＋石膏＋白朮の越婢加朮湯（**基礎解説③**）にきわめて近い目的と考え方となります（**表** p.57）。肌の水（浮腫）をさばく，これが麻杏甘石湯のもう1つの効果です。

6　臨床の目

　臨床の現場で，発熱の有無にかかわらずカゼ症候群の咳や発熱を伴う肺炎の咳に処方しても効果はまず得られませんが，喘息には抜群の効果を発揮します。喘息には吸入ステロイド＋β刺激薬の吸入薬（ICS／LABA）と併用しますが，吸入薬単独で使うよりも麻杏甘石湯を併用するほうが明らかに即効性に優れ，ICS／LABAを止めた後も麻杏甘石湯だけ続けたいと希望する患者も少なからずいます。ICS／LABAを長期吸入することに抵抗がある患者には予防薬としても使えます。

　灰本クリニックでは喘息の患者ほぼ全例に麻杏甘石湯エキスを投薬していますが，カゼ症候群や肺炎の咳にはまったく使っていません。

　一方，麻杏甘石湯は肌水（浮腫）にも効果があり，2面性を持った処方であることを覚えておきましょう。肌水とは西洋医学的に蜂窩織炎，アトピー性皮膚炎，心不全，関節リウマチ，薬剤副作用の下腿浮腫，原因不明の下腿浮腫などで見られ，越婢加朮湯にしばしば麻杏甘石湯を加えることによって相乗効果を得ています。**症例検討会③**で詳しく検討していますので参考にしてください。

（加藤 仁・灰本 元）

症例検討会 ⑯　咳と喘鳴

患者：60代後半，女性，無職。
基礎疾患：50歳から他院で高血圧治療，65歳でくも膜下出血，後遺症なし。
現病歴：X年10月から当院で高血圧の治療を開始した。降圧薬3種類で家庭血圧は120 mmHg台で安定していた。
　X+3年11月から12月まで1.5カ月咳が続いたが未治療で自然治癒。
　X+4年4月から咳が出始め，早足で歩くと息切れや喘鳴も出現した。同年5月9日から喘息と診断して治療を開始した。
喫煙と飲酒歴：15本/日（25～54歳），ビール350ml/日。
身体所見：血圧120/63mmHg，脈拍80/分，身長155cm，体重52.0kg，BMI 21.6。聴診で喘鳴1度を聴取。
漢方問診：寒けや発熱はない，顔面のほてりなし，冬は寒がり，夏は暑がり，汗はかきやすい，口渇はほとんどない，夏は冷たいものを好む，不眠なし，頭痛やめまいはない，夜中と動いたときに咳が多いが起坐呼吸はない，痰は絡むがほとんど出ない，労作時に息切れや喘鳴が聞こえる，咳や息切れが悪化するのは11月と4月，食欲良好，排便1回/日，排尿異常なし，夜間尿なし，耳鳴りなし，腰痛なし，足背の冷えなし，軽度の下腿浮腫あり。
脈診：両側とも寸関脈：浮，按じて細，滑，尺脈：沈，按じて細，滑。
舌診：淡紅，歯痕なし，白苔，膩苔なし，やや乾燥。
腹診：心下と両側胸脇部にH（1＋），T（1＋）。
治療経過：エキス剤A，フルティフォーム®125エアロゾルを1日2回，1回に2噴霧，メプチンエアー®を頓用で処方した。咳と喘鳴は数日で止まった。
　この治療を2カ月続けた後，吸入薬を中止してエキス剤だけ継続した。
　その後，エキス剤を1カ月間中止すると咳が再発するので継続している。

症例検討会⑯

脈証から病態を考える

灰本（院長）：今回の症例に使った漢方処方は一般的によく使われていますが，正しく使われているとは言えません。ありふれた処方といえども正確な使い方を知らなければいつまでも患者さんを苦しめます。そんなことにならないようしっかりとこの症例を検討しましょう。

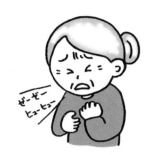

咳，息切れ，喘鳴

　この患者さんは，かつて看護師でした。くも膜下出血の退院後から灰本クリニックで高血圧治療を継続していました。かれこれ10年くらい通っている患者さんです。X＋4年5月9日の定期受診日に上記の訴えがあって，聴診では喘鳴1度を聴取したので喘息と診断して治療を開始しました。

　まずこの症例に関して西洋医学的に何か質問はありますか？

加藤（薬局長）：喫煙歴が30年近くありますが，COPDを疑う所見はないのでしょうか？

灰本：胸部レントゲン，CT，肺機能などの検査からはCOPDを疑う所見はありません。その後の経過をみても漢方薬単独で良好なコントロールができているので肺気腫はないと考えています。

　それでは，まず脈から。この脈をどのように考える？　松岡君。

松岡（中堅薬剤師，漢方初心者）：はい，まず寸関が浮脈なので邪が外殻にあるか，あるいは膈よりも上のほうに病態の中心がありそうですが（図3-② p.72，⑤ p.74），漢方問診から「寒けや発熱はない」とあるので外殻に寒邪が張り付いているような感じはしません。

灰本：そうだね，漢方問診から少なくとも寒邪の外束（がいそく）はないね。

松岡：浮脈なので気虚，陰虚陽亢などの可能性があるかと。

灰本：脈が浮いているだけでは気虚，陰虚，陰虚陽亢を区別することは難しいよ。これらを区別するためには他の所見が必要となってきます。

松岡：はい，わかっています。細脈なので陰虚もしくは血虚の可能性があり，69歳の女性ということを考えると閉経後なので血虚より陰虚の可能性が高いと思います。

灰本：そうですね。では，陽亢はあるだろうか？　脈はそれほど強く浮いているわけではないけど。
松岡：漢方問診に口渇なし，顔面のほてりなしとあるので陽亢はないと思います。
灰本：おぉ，松岡君，よく勉強しているね。今みたいに脈診と問診を順番に追っていけば身体のなかの気の流れが理解できていきます。
　それでは陽亢はないようだが，どうして脈は浮いているのだろう？
松岡：病態の中心が膈より上にあるのか，気虚があるのかだと思います。
灰本：そうだね，病態の中心は膈より上にありそう（図3-②）。この患者さんの脈はそんなに弱くないから気虚はあっても比較的軽いと思います。
　じゃ，滑脈は何を表す？
松岡：滑脈は湿があるからでしょうか？
灰本：そう，湿があると滑になるし（図3-⑧ p.76），外殻に寒邪が張り付いてそれを吹き飛ばそうとして胃気が鼓舞されると一部の気は肺→心→脈管へ強く流れ，脈が滑になります。しかし，この症例では発熱はないし，外殻に寒邪が張り付いたようにも見えないから，おそらくこの滑脈は湿の可能性があります。下腿の軽い浮腫を表しているかもしれませんね。もう1つの可能性は喘息では肺の宣散と粛降が亢進するから，胃気もパワーアップされて肺→心まで行くので脈外の気も亢進して滑脈となる（図1-⑧ p.22）。
　ここまでをまとめてください。北澤君。
北澤（ベテラン薬剤師，漢方初心者）：外殻に寒邪の外束はなく，病態の主体が膈よりも上にあり，湿や軽い陰虚や気虚もあるかもしれない，肺の宣散と粛降も亢進している，それでよいでしょうか？
灰本：まあ，そんなところだね。
　他に脈について何か質問はありますか？　鈴村さん。
鈴村（中堅薬剤師，漢方初心者）：ひとつ質問してもいいですか？
灰本：どうぞ。
鈴村：ありがとうございます。浮脈であれば外邪の存在や病態の中心が膈よりも上にあると習いましたが，この方の脈は寸・関は浮なんですが，尺脈は沈となっています。これはどう考えたらいいのでしょうか？
灰本：なるほど，尺脈の浮沈についてですね。実は尺脈が浮くことはそんなに多くありません。沈んでいる状態が平常と考えてよいです。腎が弱ってくるとむし

ろ尺脈が浮いてくる印象があります。江部先生の教科書にもそのように書いてあります。
　基本的に浮脈を考えるとき，たとえば陽亢しているのかどうかは，寸・関脈が浮いているか，そういう脈が左右に複数でているかどうかで判断してよいです。重要なのは浮いてる箇所の数が多いということです。左右の寸・関の4カ所のうち2～3カ所以上浮いていないと陽亢しているとは考えにくいね。
鈴村：なるほど，多数決を取るということですね！
灰本：多数決……，まあ，そうだね。陽亢では脈はしっかりと浮いている，強い脈です。指でそっと触れただけ，決して圧迫しないで触指するのが浮脈の診断のコツです。

舌診と問診を加えて処方を考える

灰本：では，次に舌診はどうかな？　北澤君。
北澤：はい，やや乾燥しているのでやはり陰虚傾向だと思います。淡紅なのでやや熱があるのかなぁというところだと思います。
灰本：そんなに特徴的な舌証ではないねー。この舌は淡紅で，紅じゃないから陰虚は少しあるかもしれないが，熱があるとはいえないんじゃないか。他に熱の情報がありますか？
北澤：問診では口渇もほてりもありません。確かに陰虚や熱があるとはいえませんね。
灰本：次に，腹証は心下，両側胸脇部にH（1＋），T（1＋）となっていますが，喘息でこれだけ咳が長く続いていると，さすがにそのあたりの筋肉が硬くなり圧痛も出てきます。腹診から咳が比較的強かったことを示すけど，強い咳がある場合，H（1＋），T（1＋）でも心下に飲があるとはいえないね（**図7-②** p.159）。
　それでは今までの情報から，どのような処方を出すかを考えていきましょう。咳と喘鳴が一緒にある患者に使う処方は多くはありません。耕基先生なら何を処方しますか？
耕基（中堅内科医，漢方初心者）：軽い陰虚だとして，喘鳴がなかったら滋陰清熱を考えて滋陰降火湯（じいんこうかとう）がいいかと思います。

第14章 感冒の咳に効いてますか？ 麻杏甘石湯

灰本：なるほど，滋陰清熱が必要となる患者は現代の日本人には多いので大切な考え方だね．他には？
耕基：喘鳴が聞こえてしまうと，気管支を広げる意味でも麻黄の入った麻杏甘石湯もしくは五虎湯を出したくなりますね．
灰本：確かにそうだね．他にはないかな？　鈴村さん．
鈴村：そうですね〜．薬局でよく患者さんに出すのは今出た処方かな〜．
灰本：たとえば少し湿があるとして小青竜湯は使えるかな？
鈴村：小青竜湯……．咳で使いますか……？
加藤：鈴村さんは鼻水の薬と思っていませんか．小青竜湯を鼻水に使うのは応用であって本筋ではないですよ．『傷寒論』の小青竜湯には鼻水とはまったく書いていません．下に記載してある条文には咳する者，喘する者にと書いてあります．咳と喘鳴が本筋なんだよ．心下の圧痛や抵抗が少しあるからこれを「心下有水気」と捉えて処方することも可能だとは思うけど，小青竜湯は処方構成から見ると温める方向性（乾姜，細辛）と乾かす方向性（半夏，乾姜）のある処方だから，この症例に合うかどうかは疑問です．

(傷寒・太陽病中40) 傷寒表不解，心下有水気，乾嘔，発熱而咳，或渇，或利，或噎，或小便不利，少腹満，或喘者，小青竜湯主之．
【小青竜湯方】麻黄（去節）　芍薬　細辛　乾姜　甘草（炙）　桂枝（去皮）各三両　五味子半升　半夏半升（洗）
(傷寒の病に罹り，いまだに表証がとれておらず，さらに心下には水飲が停留しており，そのために乾嘔，発熱して咳嗽，あるいは口渇し，あるいは下痢し，あるいは咽がつかえ，あるいは小便の出が悪く，少腹（臍から下腹部にかけて）が膨満し，あるいは息が喘する場合は，小青竜湯で治療する)

灰本：この症例と小青竜湯の条文とはどこが合わないですか？
加藤：たとえば発熱はないですし，半升ほど大量の半夏が必要になるほど痰は出ていないし，心下の圧痛も強くないし，小便不利とか少腹満もないですね．構成生薬を見ても温める生薬（麻黄，桂皮，乾姜，細辛）のほうが多いので．
灰本：確かにそういえるね．小青竜湯は強力に温め，それに心下の痰飲も強力に除こうとする処方だね．この症例に処方したら体が乾燥し過ぎて症状が悪化しそ

うだね。

　『金匱要略』の小青竜湯には「病溢飲者」，つまり水（飲）があふれ出ると書いてあって，小青竜湯を使う場合には水が多いというイメージがあるよね。最近の日本では小青竜湯を使うような患者さんは少ないように思う。日本は圧倒的に陰虚傾向の人が多いし，鼻炎でも陰虚陽亢の鼻炎が多いから小青竜湯がばっちり合う患者さんはかなり少なくて，むしろ陰虚を悪化させる結果となる。私は小青竜湯にそんな印象をもっているけど，加藤君はどう思う？

加藤：はい，私も灰本先生の言う通りだと思います。ドラッグストアでよく鼻炎や花粉症に小青竜湯が良いと販売されていますが，言われているほど効いていませんし，「病溢飲者」という症例はほとんど見たことがないです。『傷寒論』『金匱要略』が書かれた時代や風土が今の日本とはまったく異なるのではないかと思っています。

灰本：その通りだね。『傷寒論』『金匱要略』は寒冷化した中国，つまり亜寒帯の治療法と考えられています。

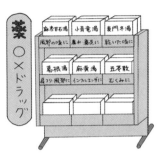

麻杏甘石湯がカゼの咳に効くというが…？

　では，小青竜湯ではないとして，他に何か使えそうな処方はあるかな？　加藤君。

加藤：そうですね，あとは中医学的に五磨飲子（『医便』檳榔子・枳実・烏薬・木香・沈香）などでしょうか？

灰本：う〜ん，オタクな処方だね。私も昔はよく使いました。理気剤ばかりで成り立っているので，中医学的には肝咳，つまりストレス咳などに使う感じかな。中医学の肝咳は経方医学では膈不利に近いのだけど，膈不利はストレスだけが原因とはいえません。膈不利の咳は「超えていけ経方医学」で症例検討しましょう。

無熱，有汗，喘がキーワード

灰本：この症例の「喘する者」「熱がない」「汗が出る」に何を使うかということになりますね。

第14章　感冒の咳に効いてますか？　麻杏甘石湯

加藤：付け加えると「熱がない」ということは「汗は出ている」ということになります。寒邪があって微熱で汗が出ている場合は桂枝湯となります。しかし，この症例は「汗が出る」「熱がない」「喘する者」となりますから桂枝湯は違います。
北澤：以前に**症例検討会⑧**で検討した麻黄湯も汗は出ない，熱が高いのが必須ですから違います。私は麻杏甘石湯もしくは五虎湯がよいかなと思います。
灰本：そうですか。では，麻杏甘石湯の条文を少し見てみよう。北澤君，読んでみて。
北澤：はい，麻杏甘石湯の条文は『傷寒論』に1つの条文だけです。発汗後と下した後の2条文あるように見えますが，内容は同じです。

● **麻黄杏仁甘草石膏湯（麻杏甘石湯）**

(傷寒・太陽病中63) 発汗後，不可更行桂枝湯。汗出而喘，無大熱者，可与麻黄杏仁甘草石膏湯。
(傷寒・太陽病下162) 下後，不可更行桂枝湯。若汗出而喘，無大熱者，可与麻黄杏子甘草石膏湯。
(太陽病の患者を発汗させた後〈攻下法を行った後〉は，再び桂枝湯を用いてはいけない。もし汗が出て息が喘ぎ，発熱がそれほどひどくない場合は，麻黄杏仁甘草湯で治療するとよい)

灰本：ありがとう。麻杏甘石湯の条文はこれしかないですから，この条文に当てはまれば麻杏甘石湯が妥当だということになります。
　原典には「汗出而喘，無大熱者」とあるので汗が出て，熱はほとんどなく，喘鳴がある人には麻杏甘石湯を処方するということになります。『万病回春』の五虎湯（麻杏甘石湯＋桑白皮）の条文も「喘急者」とあり，やはり同じ使い方です。

● **五虎湯**

(万病回春・喘急) 傷寒喘急者，宜発表也。五虎湯，治傷寒喘急。
(傷寒の病に罹り，息が急激に喘ぐ者は，その表邪（寒邪）を吹き飛ばすとよい。五虎湯にてそれを治療する)

　実際にこの症例に使用したエキス剤Aは麻杏甘石湯エキス（コタロー，6.0g/分3）です。喘息症状のある方には非常によく効きます。

麻杏甘石湯の生薬とその作用点

灰本：治療の前に，どのように喘息が発症するかです。西洋医学的にも喘息はしばしばカゼの後に発症します。この条文は太陽病ですから，まず，寒邪が外殻に取り付いて，それが皮・肌から内陥して，膈，胸，肺へと伝搬して行きます。すると，胃気がパワーアップして肺で寒邪とぶつかり，邪正闘争が起こり，肺に熱が発生する。その肺の熱とパワーアップした胃気は肺の宣散と粛降を亢進して，喘鳴が発症する。そんな仕組みです（図14-①p.277）。

それでは，どんな生薬で喘息を治すか，耕基先生どうですか？

耕基：杏仁と石膏は下向きベクトルだから吸期を助けて，麻黄は上向きベクトルだから呼期に働いて喘息に効くんじゃないですか。

灰本：ところが，それが逆なんだな。加藤君，説明してください。

加藤：肺は自分では動きません。動かすのは膈です。麻黄の宣散とは膈が収縮することです。ドーム状の膈が収縮すると膜は下がって平坦となって肺が膨らみ吸気となる。麻黄はそれを助ける。逆に粛降とは膈が弛緩すること，つまり膈が上がりドーム状となって肺は縮み呼気となる（図14-②p.277）。杏仁と石膏は呼気を助ける。麻杏甘石湯の構成は，宣散（吸期）では麻黄1種類の生薬に対して粛降（呼期）は杏仁と石膏の2種類の生薬が入っている。喘息は吸気よりも呼気が苦しいのですね。よく考えられた処方です（図14-②）。

鈴村：私も麻黄は空気が上向きの呼期で，杏仁と石膏は下向きの吸期に効くんじゃないかと思っていたんですが，肺は逆なんですね。

加藤：江部先生の『経方医学』3巻には「肺の収縮と拡張は一般の臓器と一見逆になっている」と書いてあります（図14-②）。

灰本：その通りです。ところで，麻杏甘石湯の間違った使い方についてちょっと話しておきます。昔，中医学をやっていた頃，肺熱に使うと教科書に書いてあって長引く咳にしばしば麻杏甘石湯を使いましたが，ほとんど効きませんでした。『傷寒論』には「喘」と書いてありますが，「咳」とは書いてありません。原典に戻ってしっかり読むことが大切です。

2千年以上昔の漢方医が麻杏甘石湯の4つの生薬の組み合わせをマジックのように思いついたはずはありません。試行錯誤しながら生薬を組み合わせ，それを

第 14 章　感冒の咳に効いてますか？　麻杏甘石湯

多くの症例に使って出来上がったのが麻杏甘石湯で，咳ではなく喘です。しっかりと覚えておきましょう。

もう 1 つの麻杏甘石湯

灰本：最後に，麻杏甘石湯のもう 1 つの顔も覚えておいてください。杏子湯(きょうしとう)です。加藤君，原典を解説して。
加藤：杏子湯は麻杏甘石湯の別名で，『金匱要略』の水気病篇に出てきます。水気病というのは水が原因で起こる病態の総称です。

（金匱・水気病第十四 26）水之為病，其脈沈小，属少陰。浮者為風。無水，虚脹者為気。水，発其汗即已。脈沈者，宜麻黄附子湯。浮者宜杏子湯。
（これ水の病のため，その脈沈にして小，少陰に属し，風〈邪〉のために脈浮になる者，水はないが腫れる者〈虚脹〉は気によって起こる。水そのものが原因の場合は，発汗させれば自ずから癒える。脈沈の者には麻黄附子湯がよく，脈浮の者には杏子湯〈麻杏甘石湯〉がよい）

　杏子湯（麻杏甘石湯）の麻黄が「横ベクトル」として胃気を肌へ送り出し水を動かし，杏仁が「下向きベクトル」として肌から心下まで肌の水を落とします。さらに石膏が心下から小腸へ水を落とし尿などにして排泄するというメカニズムです。**図 2-②** p.56 と**表** p.57 をもう一度見てください。
灰本：ありがとう。症例検討会で何度も出てくるベクトル薬は経方の基本中の基本です。経方医学を編み出した古代の医師の考えを江部先生が現代に甦らせました。麻杏甘石湯は浮腫にも使えること，その原理は越婢加朮湯と同じであることをよく理解してください。
　一見違う処方に見えても，経方医学では底辺に流れている解剖，生理，病理，薬理はまったく共通です。ここに江部先生の経方医学のすごさがあります。私がアインシュタインの相対性原理に相当すると言った意味が理解できるでしょう。

　「わかりません経方医学」は今回で終了です。次回からは「わかってきたかも

経方医学」の症例検討会シリーズとなります。1ランク上の経方医学が楽しめますよ。皆さん，もう一歩，経方医学を深めましょう。

症例検討会⑯

灰本ポイント 麻杏甘石湯（図14-①，②）

❶麻杏甘石湯はカゼ症候群や肺炎の咳に効かない。喘息が適応。
❷原典は「汗出而喘，無大熱者（汗が出て喘して高熱がない）」
❸麻黄は宣散（膈が収縮，肺が膨らむ，吸気），杏仁と石膏は粛降（膈が弛緩，肺は縮む，呼気）。粛降薬が2つ＞宣散薬が1つ，呼気を助けるのに力点。
❹麻杏甘石湯の二面性。肌水を取る越婢加朮湯（麻黄＋石膏＋白朮）と同じ原理。

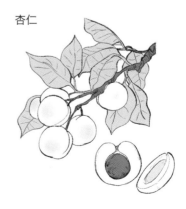

杏仁

付録

(初出：Φυτο, Vol.2, No.3, 2000)

胃部不定愁訴における漢方治療の臨床疫学研究

漢方薬対西洋薬治療の無作為化比較試験，漢方4処方の有効要因

名古屋百合会（灰本 元・松久栄四郎・林 吉夫・平松秀樹・杉田洋一・森 晃基・間瀬定政）
若井建志
名古屋大学大学院医学研究科予防医学／医学推計・判断学

はじめに

　漢方薬を用いて治療する場合，症状症候分析→鑑別診断→処方の選択と加減→効果の判定→無効な場合最初に戻って繰り返す，という作業を頭の中で行っている。そのようなたゆまない経験の蓄積から，例えば「胃が重い，膩苔，滑脈」→湿症→平胃散というような図式ができあがっている。これは見方を変えると膨大な多変量の解析を人間の頭脳が行っていることでもあり，したがって図式は間違えだらけの先入観かもしれない。人間の頭脳ではせいぜい二変量くらいしか扱えないからである。

　従来の漢方のあり方に疑問を感じた名古屋百合会では，6年前から漢方の臨床疫学研究に取り組んでいる。すでに膩苔，歯痕などの舌象に関する研究や五苓散の有効と無効条件を探る研究は『フィト』やその他の雑誌に掲載してきた[1,2,3]。臨床疫学という方法論を漢方治療分野へ導入したのは，われわれの五苓散研究が歴史的に初めてであり，この方法論が漢方治療の科学化に極めて有意義であることが示された[3]。すなわち，雨の前の日に起こる頭痛は五苓散がオッズ比16という驚くほどの高値で有効であり，その場合の有効率は90%にも及ぶ。長い漢方の歴史でもこのような発見はなされなかったということは重大である。逆に五苓散が有効である頭痛患者にはむくみ，下痢，胃が重い，めまいなどのオッズ比に有意なものはなかった。重大な症状症候を見落として，意味がない症状症候，例えばむくみなどを後生大事に五苓散有効要因として錯覚し続けてきたことになる。漢方の歴史というのはこのような錯覚の歴史でもある。

そのような錯覚から脱錯覚して現実化に向かうのが21世紀の漢方のあり方とわれわれは考えている．今回，名古屋百合会ではおそらく実地臨床では一番患者数が多い胃部不定愁訴について臨床疫学研究を行った．

臨床疫学という方法を漢方研究へ応用するにはそれぞれの疾患によって独自の様々な工夫が必要である．今回の胃部不定愁訴の臨床疫学研究では以下のように五苓散研究とは違った研究デザインを組んだ．①漢方治療を漢方界だけではなく開かれた治療とするために，西洋医学治療で最も多く処方されている H_2 拮抗薬のタガメット＋粘液分泌促進薬のセルベックス併用処方群（コントロール群）と漢方処方群との有効性を比較するため無作為化比較試験を行った．②代表的な漢方処方を4つ選択し，その間の有効要因と無効条件を臨床疫学的に分析した．③「胃部不定愁訴の治療による変化」という客観化しづらい臨床的現実をできる限り客観性を保つことに腐心した．以上の3点が今回の研究のポイントになった．

特に③には最も重要な問題をはらんでいる．一般的にはnon-ulcer dyspepsia (NUD) といわれるこの疾患では効果はあくまで主観的評価をせざるを得ないので，薬以外の心理要因も紛れ込みやすく，したがってplacebo効果も発現しやすく，本来無効な症例でもやや有効か有効になってしまう．それに漢方医は漢方処方に対する思い入れが強いので，無効にも関わらずやや有効と考えてしまいがちになる．しかし，たとえplaceboとしても主観的に症状が改善すれば有効といわざるを得ない．

そのような背景を前提として統計解析の俎上に載せる場合，処方が有効であったか無効であったかは最大の問題である．そこで，まず研究デザインで述べるような可能な限り客観性を保つためにいくつかの工夫を行った．まず，胃部不定愁訴専用問診票を作成した．さらに最終効果判定は主治医が行わずに，問診票を治療に無関係で患者個人とも面識がない第3者機関（薬剤師2人）に判定させた．日本では，このような念入りな工夫は，NUDや慢性胃炎における西洋医薬の治療研究でもほとんど例を見ない．

このような欲張った研究デザインの結果，無作為化比較試験には予想以上に多くの症例登録が必要なこと，予想よりあまりに有効率が高かったので有効無効条件をより明確化するにはさらに数倍の症例数が必要なことなど反省点は多々あるが，胃部不定愁訴に対する漢方治療の先駆けとなる結果が得られた．

方法と研究デザイン

1. 症例，研究期間，参加医療機関

　胃部不定愁訴を主訴として来院した患者で，初発例の場合には1カ月以上連続して症状が続く症例，再燃再発を繰り返す場合には少なくとも3カ月以上前から症状が連続または断続的にある症例を対象とした。そのうち，少なくとも2週間以上治療の経過観察可能であった症例だけを対象とした。原則として潰瘍と癌を胃カメラ，胃透視で除外した。また明らかに心身症的な患者や精神科領域の不定愁訴患者は研究対象からは除外した。

　研究期間は2000年1月から7月末までで，研究参加医療機関は名古屋百合会所属の6医療機関であった。

2. 処方とその方法

(1) 投薬の方法

　この研究の目的，投薬期間，それぞれの処方の効能，処方変更の意義などを患者に説明し，患者の同意を得て以下のような投薬方法を行った。

　コントロール群処方患者（タガメット400mg分2錠剤＋セルベックス1.0～1.5g分2～分3，セルベックスは粉末でもカプセルでも可）と漢方群処方患者は，その数が1対2の割合になるような乱数表を用いて無作為に投薬した。

　それぞれの処方の効果判定までの投薬期間は1～2週間とした。

(2) 漢方4処方

　漢方処方は中医学と日本漢方で最も多く処方される平胃散エキス，半夏瀉心湯エキス，柴胡桂枝湯エキス，人参湯エキスの4処方を選択した。このうちどれを投薬するかは，それぞれに医師の判断に任せたが，**表1**に示した大まかな目安を共通認識とした。漢方処方はすべて単独投薬で併用はしなかった。各エキスの使用量は分2～分3で，主治医の判断に任せた。

(3) 漢方処方の変更

　漢方処方は1回目の処方結果，臨床的に無効と判断したときには一度だけ処方を変更可能とした。同一患者では1回目の処方と変更した処方の2処方を登録して，解析した。

付録

表 1　漢方 4 処方の大まかな目安

コントロール	タガメット 400mg 分 2 ＋セルベックス 1.0 〜 1.5 g 分 2 〜 3 セルベックスは粉末でもカプセルでもよい
人参湯	冷える，冷えると悪化，触診で冷たい，痛い
平胃散	重い，もたれる，はる，つかえる，膩苔，歯痕
半夏瀉心湯	はる，つかえる，吐き気，心下部の圧痛と抵抗，膩苔
柴胡桂枝湯	ストレス，腹直筋や胸脇部の緊張，腹部が堅い，痛い

3．問診票，身体所見の調査

(1) 胃部不定愁訴について

　様々な訴えがあるが，できるだけ患者の生の表現に近い愁訴を 10 種類選択した。「胃がもたれる」「胃が痛い」「胸やけがする」「吐き気がする」「胃の冷えた感じがある」「胃が重い」「胃が脹る」「胃がつかえる」「食欲がない」「げっぷがよく出る」の 10 種類である。これらを投薬前に専用問診票を用いて調査した。

(2) 一般問診票

　すでに報告した方法に準じて[2,3]，食生活に関する事項 15 項目，飲酒と喫煙に関する 6 項目，胃部以外の漢方的問診 67 項目，婦人科領域に関する 7 項目を，専用問診票を用いて投薬前に調査した。

(3) 身体所見の調査

　一般的身体所見の 5 項目（身長，体重，最高血圧，最低血圧，脈拍），脈象に関する 4 項目，腹象に関する 8 項目，舌象に関する 10 項目，その他（顔色など）3 項目を投薬前に調査した。

　腹象は心下，中脘，下脘の圧痛，胸脇部の抵抗と圧痛を強，中，軽，無の 4 択で，腹直筋の緊張，上腹部全体の堅さを強，普通，軟弱の 3 択で，振水音，上腹部の冷感（触診）を有，無の 2 択で記載した。

　脈象は弦，滑，細を有，無の 2 択，脈力を強，中，弱の 3 択で記載した。舌象の記載はすでに報告した方法に準じた[2]。

4．効果判定に関する客観性の確保

　最も苦労したのは，胃部不定愁訴というあくまで主観的症状の変化をどのよう

に客観化し，効果判定の客観性を確保するかであった。漢方研究の根幹に関わる要件なので，念には念を入れた方法を用いた。

(1) 胃部不定愁訴専用問診票の工夫

投薬前，投薬後，漢方処方変更後にそれぞれ10項目の胃症状の変化を患者に記載してもらった。同時に個々の症状の変化だけでは愁訴全体の変化を捕らえきれないので，「全体として薬を飲む前の症状を10とすると，今残っている症状はいくつになりますか？」という問診項目を設け，患者に数字で答えさせた。

(2) 最終効果判定の工夫

最終効果判定は主治医が行わなかった。治療に携わっておらず患者個人とも面識がない第三者機関（薬剤師2人）が，問診票だけを頼りに判定した。第三者機関は処方内容を知らされていなかった。判定基準は彼ら独自のものを用い，主治医には研究が終わるまで知らされなかった。

第三者機関の効果判定は患者が記入した全体の改善度（10→X/10）を主な根拠として，著効（3/10未満の改善），有効（6/10までの改善），やや有効（7/10までの改善），無効（8, 9, 10/10）に分類した。迷った場合には，より効果がない方向へ判定した。

5. 統計学的解析

分析1：コントロール処方群と漢方4処方群との有効性に統計的有意差があるか否かχ二乗検定を行った。

分析2：漢方4処方の有効性に関係する因子を検討した。unconditional logistic model を用いて，それぞれ処方の有効性についての性・年齢調整オッズ比を算出した。

解析にはSAS統計パッケージを用いた。ここでのオッズ比とは基準となる場合またはある特性がない場合（オッズ比=1）と比較して何倍程度有効性が出現しやすいかを示す指標である。

結果

1. 症例数，年齢，性比および胃部不定愁訴の頻度

全症例，コントロール群，漢方処方群の症例数と男女割合を**表2**に示した。

付録

平均年齢は 55 〜 56 歳で，どの群でも女性の方がかなり多かった。両群間で性，年齢分布に有意差を認めなかった。
　胃部不定愁訴の内訳を**表3**に示した。患者は全例複数の胃症状を抱えていたが，「胃が重い」「胃がもたれる」が圧倒的に多く，約80%の患者が訴えていた。次

表2　症例数，年齢，性別

	全症例			コントロール群			漢方処方群		
	症例数	割合	平均年齢	症例数	割合	平均年齢	症例数	割合	平均年齢
男	48	34.8%	54.9 ± 15.9	14	28.6%	55.6 ± 15.4	34	38.2%	54.6 ± 16.2
女	90	65.2%	56.2 ± 14.2	35	71.4%	56.3 ± 14.3	55	61.8%	56.2 ± 14.3
合計	138		55.7 ± 14.8	49		56.1 ± 14.5	89		55.6 ± 15.0

表3　胃部不定愁訴の内訳

症状		全症例			コントロール群			漢方処方群		
		なし	あり	有症状率	なし	あり	有症状率	なし	あり	有症状率
胃もたれ	男女計	31	107	77.5%	11	38	77.6%	20	69	77.5%
胃痛		64	74	53.6%	18	31	63.3%	46	43	48.3%
胸焼け		82	56	40.6%	33	16	32.7%	49	40	44.9%
吐き気		104	34	24.6%	40	9	18.4%	64	25	28.1%
胃が冷える		120	18	13.0%	45	4	8.2%	75	14	15.7%
胃が重い		27	111	80.4%	7	42	85.7%	20	69	77.5%
胃が脹る		60	78	56.5%	24	25	51.0%	36	53	59.6%
胃つかえる		77	61	44.2%	33	16	32.7%	44	45	50.6%
食欲ない		101	37	26.8%	35	14	28.6%	66	23	25.8%
ゲップ		100	38	27.5%	36	13	26.5%	64	25	28.1%
合計		138人			49人			89人		

に「胃が脹る」「胃が痛い」の順に症状が多かった。逆に「胃が冷える」「吐き気がする」「食欲がない」は少ない傾向にあり，特に「胃が冷える」はかなり少ない（13%）ことがわかった。

コントロール群と漢方処方群を比べて，胃部不定愁訴の10症状のうち9症状に有意差はなかったが，「胃がつかえる」のみコントロール群で少なく，有意差があった（p=0.043）。

2. 処方と有効率（表4，5，6-1，6-2）

第1回目の処方はコントロール群49例，漢方処方群89例であった（**表4**）。漢方4処方の内訳は平胃散39例，半夏瀉心湯26例，柴胡桂枝湯16例，人参湯8例であった。漢方処方群では患者が満足しない場合に1回だけ変更できる。漢方を変更して処方したのは89例中20例（22.5%）で，内訳は柴胡桂枝湯7例，半夏瀉心湯6例，平胃散4例，人参湯3例であった（**表5**）。人参湯は第1回目も2回目も最も少なかった。処方変更の動向は1回目で平胃散や半夏瀉心湯が無効なので，お互いへの変更（平胃散⇔半夏瀉心湯）や柴胡桂枝湯への変更が多かった。

第1回処方の効果判定を**表4**に示した。著効＋有効例とやや有効＋無効例の症例はそれぞれコントロール群で32，17例，漢方処方群で65，24例。著効＋有効を有効，やや有効＋無効を無効と考えると，コントロール群の有効率65.3%，漢方処方群の有効率73.0%で，統計学的有意差はなかった（P=0.34）。

第1回処方と第2回処方を合計すると，コントロール群49例，漢方処方群109例となった（**表6-1**）。この場合，漢方処方群の有効率は68.8%で，処方を変更しても有効率が上がるわけではないことを示している。全体でコントロール群との有効率を比較しても統計学的有意差はなかった（P=0.64）。処方を変更した20例では有効率は50%で（著効＋有効10例，やや有効＋無効10例），2回目の処方では1回目より有効率が落ちることが分かった。

これらの有効率を**表6-2**にまとめた。また，それぞれの処方の有効率は平胃散72.1%，半夏瀉心湯75.0%，柴胡桂枝湯60.9%，人参湯54.5%であった。

付録

表4 第1回目の漢方処方

第1処方	症例数	著効	有効	著効+有効	やや有効	無効	やや有効+無効
コントロール	49	12	20	32	9	8	17
人参湯	8	1	3	4	3	1	4
平胃散	39	8	21	29	5	5	10
半夏瀉心湯	26	6	14	20	4	2	6
柴胡桂枝湯	16	5	7	12	3	1	4
漢方処方合計	89	20	45	65	15	9	24

表5 第2回目の漢方処方（漢方を変更した症例）

第2処方	症例数	著効	有効	著効+有効	やや有効	無効	やや有効+無効
人参湯	3	2	0	2	0	1	1
平胃散	4	1	1	2	2	0	2
半夏瀉心湯	6	2	2	4	0	2	2
柴胡桂枝湯	7	2	0	2	3	2	5
漢方処方合計	20	7	3	10	5	5	10

表6-1 漢方処方全体（第1回目+第2回目）

合計	症例数	著効	有効	著効+有効	やや有効	無効	やや有効+無効
コントロール	49	12	20	32	9	8	17
人参湯	11	3	3	6	3	2	5
平胃散	43	9	22	31	7	5	12
半夏瀉心湯	32	8	16	24	4	4	8
柴胡桂枝湯	23	7	7	14	6	3	9
漢方処方合計	109	27	48	75	20	14	34

表6-2 有効率の比較

		症例数	有効	無効	有効率
	コントロール群	49	32	17	65.5%
漢方処方群	第1回処方	89	65	24	73.0%
	第2回処方	20	10	10	50.0%
	第1回＋第2回	109	75	34	68.8%
	漢方総合	89	75	14	84.3%

3. 漢方処方の有効と無効要因（表7, 8, 9）

　漢方処方について、有効例と無効例の臨床疫学的検討を行った。オッズ比とはそれぞれの処方では要因なしに比べ要因ありでは何倍程度有効かを示す。そして95%信頼区間に1.0が入らない場合には統計的に有意である。表には多くの要因分析の結果，有意差がある要因だけを表示した。なお＊は有意ではないが傾向がある（p<0.1）要因を示した。表内の分数は分母は症例数，分子は有効数を示す。

　柴胡桂枝湯もやや症例が少なかったが，参考として提示した。また，人参湯を処方した症例が少なかったので統計的解析はできなかった。

(1) 平胃散（48例，表7）

　平胃散が有効な要因は，男，耳が遠い，足がしびれる，塩辛いものが好き，脂っこいものが好き，腹がごろごろしない，胸が苦しくない，脈力中などであった。特に男，足がしびれるではオッズ比が高かった。足がしびれるに意味があるかどうかは分からないが，平胃散が男に有効であることは重要である。

　身長，体重については，参加症例の平均値をほぼ2分して比較した。身長156cm以上（オッズ比7.33），体重54kg以上（オッズ比9.09）でオッズ比が有意に高かった。しかし，BMIについては22を境に2分して比較したが有意差はなかったので，肥満は有効因子と考えにくい。体重と身長が大きいことは男性に有効を示していると考えられる。

　また，食生活要因では「塩辛いものが好き」「脂っこいものが好き」だけが意味があったが，これだけでは和風洋風食生活の判別は難しい。

　最も一般的な平胃散の目標である「胃が重い」「胃が脹る」，心窩部の圧痛，膩苔，滑脈などの要因は，すべてオッズ比に統計的有意なものはなかった。

付録

表7　平胃散の有効・無効因子

	要因	a	b	オッズ比	95% 信頼区間
平胃散	性別	女（19/31）	男（12/12）	999	0～999
	塩辛いもの	すき（26/31）	きらい（5/12）	0.14	0.03～0.61
	脂っこいもの	好き（21/25）	きらい（10/18）	0.24	0.06～0.98
	耳が遠い	いいえ（25/37）	はい（6/6）	999	0～999
	胸が苦しい	いいえ（30/39）	はい（1/4）	0.10	＊0.01～1.08
	足しびれ	いいえ（26/38）	はい（5/5）	999	0～999
	腹がごろごろ	いいえ（22/26）	はい（9/17）	0.21	0.05～0.85
	身長	155cm以下（9/18）	156cm以上（22/25）	7.33	1.61～33.5
	体重	53kg以下（11/21）	54kg以上（20/22）	9.09	1.68～49.1
	脈の強さ	弱（6/12）	中（23/28）	4.60	1.04～20.4
	BMI	≦22（15/24）	＞22（16/19）	2.50	0.50～11.6

(2) 半夏瀉心湯（35例，表8）

　半夏瀉心湯が有効な要因は，げっぷが出る，牛乳を飲まない，コーヒーを飲まない，耳が遠い，舌苔が白い，脈力中，胸脇部の圧痛なし，腹直筋の緊張弱い，上腹部全体が軟弱，であった．舌苔色，脈力以外は統計的意味があるオッズ比となっている．つまり，症状ではげっぷが出る，症候では胸脇部圧痛がない，腹直筋緊張がない，上腹部が柔らかい，があれば有効率が高くなることを示す．食生活では和風な場合に有効なのかもしれない．

　ここでも，半夏瀉心湯の一般目標である胃が脹る，心下痞，膩苔などは統計的に有意ではなかった．特に心下痞には着目し，同時に腹診で心下痞鞕の半定量的な判定を行ったが，統計的に有意ではなかった．

表 8　半夏瀉心湯の有効・無効因子

	要因	a	b	c	オッズ比	95%信頼区間
半夏瀉心湯	げっぷ	出ない (16/24)	でる (8/8)		999	0〜999
	牛乳	毎日飲む (10/17)	飲まない (14/15)		9.80	1.04〜92.7
	コーヒー	毎日飲む (9/16)	飲まない (15/16)		11.7	1.23〜111
	耳が遠い	いいえ (16/24)	はい (8/8)		999	0〜999
	舌苔色	白 (22/27)	白以外 (2/5)		0.15	*0.02〜1.11
	脈の強さ	弱 (5/10)	中 (17/20)		5.67	*0.99〜32.4
	胸脇部の圧痛	なし (18/18)	軽 (4/6)		0.00	0〜999
		なし (18/18)		強，中 (2/8)	0.00	0〜999
	腹直筋の緊張	軟弱 (9/9)	普通 (14/20)		0.00	0〜999
		軟弱 (9/9)		強 (1/2)	0.00	0〜999
	上腹部全体の堅さ	軟弱 (8/8)	普通 (15/22)		0.00	0〜999
		軟弱 (8/8)		強 (1/2)	0.00	0〜999

(3) 柴胡桂枝湯（26例，表9：参考）

柴胡桂枝湯では症例が少ないので参考提示としたい。

柴胡桂枝湯の有効要因は，寒がりではない，足腰が重くない，塩辛いものが嫌い，口が粘らない，夜間尿1回以下，脈が弦，顔のくすみがない，胸脇部の圧痛が中または強などであった。ストレス要因との関連は見られなかった。

弦脈と胸脇苦満（他覚的）はこの処方の一般的目標でもあるので，症例を重ねて検討する必要がある。

付録

表 9　柴胡桂枝湯の有効・無効因子（参考）

	要因	a	b	c	オッズ比	95%信頼区間
柴胡桂枝湯	塩辛いもの	好き（7/19）	嫌い（7/9）		6.00	*0.97〜37.3
	寒がり	いいえ（9/10）	はい（5/18）		0.04	0.004〜0.43
	口が粘る	いいえ（12/19）	はい（2/9）		0.17	*0.03〜1.04
	足膝重い	いいえ（14/23）	はい（0/5）		0.00	0〜999
	夜間尿回数	1回以下（12/18）	2回以上（2/10）		0.13	0.02〜0.78
	脈弦	なし（8/21）	あり（6/7）		9.75	*0.98〜96.6
	顔のくすみ	なし（14/23）	あり（0/5）		0.00	0〜999
	胸脇部の圧痛	なし（2/11）		強，中（9/13）	10.1	1.47〜69.9

オッズ比：因子aを1とするとb，cでは何倍くらい各処方が効きやすいか
＊：統計的有意な傾向がある（p<0.1）
オッズ比の999では「bのとき全例有効」，0.00では「aのとき全例有効，またはbのとき全例無効」
表7・8・9の（　）内の数字の分母は症例数，分子は有効症例数を示す

考察

1. 西洋医学治療と漢方治療の有効性比較

　今回の研究では一度に2つの研究，すなわち（1）西洋医学治療と漢方治療との有効率の比較，（2）漢方4処方の有効（無効）要因の解析を同時に行ったが，思いのほか症例が集まらなかったことと予想以上に有効率が高かったことが統計的解析に大きく影響した。それで（1）については満足な結果が得られたが，（2）は欲求不満となるような結果しか得られなかった。それでも平胃散，半夏瀉心湯の2処方についてはおよその処方目標がつかめたと考えられる。有効率が70%を超えるような条件では処方の有効要因を探すためにはさらに数倍の症

例数が必要である。

また，漢方処方の有効（無効）要因が充分に分析できなかったもう1つの理由は，患者特性に応じて（つまり漢方的な処方目標を決めて）処方が選択されたことである。たとえば平胃散では「胃が重い」「胃がもたれる」という患者に選択的に投薬されたので，逆にこれらの特性を持たない患者数は少なくなる。したがって「胃が重い」「胃がもたれる」という要因を解析する際に，比較するべき群の症例数が少なくなるので統計学的検出力が低下してしまう。漢方的投薬にこだわる場合にはこの問題が大きな壁となり，統計学的問題解決のためには症状症候に無関係に投薬するほうが望ましい。

西洋医学治療（コントロール群：タガメット＋セルベックス）の有効率65.3％，漢方4処方群の有効率73.0％（第1回処方のみ），68.8％（第1回＋第2回処方）なので，両者で有意差がなく，胃部不定愁訴に対する治療法としては東西の治療法は互角であった。これを西洋医と漢方医はそれぞれどう見るだろうか。タガメット＋セルベックスという組み合わせは日本では最もよく使われる2種類の薬剤併用であり，一方，平胃散，半夏瀉心湯，柴胡桂枝湯，人参湯は中医学でも日本漢方でもともによく使われる処方を選択した。西洋医学対漢方医学という構図で見るなら，相手方がこれほど有効とは予想できなかったというのが本音ではないだろうか。

有効率に関して別の見方も可能である（**表6-2**）。一疾患に対する処方の選択肢が広いことが漢方治療の特性と考えるなら，漢方薬を処方した89例中1回目と2回目を合計してともかく患者が満足したと考えられる75例（1回目と2回目の著効数＋有効数の合計）を総合的に有効と考えるなら，有効率は84.3％に上昇する。コントロール（西洋医学）治療群では2剤併用という意味では有利であり，一方漢方治療群では1処方単独投薬であるが1回だけ処方変更可能という別の有利性があるから，単純にコントロール群の有効率（65.3％）と漢方治療群の有効率（第1回のみ73.0％，第1回＋第2回68.8％，総合84.3％）を比較できないであろう。しかし，コントロールに用いたタガメット＋セルベックスの併用は一般臨床家には広く流布した処方なので，このような研究スタイルのほうが現実の臨床を反映していると考えられる。

2. 客観性の確保

　この研究デザインのあちらこちらに客観性確保のための工夫がなされている．このような研究方法は今までの漢方研究では行われなかったし，この分野の日本の西洋医学論文にもほとんど見られない．

　西洋医学治療と漢方治療の有効性比較では，西洋医学治療では2剤併用という利点，漢方治療では4つの処方を2回投薬できるという利点がある研究デザインを組んだので，完全に平等な条件ではなかった．

　乱数表を用いてコントロール処方順番と漢方処方順番を規定したので，例えばこの患者は平胃散が有効だと予想されてもコントロール処方順番であれば，漢方を処方できないという条件を厳格に守った．次に胃部不定愁訴の症状変化を客観的に追跡するために，10症状の変化の程度を4選択で患者に表現させると同時に，症状全体の変化を10分のX（数字）で表現してもらう方法を採用した．これによって各々の治療法による症状改善状況の理解が主治医以外にも判断できるようになった．このような工夫の結果，最も客観性を要求される有効性判定を行う際に，主治医の思い入れを排除するために，患者とは面識がない第三者による判定が可能となった．

　胃部不定愁訴という患者主観的な症状の変化と医師主観的な効果判定をめぐって，いくつもの客観性確保のために設置された関所を通過せねばならない．名古屋百合会でもこのような主観性が強い疾患治療を扱うのは初めてで，上記のような研究デザインを組むことに相当なエネルギーを費やした．やり終えて，あらためてわれわれの臨床がいかに先入観に彩られているか，従来の漢方研究がいかにずさんかを改めて思い知らされた．

3. 漢方4処方の有効要因によせて

　症例数が充分で議論可能なのは平胃散と半夏瀉心湯なので，この2処方を中心に考察した．

　中医学の教科書には平胃散は「脘腹脹満，不思飲食，口淡無味，嘔吐悪心，噫気呑酸，肢体沈重，怠惰嗜臥，常多自利，白厚膩苔，脈緩」と記載されている．すなわち上腹部中央が脹り，食欲不振で，味がなく，悪心嘔吐，げっぷ，体が重く，横になりたい，白膩苔，脈緩が教科書的有効要因ではあるが，今回の研究からこれらはすべて有効要因ではなく，腹部症状に関連した有効要因は「お腹がご

ろごろ鳴らない」だけであった。有効要因の中で臨床的に役立ちそうなのは，男性でオッズ比が高いことであった。教科書に記載された体が重い，胃が重いという湿症状や膩苔，滑脈も平胃散処方の目安としての意義は証明されなかった。

同様に半夏瀉心湯は「心下痞満不痛，乾嘔或嘔吐，腹鳴下痢，舌苔薄黄而膩，脈弦数」と記載されるが，ここでも驚くべきことに心下痞満のオッズ比は有意ではなかった。腹診では上腹部は柔らかく，腹直筋緊張は弱く，圧痛もないという既存の半夏瀉心湯概念とは真っ向から対立する要因のオッズ比が高かった。また症状でも「げっぷ」のオッズ比は高かった。

これらの結果は既存の中医学や日本漢方で有効とされる要因とはかなり対立する。そもそも既存の有効要因はどのよう導かれたのか？　胃部不定愁訴という病態は症状が幾重にも複雑に重なり，その割に有効率が高く，したがって本質的に有効要因，無効条件が抽出しにくい病態であることが現在の漢方専門医にも分かっていたはずはない。ましてや，数百年前の漢方医に分かる由もない。となるとここでも経験という名の先入観でしか処方目安を考えていなかったのではないか。われわれの「漢方理論が証明された歴史はない」という主張はここでも妥当であろう。

この研究の特徴の1つに，これまでの名古屋百合会の症例対照研究では導入しなかった腹象の解析があげられる。腹象は傷寒論学派や日本漢方では広く用いられる症候診断学であるが，中医学でほとんど用いられない。中医学では正確な病態把握をするには症候があまりに少ないので，腹象はそれを補完する意味で重要と考えられるが，腹象もまた先入観の域を出ず，客観的に証明された歴史もない。今回の研究でも心下痞鞕＝半夏瀉心湯という構図は証明されず，むしろ逆に「上腹部は柔らかく，圧痛がない」腹象が半夏瀉心湯の有効要因であった。舌象や脈象はこれまでのわれわれの症例対照研究によって，臨床的意義は薄いことがほぼ証明された。腹象はさらに検討が必要であるが，舌象，脈象でそうであったように既存のものは役に立たない可能性もある。

柴胡桂枝湯で胸脇苦満と弦脈が有効要因となるかもしれないが，将来解析症例数を増やして検討課題としたい。人参湯は処方した症例数が少ないので解析できなかった。それは，この研究を行った冬季～春季でも脾胃が冷えて起こる胃部不定愁訴，つまり胃気虚寒や脾胃陽虚の症例数は他の病態に比べ，北海道を除く日本ではかなり少ない（全症例の13％）ことを意味している。

付録

4. 西洋医学的文献と立場から
(1) 西洋医学の定義

　西洋医学的に胃部不定愁訴は慢性胃炎やNUDと診断される。慢性胃炎も内視鏡肉眼的に異常を認める場合（形態的胃炎）や組織病理学的に異常を認める場合（本来の慢性胃炎）に分けられるが，実地医家では健康保険上の制約もあって症状のみから慢性胃炎と診断する場合も多い[4,5]。この場合は症候性胃炎という立場である。それぞれの立場の違いからその関係は混乱しているのが現状である。最近HP（ヘリコバクター・ピロリ）菌感染と形態学的慢性胃炎が進展する過程が明らかとなり，この分野で相当な変革期がやって来ているので，もうじきすっきりした病態分類ができるかもしれない[6]。

　NUDの定義は上部消化管に器質的疾患がないにもかかわらず，消化器症状が4週間以上持続する病態で，自覚症状により①胃食道逆流型，②運動異常型，③潰瘍型，④呑気症，⑤非特異型に分類されている[4,5,6]。組織学的慢性胃炎とNUDの関係は明確にされてないのが現状である。それは，組織学的に胃炎があっても無症状な場合も多かったり，NUDの一部は心身症であったりするので混沌とせざるを得ない状況がある。上の症候性胃炎はNUDに入れるべきなのであろう。

　このような現状をふまえ，われわれの対象患者は潰瘍と癌を除いてはいるが，内視鏡的な基盤を持たないのでNUDや症候性胃炎の範疇に入ると考えられる。

(2) NUDの西洋医学的治療 [4,5,6]

　①胃食道逆流型は全胸部不快感や胸やけが主体で，H_2拮抗薬やPPI（プロトンポンプ阻害薬）が有効である。②運動異常型は腹部膨満感，胃もたれ，吐き気などが主体で，われわれの漢方問診票の多くの症状はここに入るであろう。③潰瘍型は痛みを中心とし，H_2拮抗薬やPPIが有効のこともあるが無効も多い。④呑気症はげっぷを主症状とするが，西洋医学的には有効な治療法はない。⑤非特異型はいずれにも分類されずNUDの1/4くらいを占め，心身症的色彩が強いので向精神薬やカウンセリングが有効なこともある。

　今回の研究ではH_2拮抗薬タガメットと粘液分泌促進薬セルベックスの併用を行ったが，①③にはタガメット，②にはセルベックスが効いたものと考えられる。それぞれ単独投与の有効率に関しての論文ではコントロールがなかったり，自覚症状の有効判定方法が客観的とはいえないので，満足な論文はない[7,8,9]。不十分な研究デザインではあるが，組織学的慢性胃炎の自覚症状改善率は2週間投

薬でタガメットは 75 ないし 80%[7, 8]，セルベックスは 60%[9] 引くらいといわれている。NUD では呑気症や非特異型が入るのでもっと有効率は低下するであろう。われわれの研究でコントロール群有効率 65% というのは NUD の実際をよく反映しているのではないか。

(3) NUD で漢方薬の優位性は何か？

　胃食道逆流型や胃潰瘍型がはっきりした症状であり，それに対応して薬理効果が明快な PPI や H_2 拮抗薬が有効な場合が多い。

　運動異常型，呑気型，非特異型では訴えが複雑なので，西洋医学的な問診では捕らえきれないことが多い。複数の症状を訴える場合，患者によっては「痛い」のか「重い」のかはっきりしなかったり，「重い」「脹る」「つかえる」などの区別もそれぞれの患者で訴え方には個性があるので，その結果問診票の複数に○をつける不定愁訴となりやすい。このような場合，漢方の詳細な問診票のほうが西洋医学より患者の訴えをよく捕らえることができる。またこれらのタイプに対しては西洋医学治療では決定的な薬剤がないので，臨床家は最も苦労していると考えられる。漢方治療の有効率は平胃散 72.1%，半夏瀉心湯 75.0%，柴胡桂枝湯 60.9% と単独でもかなり高い。PPI や H_2 阻害薬が広く使われる日本の現状では，心身症的色彩が強い非特異型を除いて運動異常型と呑気症こそが漢方治療の適応であろう。特にげっぷ（呑気型）では半夏瀉心湯のオッズ比が高いので第 1 選択となるであろう。

　以上をまとめると（**表10**），症状では有効が明らかなのは「げっぷ」に対する半夏瀉心湯だけであった。腹象では胸脇部の圧痛がない，腹直筋緊張が軟弱，上腹部全体が軟弱では半夏瀉心湯が有効，その他，男性では平胃散が有効であった。

付録

表10　3処方の有効因子のまとめ

平胃散	半夏瀉心湯	柴胡桂枝湯（参考）
男 身長≧156cm 体重≧54kg 塩辛いもの好き 脂っこいもの好き 耳が遠い 胸が苦しくない 足がしびれる 腹がごろごろ鳴らない 脈力は中（弱に比べ） 滑脈は有意差なし 腹象には特記すべきなし	げっぷ出る 牛乳飲まない コーヒー飲まない 耳が遠い 舌苔白 脈力中（弱に比べ） 胸脇部抵抗圧痛なし 腹直筋緊張なし 上腹部全体の堅さ軟弱 心下の抵抗圧痛は有意差なし	塩辛いもの嫌い 寒がりではない 口が粘らない 足や膝が重くない 夜間尿1回以下 脈が弦 顔色のくすみなし 脇胸部の圧痛抵抗が中〜強 腹直筋緊張は有意差なし

謝辞

　問診票は臨床医疫学研究の入り口で，研究テーマごとに毎回作り直さなければならない。この面倒な作業に取り組んでくれた薬剤師大野泰一郎先生と，疫学研究を行う場合に最も神経をすり減らすコンピューター入力とそのミスチェック，膨大なデータ解析に時間を惜しまず尽力してくれた薬剤師灰本愛子先生に感謝いたします。

文献

1. 灰本元：21世紀の漢方を求めて，漢方の臨床疫学，中医臨床，Vol.21，No.1，2000
2. 高田実他：歯痕は何を意味するか？歯痕の臨床疫学，J.Phyto，Vol.2，No.1，2000
3. 灰本元他：慢性頭痛の臨床疫学研究と移動性低気圧に関する考察，J.Phyto，Vol.2，No.3，1999
4. 鎌田智有他：胃炎の治療はどのようにして行うか，Prog.Med.，Vol.20，No.9，2000
5. 穂刈格，浅香正博：慢性胃炎，医学と薬学，Vol.40，No.6，1998
6. 妹尾恭司他：慢性胃炎の薬物治療，総合臨床，Vol.47，No.5，1998
7. 浅香正博他：シメチジンの胃炎に対する臨床効果の検討，薬理と治療，Vol.14，No.12，1986
8. 三好秋馬他：胃炎に対するCimetidine 1日1回投与法の検討，薬理と治療，Vol.17，No.8，1989
9. 原田容治他：胃炎に対するEa-0671（セルベックス）の臨床効果，臨床と研究，Vol.64，No.1，1988

索　引

用　語

【あ】

汗は胃気と陰液……………………… 105, 133
汗は気と陰／汗＝気＋陰 ……17, 111, 170
温かいものが好き……………………… 193
温かく流れる風…………………………53
温かく流れる水………………………37, 53
温める（作用）………………… 11, 12, 16, 24
アトピー性皮膚炎………………………57
アレルギー性鼻炎…………………… 23, 79

【い】

胃気の時間差攻撃…………………… 157
胃気（の）暴発…………… 158, 164, 173,
　　　　　　　　　196, 230, 232, 258, 259, 263
胃気の暴発を防ぐ人参……………… 164
胃虚寒証……………………………… 231
胃気を上げる桂皮…………………… 122
胃気を降ろす芍薬…………………… 122
胃実寒証……………………………… 231
胃熱………………………………………28
胃の気陰両虚…………………… 245, 248
胃（の）虚熱………………… 248, 258
胃は第一発電所………… 15, 25, 39, 49
飲…………………………………… 19, 36

陰虚内熱… 10, 41, 62, 79, 86, 117, 118, 181
陰虚陽亢………… 10, 54, 70, 79, 117, 118
飲水量…………………………… 194, 246
インフルエンザ……………………… 145

【う】

鬱熱…………………… 140, 141, 145, 149
鬱熱は肌……………………………… 141
温胆………………………………………99

【え】

営衛不和………… 103, 107, 111, 131, 145

【お】

お腹はフニャフニャ………………… 203
悪風…………………………………… 104

【か】

カイロ………………………… 143, 148, 152
顔がほてる………………………………93
膈熱………… 159, 162, 164, 165, 173, 206
膈熱が存在しない膈不利…………… 162
膈熱が存在する膈不利……………… 162
膈熱を冷ます柴胡＋黄芩…………… 164

309

膈不利…… 28, 95, 118, 157, 165, 172, 220	
霍乱（病）……………………… 234, 243	
カゼの引き始め………………………… 142	
家族の協力……………………………… 146	
滑脈………………………………………76	
寒飲………………………… 196, 230, 231	
肝鬱……………………………………… 220	
間歇泉…………………… 164, 165, 176	
寒湿………………………………………55	
寒邪……… 16, 31, 103, 107, 113, 139, 140,	
149, 152, 153, 155, 215, 231, 276, 281	
寒邪（が・の）外束…… 153, 155, 281	
寒邪が張り付く………………………… 149	
寒邪の伝搬………………………… 155, 215	
寒邪の内陥…………………… 152, 153, 215	
肝腎陰虚（肝腎不足）…………………46	
汗腺に張り付く…………………… 139, 141	
感染防御…………………… 11, 12, 16, 24	
寒熱往来…… 134, 162, 171, 174, 206, 223	
顔面のほてり（上熱）…………… 51, 54	
寒冷蕁麻疹……………………………… 113	
寒を伴う浮腫……………………………58	

【き】

気陰の流れ……………………………… 157	
気陰両虚……… 20, 61, 85, 115, 117, 129	
気が行き過ぎる…………………………69	
肌から心下へ……………………………31	
気虚………………………………………75	
気血両虚………………………………… 181	
器質的疾患……………………………… 126	
肌水……… 17, 55, 63, 65, 105, 278, 279	
肌で熱＝ほてり…………………………54	

気と陰（液）の流れ… 12, 17, 26, 36, 53	
気と血の流れ……………………………12	
肌熱……………………………………… 140	
機能的疾患……………………………… 126	
気の上衝の脈は沈……………………… 187	
気は温かく流れる風……………… 9, 70	
気は温かく流れる水……… 9, 35, 69, 252	
気は熱エネルギー………………… 23, 25	
逆流性食道炎………… 63, 98, 174, 206,	
221, 263, 264, 270, 271	
胸・膈・心下……… 12, 14, 26, 157, 172	
胸脇苦満………………………………… 174	
狭心症…………………………………… 117	
胸に無形の熱…………………………… 189	
虚労………………………………… 88, 133	
切り替え試験……………………… 264, 272	
気を上げる桂皮………………………… 136	
気を落とす芍薬………………………… 136	
肌を触れると冷たい…………………… 107	

【く】

クーラー…… 141, 194, 231, 238, 239, 255	
口が渇く…………………………………93	
駆動力……………………………………12	

【け】

桂枝湯は汗が出る……………………… 154	
血瘀………………………………………45	
結代……………………………………… 117	
ゲップ…………………… 196, 198, 199,	
202, 210, 221, 265, 269	
解熱薬は諸刃の剣……………………… 141	
弦脈……………………………………… 220	

索引 [用語]

【こ】

口渇，舌乾燥，身熱……………… 247
抗がん剤………………………… 60, 109
抗がん剤後……………………………… 251
後通の衛気…………… 16, 26, 34, 39, 48,
　　　　　49, 50, 61, 117, 248, 255, 268
後通の衛気不足………………… 27, 28
後通の気…………………………… 170
口内炎………………………………… 90
更年期………………………………… 54
五更泄瀉……………………… 230, 232, 238

【さ】

細脈……………………………………… 75
寒けは皮……………………………… 141

【し】

滋陰清熱……………………………… 81
時間差攻撃………………………… 162, 165
舌の乾燥，口渇，身熱………………… 250
湿熱……………………………… 53, 55
邪正闘争…………………… 20, 159, 196,
　　　　　　　204, 215, 276, 279, 287
邪の伝搬……………………………… 146
守胃……………………… 158, 232, 249, 256, 263
十字路………………………………… 157
渋脈……………………………… 45, 75, 76
粛降…… 21, 118, 276, 277, 278, 282, 287
腎陰虚………………………………… 70
心下痞…………………………… 208, 265
腎から直達路（奔豚）……………… 123
腎気のバックアップ…………… 26, 79
心下が軟らかい…………………… 210

心下は陰の中枢…………………… 161
心下痞………………………………… 31
腎は第二発電所………… 16, 26, 39, 49
心房細動……………………………… 129

【す】

水の中枢……………………………… 54
水（陰液）の中枢は心下…………… 64
スイッチ………………………… 72, 75, 142
推動…………………………………… 24
頭汗……………………… 163, 174, 175, 176, 206

【せ】

咳喘息………………………………… 93
宣散…… 21, 118, 276, 277, 278, 282, 287
宣散粛降……………………………… 276
喘息……………………………… 275, 276
前通の衛気… 19, 26, 48, 49, 50, 117, 221
前通の衛気不足……………………… 29
前通の気……………………………… 170

【そ】

腠理……………………… 16, 141, 149, 151
足底がほてる／足底のほてり
　　　　　　　　……… 24, 28, 54, 61, 118
足背（が・は）冷える／足背の冷え
　　　　　……… 24, 27, 54, 61, 118, 139, 255, 268

【た】

大逆上気………………… 98, 174, 222, 262
大腸がん術後…………………… 235, 237
大便反瀉………………………… 225, 269
脱水………… 245, 247, 248, 250, 253, 258

311

多変量解析･･････････････ 3, 170, 202, 210
多量の冷汗････････････････････ 104
痰････････････････････････ 19, 36
痰飲･･････････････････････････ 118
胆鬱熱････････････････････････ 181
胆気不足･･････････････ 179, 181, 186
短脈･････････････ 179, 180, 183, 186

【ち】
猪苓湯は下痢･･････････････････ 241
沈脈･･･････････････････････････74

【つ】
冷たい飲料････････････････････ 231
冷たい水を好む･･････････････ 61, 95
冷たいものが好き／冷たいものを好む
　････････････････････････ 70, 193
強い悪寒･･････････････････････ 148

【て】
手足の裏表の冷え（下寒） ･･･････51

【と】
動悸･･････････ 117, 123, 125, 129, 133, 134
動力エネルギー･･････････････ 36, 37
ドーム状･･････････････ 21, 278, 287
ドライヤー･････････････ 23, 41, 100
ドラッグストア････････････････ 285

【な】
内陥････････････････････････････20
内痔核･････････････････････････57
長引く咳･･････････････････ 93, 94

名古屋百合会･･････････････ 3, 13, 69,
　　　　　　　　　112, 170, 210, 261
夏でもカーディガン･･････････････ 239

【に】
似痰非痰･････ 211, 212, 215, 222, 225, 226

【ね】
寝汗････････････････････････ 170, 171

【は】
バックアップ（胃・腎） ･････ 39, 49, 62
パワーアップ･･･････････ 74, 124, 140, 141,
　　　　　　142, 145, 149, 159, 276, 282, 287
反復性口内炎････････････････････91

【ひ】
冷えていて汗が出る･･･････････････ 110
冷えは皮･･････････････････ 24, 39, 61
皮から胸へ･･･････････････････････31
びっくりしやすい･･････････････ 179, 186
皮で冷え･･････････････････････････54
皮と肌の2層構造　･･････････ 16, 24, 54

【ふ】
ファモチジン･･････････････････････ 264
不整脈･･･････････････････････････ 117
浮脈････････････････････････････････74
不眠･･････････････････････ 20, 179, 181
プロトンポンプ阻害薬（PPI） ･････ 193,
　　　　　　　　　　235, 264, 271, 272

索引［用語］

【へ】
ベクトル……… 49, 56, 57, 58, 66, 96, 98, 119, 122, 134, 135, 136, 143, 152, 287

【ほ】
蜂窩織炎………………………… 53, 54, 55
ほてりは肌…………………… 24, 39, 62

【ま】
麻黄湯は汗が出ない………………… 154
麻黄はブースター……………………… 56
マグマ………………… 211, 212, 215, 259
麻痺性イレウス………………… 212, 226

【み】
味噌煮込みうどん…………… 143, 148
脈外の気…22, 36, 37, 71, 74, 104, 170, 221
脈外の気と血………………………… 36
脈診………………………………… 72
脈中の血…………………………… 71
脈の結代………………………… 125
脈を按じる………………………… 75

【む】
無汗……………………………… 145

【め】
目からウロコ…………………… 250

【よ】
夜明け（に・の）下痢…… 229, 232, 238
陽明胃虚寒証…………………… 260
陽明胃虚熱証………… 248, 258, 259
陽明胃実寒証…………………… 260
陽明胃実熱証……………… 248, 259
陽明虚熱証…………………… 259
陽明実熱証…………………… 258

【ら】
絡………………………………… 105
ラベプラゾール……………… 264

【り】
立位…………………………… 12, 13, 14

313

生薬・方剤

【あ行】

阿膠 ································ 125, 241
胃苓湯 ···························· 195, 205
温清飲 ································· 81
越婢加朮湯 ············ 57, 64, 65, 145, 279
黄耆 ···················· 28, 40, 49, 67, 87, 161
黄耆建中湯 ························ 87, 115
黄芩 ········· 81, 98, 158, 164, 173, 197, 209
黄柏 ·························· 42, 81, 88, 98
黄連 ············ 29, 81, 172, 197, 209, 249, 256
黄連末 ································· 91
黄連解毒湯 ················ 29, 91, 182, 249

【か行】

葛根湯 ···························· 145, 153
加味帰脾湯 ···························· 182
栝楼薤白半夏湯 ······················ 127
乾姜 ····················· 3, 29, 50, 172, 197, 209, 229, 231, 241
甘草 ·············· 66, 67, 81, 106, 124, 143, 151, 158, 181, 189, 209, 211, 216, 223, 249, 256, 263
桔梗石膏 ···························· 144
枳実 ···························· 216, 223
帰脾湯 ···························· 179, 182
杏仁 ··· 56, 57, 80, 143, 151, 161, 276, 278
九味檳榔湯 ···························· 96
桂枝 ···························· 106, 154
桂枝加桂湯 ···························· 123

桂枝加芍薬湯 ···················· 106, 121
桂枝甘草湯 ···························· 133
桂枝去桂加茯苓白朮湯 ············ 123
桂枝去桂湯 ···························· 106
桂枝去芍薬湯 ···················· 121, 135
桂枝湯 ········· 103, 106, 113, 118, 131, 154
桂皮 ············ 58, 89, 96, 98, 118, 119, 122, 124, 136, 143, 151, 158, 174
啓脾湯 ································ 240
桂麻各半湯 ···························· 145
香附子 ···························· 81, 88, 99
粳米 ···························· 249, 256, 263
厚朴 ···························· 99, 216, 223
五虎湯 ···························· 57, 96, 284
呉茱萸 ································· 29
呉茱萸湯 ···················· 29, 194, 231, 260
五苓散 ····················· 4, 64, 133, 170, 174, 205, 221, 255

【さ行】

柴胡 ···················· 28, 49, 81, 88, 99, 158, 161, 164, 173, 209
柴胡桂枝乾姜湯 ······················ 159
柴胡桂枝湯 ···················· 205, 270
細辛 ···························· 28, 40, 172
三黄瀉心湯 ···················· 195, 205, 249
三黄湯 ································ 133
山梔子 ································· 81, 98
酸棗仁 ···························· 181, 189

索引［生薬・方剤］

酸棗仁湯……………………… 179, 181, 189
滋陰降火湯……………… 29, 42, 81, 87,
　　　　　　　　　96, 127, 174, 182, 283
滋陰至宝湯………………… 81, 88, 182
地黄…… 28, 29, 42, 81, 87, 88, 89, 98, 124
四逆散……………………………… 133
四君子湯………………… 205, 240, 270
地骨皮………………………………… 81
梔子豉湯……………………… 127, 189
紫蘇葉………………………………… 99
七物降下湯……………………… 87, 89
炙甘草…………………… 50, 229, 241
炙甘草湯……… 87, 89, 115, 127, 133, 174
芍薬…………… 3, 41, 49, 80, 81, 89,
　　　　　　　　90, 98, 106, 118, 119, 122, 124,
　　　　　　　　136, 145, 151, 153, 161
小陥胸丸……………………………… 127
生姜………… 66, 106, 124, 151, 158, 209
小建中湯……………………………… 133
小柴胡湯…………………… 29, 133, 158,
　　　　　　　　159, 165, 173, 205, 209
小青竜湯…………… 3, 57, 79, 96, 284
小半夏加茯苓湯……………………… 133
升麻…………………………………… 81
辛夷…………………………………… 81
辛夷清肺湯………………… 81, 88, 96
真武湯… 58, 123, 133, 194, 205, 240, 270
清暑益気湯………………… 115, 174
清肺湯………………………………… 96
赤芍薬………………… 56, 58, 80, 98
石膏……………… 29, 56, 57, 58, 66,
　　　　　　　　80, 81, 90, 96, 98, 144, 158, 161,
　　　　　　　　172, 249, 256, 276, 278

川芎…………………………… 81, 181, 189
蒼朮…………………………………… 81

【た行】

大黄………………………… 80, 211, 216, 223
大黄黄連瀉心湯……………………… 199
大建中湯……………………………… 235
大柴胡湯………………… 159, 205, 223
代赭石…………………………… 80, 90
大承気湯………………… 216, 223, 270
大青竜湯……………………………… 144
大棗………………………… 66, 106, 124,
　　　　　　　　151, 158, 209, 256, 263
竹筎…………………………………… 99
竹筎温胆湯…………………… 96, 182
知母……………………… 29, 42, 81, 88,
　　　　　　　　98, 124, 181, 189, 249
調胃承気湯………………… 183, 205, 212, 222,
　　　　　　　　223, 255, 258, 259, 265, 269, 270
猪苓湯………………………… 65, 241
陳皮………………………… 81, 88, 99
天門冬……………………… 81, 88, 98
当帰………………………… 81, 88, 98

【な行】

二陳湯………………………………… 99
人参………………………… 29, 50, 87, 124,
　　　　　　　　158, 162, 173, 196, 197, 209, 229,
　　　　　　　　241, 249, 256, 263
人参湯………… 29, 50, 51, 172, 174, 194,
　　　　　　　　205, 229, 231, 240, 255, 260, 270
人参養栄湯…………………………… 174

315

【は行】

貝母……………………………………81
麦門冬… 29, 42, 81, 88, 98, 124, 256, 263
麦門冬湯……………… 29, 96, 127, 174,
　　　　　　　183, 205, 245, 255, 265, 270
八味丸………………………………29, 42
薄荷………………………………81, 88
半夏………………… 3, 57, 99, 158, 173,
　　　　　　　195, 197, 209, 256, 263
半夏厚朴湯……………… 195, 205, 255
半夏瀉心湯……………… 4, 195, 205,
　　　　　　　209, 255, 265, 269
半夏白朮天麻湯………………………195
半夏麻黄丸……………………………133
百合……………………………………81
白芍薬……………………………80, 98
白朮……………… 50, 56, 58, 66, 67,
　　　　　　　81, 145, 195, 229, 231, 241
白虎加人参湯…29, 182, 205, 245, 257, 259
枇杷葉…………………………………81
檳榔子…………………………………99
茯苓……………… 58, 81, 181, 189, 195
茯苓飲……… 127, 195, 205, 255, 265, 271
茯苓甘草湯……………………………133
附子………………… 28, 40, 58, 172
附子末…………………………………29
平胃散…………… 195, 205, 255, 270

【ま行】

防已……………………………………67
防已黄耆湯……………………57, 64, 67
芒硝……………………… 211, 216, 223, 227
補中益気湯………………… 87, 115, 174

麻黄……………………… 3, 28, 40, 49, 56,
　　　　　　　58, 66, 143, 151, 161, 276, 278
麻黄杏仁甘草石膏湯…………………275
麻黄湯………………… 140, 141, 143, 154
麻黄附子細辛湯……………… 29, 40, 50
麻杏甘石湯… 57, 64, 67, 96, 144, 275, 284
麻杏薏甘湯……………………………57
麻子仁…………………………………125
麻沸湯…………………………………200
木防已…………………………………158
木防已湯………………………… 96, 158
木香……………………………………99

【や行】

薏苡仁…………………………………57

【ら行】

理中丸…………………………………229
竜胆瀉肝湯……………………………182
苓桂甘棗湯……………………………133
苓桂味甘湯……………………………187

わかりません経方医学
─みんなで謎解く症例検討会─

2024年12月10日　　　第1版　第1刷発行

著　者　　灰本　元・加藤　仁
発行者　　井ノ上　匠
発行所　　東洋学術出版社
　　　　　〒272-0021　千葉県市川市八幡2-16-15-405
　　　　　販売部：電話 047（321）4428　FAX 047（321）4429
　　　　　　　　　e-mail　hanbai@chuui.co.jp
　　　　　編集部：電話 047（335）6780　FAX 047（300）0565
　　　　　　　　　e-mail　henshu@chuui.co.jp
　　　　　ホームページ　　http://www.chuui.co.jp/

装幀・カバーデザイン──山口方舟

図解・イラスト：北澤雄一・松岡武徳　　　生薬イラスト：東洋学術出版社

印刷・製本──丸井工文社

◎定価はカバーに表示してあります　◎落丁，乱丁本はお取り替えいたします

2024 Printed in Japan ⓒ　　　　ISBN 978 - 4 - 910643 - 95 - 3　C3047

『経方医学』シリーズ全8巻

『傷寒論』『金匱要略』の処方を独創的な視点で理論化・解説。
条文と処方の背後にある生理・病理・薬理を
臨床的見地から体系づける。
日本漢方・中医学を超える漢方医学の画期的な到達点。

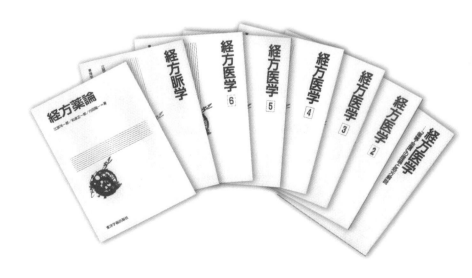

『経方医学１』（第３版）
江部洋一郎・横田靜夫 著
Ａ５判　並製　276頁
定価：5,060円（本体4,600円＋税）
さまざまな処方の基本となる桂枝湯を中心に経方理論を展開。

『経方医学２』（第２版）
江部洋一郎・横田靜夫 著
Ａ５判　並製　180頁
定価：3,520円（本体3,200円＋税）
桂枝湯加減と麻黄湯を中心に解説。

『経方医学３』（第２版）
江部洋一郎・和泉正一郎 著
Ａ５判　並製　206頁
定価：3,740円（本体3,400円＋税）
葛根湯・小青竜湯・真武湯・五苓散などを中心に解説。

『経方医学４』
江部洋一郎・和泉正一郎 著
Ａ５判　並製　264頁
定価：4,400円（本体4,000円＋税）
柴胡湯類・梔子豉湯類・瀉心湯類・白虎湯類などを中心に解説。

『経方医学５』
江部洋一郎・宗本尚志 著
Ａ５判　208頁　並製
定価：3,740円（本体3,400円＋税）
承気湯類・活血剤・駆瘀血剤などを中心に解説。

『経方医学６』
江部洋一郎・宗本尚志・田川直洋 著
Ａ５判　180頁　並製
定価：3,520円（本体3,200円＋税）
黄疸・寒疝・百合病を中心に解説。シリーズ１巻から５巻までに取り上げなかった処方を網羅。

『経方薬論』
江部洋一郎・和泉正一郎・内田隆一 著
Ａ５判　並製　132頁
定価：2,200円（本体2,000円＋税）
経方医学を理解するためには生薬の知識が不可欠である。118味の生薬についてのベクトルを示す。

『経方脈学』
江部洋一郎・宗本尚志・田川直洋・小栗重統・有光潤介・石束麻里子 著
Ａ５判　116頁　並製
定価：2,200円（本体2,000円＋税）
病理と脈の関係，脈診の実際を提示し，29の脈証について経方医学的な解釈を展開。

中国伝統医学の最大の聖典──二大古籍に和訓と現代語訳

今,甦る──東洋医学の「知」の源泉

●わかりやすいポピュラーなテキスト●東洋医学臨床家必読の書●[原文・注釈・和訓・現代語訳・解説・要点]の構成●A5判上製/函入/縦書。原文(大文字)と和訓は上下2段組。

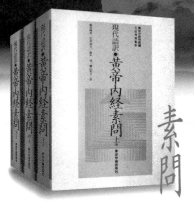

現代語訳●黄帝内経素問 [上・中・下巻]

監訳/石田秀実(九州国際大学教授)

[上巻]512頁/定価:**11,000円**
(本体10,000円+税)

[中巻]458頁/定価:**10,450円**
(本体 9,500円+税)

[下巻]634頁/定価:**13,200円**
(本体12,000円+税)

【全巻揃】定価:**34,650円**
(本体31,500円+税)

現代語訳●黄帝内経霊枢 [上・下巻]

監訳/石田秀実(九州国際大学教授)・
白杉悦雄(東北芸術工科大学助教授)

[上巻]568頁/定価:**12,100円**
(本体11,000円+税)

[下巻]552頁/定価:**12,100円**
(本体11,000円+税)

【全巻揃】定価:**24,200円**
(本体22,000円+税)

充実の中医学関連書籍、好評発売中! 〈お求めはフリーダイヤルFAXかEメールでどうぞ〉

医古文の基礎
編著:劉振民・周篤文・銭超塵・周貽謀・盛亦如・段逸山・趙輝賢/編訳:荒川緑・宮川浩也
B5判/並製/本文340頁
定価:**4,620円**
(本体4,200円+税)

中国鍼灸各家学説
主編:魏稼/監訳:佐藤実
翻訳:浅川要・加藤恒夫・佐藤実・林敏/A5判/並製/326頁
定価:**3,740円**
(本体3,400円+税)

中国医学の歴史
傅維康著/川井正久編訳
A5判/並製/752頁
定価:**6,600円**
(本体6,000円+税)

傷寒論を読もう
髙山宏世著
A5判/並製/480頁
定価:**4,400円**
(本体4,000円+税)

 東洋学術出版社
販売部:〒272-0021 千葉県市川市八幡2-16-15-405 電話047-321-4428
フリーダイヤルFAX 0120-727-060 E-mail:hanbai@chuui.co.jp
ホームページ http://www.chuui.co.jp

中医学ってなんだろう ①人間のしくみ	小金井信宏著 Ｂ５判並製　２色刷　336頁 　　　　　　　　　定価5,280円（本体4,800円＋税） やさしいけれど奥深い，中医学解説書。図表解を豊富に取り入れ，はじめて学ぶ人にもわかりやすい。中医学独特の考え方も詳しく紹介。読めば読むほど，中医学が面白くなる一冊。
やさしい中医学入門	関口善太著 Ａ５判並製　204頁　　　定価2,860円（本体2,600円＋税） ３日間で読める中医学の入門書。入門時に誰もが戸惑う中医学の特異な発想法を，爽やかで楽しいイラストと豊富な図表で親切に解説する。
中医学の基礎	平馬直樹・兵頭明・路京華・劉公望監修 Ｂ５判並製　340頁　　　定価6,160円（本体5,600円＋税） 読みやすく，わかりやすい画期的な基礎教材。中国の第５版教材を徹底的に洗いなおした「中医基礎理論」の決定版。日中共同討論で日本の現状を踏まえながら推考を重ねた精華。
［新装版］ 基礎中医学	神戸中医学研究会編著 Ｂ５判並製　356頁　　　定価6,820円（本体6,200円＋税） 生理・病理から弁証論治まで，中医学を総合的に理解するために最低限必要な事柄を網羅したロングセラーの入門書。中医学入門書の定番，復刊！
［新装版］ 中医学入門	神戸中医学研究会編著 Ａ５判並製　364頁　　　定価5,280円（本体4,800円＋税） 中医学の世界へ誘うナビゲーター。中医学の全体像を１冊の本にまとめた解説書としてすでに高い評価を獲得し，30年にわたって版を重ねてきた名著の第３版。
［詳解］ 中医基礎理論	劉燕池・宋天彬・張瑞馥・董連栄著 浅川要訳 Ｂ５判並製　368頁　　　定価4,950円（本体4,500円＋税） 中医基礎理論をより深く理解するための一歩進んだ中級用解説書。中国では大学院クラスの学生が学習するテキストに，最新の学説を加えた高レベルの基礎理論を解説。
中医病因病機学	宋鷺氷主編　柴﨑瑛子訳 Ａ５判並製　608頁　　　定価6,160円（本体5,600円＋税） 病因病機は中医学の核心中の核心。患者の証候を分析し，病因と病態を明らかにすることによって治療方針を立てる。診断のポイントであり治療指針となる最も大切な部分である。

漢方方剤ハンドブック	菅沼伸監修　菅沼栄著 B5判並製　312頁　　定価 4,400円（本体 4,000円＋税） 日本の漢方エキス製剤と日本で市販されている中成薬計 136 点の方剤を中心に，各方剤の構成と適応する病理機序・適応症状の相互関係を図解で示し，臨床応用のヒントを提示。
[新装版] 中医臨床のための方剤学	神戸中医学研究会編著 A5判並製　664頁　　定価 7,920円（本体 7,200円＋税） 方剤学の名著が大幅に増補改訂して復刊！効能別に 21 章に分け，各章の冒頭で効能の概要・適用・使用薬物・注意と禁忌などを概説したうえ，個々の方剤について詳述。
[新装版] 中医臨床のための中薬学	神戸中医学研究会編著 A5判並製　696頁　　定価 8,580円（本体 7,800円＋税） 永久不変の輝きを放つ生薬の解説書！主な効能にもとづいて分類し，各薬物について［基原］［性味］［帰経］［効能と応用］［用量］［使用上の注意］「方剤例」を示す。
名医が語る 生薬活用の秘訣	焦樹徳著　国永薫訳 A5判並製　456頁　　定価 5,280円（本体 4,800円＋税） 日本で中医を実践するベテラン医師がくり返し読んだ 焦樹徳先生の名著『用薬心得十講』の日本語版。308 味の生薬について，性味・効能・配伍応用・用量・用法・注意事項を解説。
図解・表解 方剤学	滝沢健司著 B5判並製　2色刷　600頁 　　　　　　　　　　定価 7,920円（本体 7,200円＋税） 中国で教科書として用いられている方剤学のテキストをもとに，独自の視点と方法でまとめ上げた実用的な参考書。225 の主要方剤と 180 の関連方剤について中医学的に解説。
わかる・使える 漢方方剤学［時方篇］	小金井信宏著 B5判並製　352頁　　定価 4,620円（本体 4,200円＋税） これまでにない面白さで読ませる方剤学の決定版。名方 20 処方を徹底解説。
わかる・使える 漢方方剤学［経方篇 1］	小金井信宏著 B5判並製　340頁　　定価 4,620円（本体 4,200円＋税） 各方剤を図解・表解・比較方式で系統的に解説。経方 11 処方を解説。
腹証図解 漢方常用処方解説 ［改訂版］（通称：赤本）	髙山宏世編著 A5判並製　336頁　　定価 1,980円（本体 1,800円＋税） エキス剤で健康保険適用の 126 処方を薬効別に収載。各処方とも見開き 2 頁に方意，診断ポイント，処方構成，薬能などを記す。各処方の特徴をよく表したユニークな腹証図が好評。

傷寒雑病論 『傷寒論』『金匱要略』 （三訂版）	日本漢方協会学術部編者 Ｂ６判ビニールクロス装　440頁 　　　　　　　　定価3,850円（本体3,500円＋税） 原文『傷寒論』『金匱要略』の合冊。三訂版において，趙開美本の『傷寒』『金匱』の原本を忠実に再現。条文番号，各種版本との条文番号対照表，方剤索引付。
傷寒論を読もう	髙山宏世編著 Ａ５判並製　480頁　　　定価4,400円（本体4,000円＋税） 漢方を学ぶ医療関係者にとっての必読書でありながらも，読みこなすことが難しい『傷寒論』を，著者が条文ごとにやさしい語り口で解説。初級者にも中級者にも最適。
金匱要略も読もう	髙山宏世編著 Ａ５判並製　536頁　　　定価4,950円（本体4,500円＋税） 『傷寒論』だけではもったいない！『傷寒論』と一体不可分のものでありながら，『金匱要略』はなかなか読まれていない。そんな現状を惜しむ著者による『金匱要略』の手引き書。
中国傷寒論解説	劉渡舟著 勝田正泰・川島繁男・菅沼伸・兵頭明訳 Ａ５判並製　264頁　　　定価3,740円（本体3,400円＋税） 中国『傷寒論』研究の第一人者による名解説。逐条解説でなく，『傷寒論』の精神を深く把握しながら，条文の意味を理解させる。著者と先人の見事な治験例も収載。
中国傷寒論講義	郝万山・生島忍著 Ａ５判並製　688頁　　　定価7,920円（本体7,200円＋税） 中国の代表的な『傷寒論』研究者・劉渡舟先生の弟子である郝万山先生の傷寒論講義録。従来のわかりにくかった解釈をすっきりとさせ，さらに新たな見解を付け加える。
宋以前傷寒論考	岡田研吉・牧角和宏・小髙修司著 森立之研究会編著 Ａ５判並製　640頁　　　定価8,800円（本体8,000円＋税） 数多の文献との比較・検証によって，『傷寒論』の時代的変遷が明らかにされた。定説を打ち破る，『傷寒論』の真実の数々。千年来の『傷寒論』の疑問が，いま氷解する。
名医の経方応用	姜春華・戴克敏編著　藤原了信監訳　藤原道明・劉桂平訳 Ａ５判並製　592頁　　　定価5,940円（本体5,400円＋税） 高名な上海の名老中医・姜春華教授の講義録を整理・加筆した書。『傷寒論』『金匱要略』収載の約160方剤について類方ごとに分類し，構成生薬・適応証・方解・応用法を詳述。

中医学の魅力に触れ，実践する
[季刊] 中医臨床

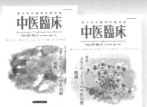

- 定　　価 1,760 円（本体 1,600 円＋税）（送料別）
- 年間予約 1,760 円（本体 1,600 円＋税） 4 冊（送料共）
- 3 年予約 1,584 円（本体 1,440 円＋税）12 冊（送料共）

●——中国の中医に学ぶ
現代中医学を形づくった老中医の経験を土台にして，中医学はいまも進化をつづけています。本場中国の経験豊富な中医師の臨床や研究から，最新の中国中医事情に至るまで，編集部独自の視点で情報をピックアップして紹介します。翻訳文献・インタビュー・取材記事・解説記事・ニュース……など，多彩な内容です。

●——湯液とエキス製剤を両輪に
中医弁証の力を余すところなく発揮するには，湯液治療を身につけることが欠かせません。病因病機を暈らかにして治法を導き，ポイントを押さえて処方を自由に構成します。一方エキス剤であっても限定付ながら，弁証能力を向上させることで臨機応変な運用が可能になります。各種入門講座や臨床報告の記事などから弁証論治を実践するコツを学べます。

●——古典の世界へ誘う
『内経』以来2千年にわたって連綿と続いてきた古典医学を高度に概括したものが現代中医学です。古典のなかには，再編成する過程でこぼれ落ちた智慧がたくさん残されています。しかし古典の世界は果てしなく広く，つかみどころがありません。そこで本誌では古典の世界へ誘う記事を随時企画しています。

●——薬と針灸の基礎理論は共通
中医学は薬も針も共通の生理観・病理観にもとづいている点が特徴です。針灸の記事だからといって医師や薬剤師の方にとって無関係なのではなく，逆に薬の記事のなかに鍼灸師に役立つ情報が詰まっています。好評の長期連載「弁証論治トレーニング」では，共通の症例を針と薬の双方からコメンテーターが易しく解説しています。

ご注文はフリーダイヤルFAXで
0120-727-060

東洋学術出版社

〒 272-0021　千葉県市川市八幡 2-16-15-405
電話：(047) 321-4428
E-mail：hanbai@chuui.co.jp
URL：http://www.chuui.co.jp